MANUEL

DE

PATHOLOGIE DES VOIES URINAIRES

PAR

Le Docteur J.-M. LAVAUX

Ancien Interne des Hôpitaux de Paris
Professeur libre de Pathologie des voies urinaires à l'École pratique
de la Faculté de Médecine de Paris

TOME PREMIER

MALADIES DE L'URÈTHRE

PARIS

A. COCCOZ, ÉDITEUR

11, RUE DE L'ANCIENNE-COMÉDIE

1893

MANUEL

DE

PATHOLOGIE DES VOIES URINAIRES

I

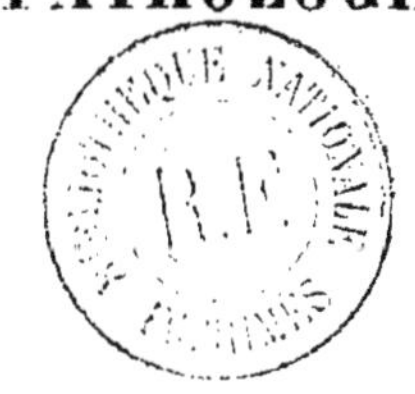

DU MÊME AUTEUR

Leçons pratiques sur les maladies des voies urinaires, professées à l'Ecole pratique de la Faculté de médecine de Paris :

TOME PREMIER : anatomie, physiologie, thérapeutique générale, maladies de l'urèthre .... **6 fr.**

TOME II : maladies de la prostate et de la vessie .... **10 fr.**

TOME III : affections chirurgicales des reins et des uretères — Séméiologie .... **10 fr.**

Traitement des cystites douloureuses .... **3 fr.**

Traitement des cystites par le lavage de la vessie sans sonde. *Arch. gén. de méd.*, mars et mai 1887. *(Tirage épuisé).*

Du cathétérisme chez les prostatiques. *Arch. méd.*, août 1887.

Note sur un nouveau mode de traitement de la cystite puerpérale. Communication à la Société de méd. pratique de Paris, juin 1887, et *Journ. de méd. de Paris*, juillet 1887.

De l'antisepsie de l'urèthre et de la vessie. Son application au traitement des rétrécissements uréthraux. Communication à l'Académie de médecine, 29 octobre 1887, et *Arch. gén. de méd.*, novembre 1888.

Contribution à l'étude du traitement des cystites douloureuses. Communication à la Société de chirurgie, 8 juin 1887, et *Revue génér. de clin. et de thérap.*, août 1888.

De l'emploi des solutions sursaturées d'acide borique dans le traitement des cystites. *Bull. et Mém. de la Société de méd. prat. de Paris* et *Journ. de méd. de Paris*, février 1888.

De l'emploi du nitrate d'argent dans la blennorrhagie aiguë. *Revue gén. de clin. et de thérap.*, avril et mai 1888.

Cystite extrêmement douloureuse traitée par le lavage de la vessie sans sonde. — Guérison. — *Bull. Soc. méd. prat. de Paris,* nº 8, 1888.

De l'innocuité du cathétérisme aseptique chez les prostatiques. *Progrès médical*, juin 1888.

Du lavage de la vessie sans sonde et du lavage continu de l'urèthre antérieur à l'aide de la pression atmosphérique. Leçon faite à la clinique de M. PÉAN, hôpital St-Louis, et publiée dans la *Gazette des hôpitaux*, septembre et octobre 1888.

Des dangers que présente le traitement des cystites douloureuses par les piqûres de morphine. *Soc. de méd. prat.*, janvier 1889, et *Journ. de méd. de Paris*, 10 février 1889.

De la valeur thérapeutique de l'électrolyse dans le traitement des rétrécissements de l'urèthre. *Bull. et Mém. de l'Académie de méd.*, février 1889, et *Revue gén. de clin. et de thérap.*, 21 février 1889.

Une très petite sonde pour injections intra-utérines. Ses applications. *Soc. de méd. prat. de Paris*, mai 1889.

De l'emploi de la cocaïne dans le traitement des affections des voies urinaires. *Com. Congrès de thérap.*, Paris 1889.

Du traitement par la divulsion progressive des rétrécissements de l'urèthre rebelles à la dilatation. *Com. Congrès de chirurgie*, Paris 1889.

Contribution à l'étude physiologique de la région membraneuse de l'urèthre chez l'homme. (Académie des sciences, mai 1889.)

Le lavage de la vessie sans sonde à l'Etranger. (Société de méd. prat., novembre 1889.)

Des indications du nitrate de cocaïne dans le traitement des affections des voies urinaires. Comm. à la Société de méd. prat. de Paris, février 1890.

Des modifications physiologiques que subissent les bruits du cœur du fœtus pendant l'accouchement. *(Académie des sciences, octobre 1890 et chirurgie contemporaine des organes génito-urinaires*, janvier 1892).

Anesthésie directe des voies urinaires inférieures. Ses résultats. *(Soc. Méd. prat. oct. 1890)*.

Du cathétérisme chez l'homme. *(Rev. gén. de clin. et de thérap.*, 1891.)

Blennorrhée et mariage. (Idem).

Pathogénie et traitement préventif de la fièvre urineuse. *(Congrès français de chirurgie*, 1891).

Pathogénie et traitement des abcès urineux consécutifs aux rétrécissements de l'urèthre. *(Chirurgie contemporaine des Organes génito-urinaires*, 1891.)

Des précautions antiseptiques à prendre avant de pratiquer une opération sur les voies urinaires inférieures. (Idem).

Traitement des corps étrangers de la vessie. (Idem).

Contribution à l'étude du traitement des tumeurs de la vessie. (Idem). *Académie de Médecine*, 1891).

De l'anesthésie directe de la muqueuse uréthro-vésicale. *(Chir. cont. des org. gén.-urin.*, 1892).

Traitement de l'irritabilité vésicale chez les malades atteints de cystite. (Idem).

Rétrécissements traumatiques de l'urèthre, divulsion progressive; guérison. (Idem).

De la lithotritie. (Idem).

Un cas grave de calcul de l'urèthre; guérison. (Idem).

Un cas de pyélite blennorrhagique; guérison. (Idem).

Quelques considérations sur les tumeurs de la vessie. (Idem).

Uréthrorrhagie grave chez un malade atteint de blennorrhagie. (Idem).

Résultats éloignés de la divulsion progressive. (*Congrès français de chirurgie*, 1892).

Pathogénie des accidents infectieux chez les urinaires. (*Congrès français de chirurgie* et *Chirurgie contemporaine des organes génito-urinaires*, 1892).

Contribution à l'étude du traitement de la cystite tuberculeuse. (Idem).

Traitement des rétrécissements de l'urèthre par l'électrolyse linéaire. *Chirurgie cont. des org. gén.-urinaires*, 1892).

Troubles vésicaux graves chez trois syphilitiques. (Idem).

L'anesthésie dans la lithotritie. (Idem).

Ruptures de l'urèthre chez l'enfant. (*Chir. cont. des org. gén.-urinaires*, mars 1893).

Vaste abcès de la région périnéale et de la fosse ischio-rectale droite consécutif à une chute à califourchon sur le périnée. (Idem 1893).

Traitement des infections vésicales secondaires chez les malades atteints de cystite tuberculeuse. (*Congrès français de chirurgie* et *chirurgie cont. des org. gén.-urinaires*, mai 1893).

Parallèle entre les incisions linéaires et la divulsion progressive dans le traitement des rétrécissements de l'urèthre rebelles à la dilatation. (Idem).

MANUEL

DE

PATHOLOGIE DES VOIES URINAIRES

PAR

Le Docteur J.-M. LAVAUX

Ancien Interne des Hôpitaux de Paris
Professeur libre de Pathologie des voies urinaires à l'Ecole pratique
de la Faculté de Médecine de Paris

TOME PREMIER

MALADIES DE L'URÉTHRE

PARIS

A. COCCOZ, ÉDITEUR
11, RUE DE L'ANCIENNE-COMÉDIE
—
1893

PRÉFACE

En chirurgie comme en médecine, il ne suffit pas de réaliser des progrès ; il faut encore les vulgariser. L'accueil si flatteur que le public médical a fait à mes *Leçons pratiques sur les maladies des voies urinaires* et ce que j'ai appris au dernier Congrès français de chirurgie m'ont prouvé que j'avais déjà rempli la moitié de ma tâche. Aujourd'hui, je viens la compléter en offrant aux étudiants en médecine et aux médecins un exposé complet mais aussi court que possible de l'état actuel de la chirurgie des voies urinaires. C'est un résumé du cours que j'ai professé à l'Ecole pratique pendant l'année scolaire 1892-1893. Je me suis efforcé de faire de ce *Manuel* un ouvrage classique. Comme je le disais récemment, c'est le second devoir que j'avais à remplir. Je pourrai donc consacrer désormais tout mon temps à de nouvelles recherches.

J.-M. LAVAUX.

Paris, le 19 juin 1893.

MANUEL

DE

PATHOLOGIE DES VOIES URINAIRES

PREMIÈRE PARTIE

MALADIES DE L'URÈTHRE

CHAPITRE PREMIER

URÉTHRITES

On donne le nom *d'uréthrite* à l'inflammation de la muqueuse de l'urèthre.

Les auteurs ont décrit de nombreuses variétés d'uréthrite. Aujourd'hui, on admet une *uréthrite spéciale* ou *blennorrhagique*, une *uréthrite tuberculeuse* et une *uréthrite simple*, dont les causes sont multiples.

Article 1ᵉʳ. — Uréthrite blennorrhagique

La *blennorrhagie* ou *uréthrite blennorrhagique* est de beaucoup la plus importante et la plus fréquente des inflammations de l'urèthre. D'un intérêt secondaire *chez la femme*, elle constitue au contraire l'une des principales affections des voies urinaires *chez l'homme*.

Etiologie et pathogénie. — La blennorrhagie présente une fréquence extrême. C'est peut-être la plus commune de toutes les maladies (Fournier).

Les *causes prédisposantes* de cette affection sont depuis

longtemps connues. Il faut citer tout d'abord une *prédis-position individuelle* plus ou moins grande. « Deux jeunes gens, dit Fürbringer, ont eu des relations, dans l'intervalle d'une heure, avec la même fille publique atteinte de blennorrhagie : l'un prend immédiatement après le coït toutes les précautions usitées de propreté et n'en est pas moins atteint de gonorrhée; l'autre n'en prend aucune et sort indemne. »

La blennorrhagie se produit avec une fréquence significative chez les sujets blonds, lymphatiques, scrofuleux ou dartreux (Fournier).

L'irritation excessive de l'urèthre, ordinairement due à *l'excès vénérien* ou à *l'excès alcoolique*, serait, d'après cet auteur, la cause prédisposante la plus commune de la blennorrhagie.

L'hypospadias, une large ouverture du méat uréthral, le phimosis, une disproportion des parties génitales (vagin étroit, pénis volumineux) doivent également être cités.

Une cause prédisposante importante mérite encore d'être signalée : c'est la blennorrhagie elle-même. Les individus qui ont été plusieurs fois atteints de cette affection sont bien plus aptes que d'autres à la contracter de nouveau.

On admet généralement aujourd'hui que la blennorrhagie est une affection spécifique, contagieuse, dont la *seule cause occasionnelle* est l'infection de l'urèthre par le gonococcus de Neisser, infection qui se produit habituellement pendant le coït. L'infection par les mains ou un objet quelconque souillé de virus est possible, mais on a fait remarquer qu'elle est bien difficile étant donné la susceptibilité toute particulière du gonocoque aux variations brusques de température et à la dessiccation de son milieu nutritif. On a donc eu raison de dire que la blennorrhagie est « *la plus vénérienne de toutes les affections vénériennes.* »

On reconnaît également que si le gonocoque existe seul au début de la blennorrhagie, que s'il paraît alors se substituer entièrement aux microbes normaux de l'urèthre, bientôt on le trouve accompagné d'espèces variées et nombreuses qui prospèrent à côté de lui.

Mais certains auteurs vont plus loin. Ils contestent au gonocoque toute action spécifique. Pour les uns, il existe dans l'urèthre normal un diplocoque identique au gonocoque. D'autres affirment avoir trouvé dans les vulvites de petites filles incapables d'avoir été contaminées des diplocoques semblables de tous points aux gonocoques. Il en est qui font remarquer que ce n'est point un caractère propre au gonocoque d'être englobé par les globules de pus. S'appuyant sur les travaux de M. Metchnikoff, ils ne voient là qu'un simple phénomène de phagocytose. Enfin, certains rappellent que les opinions les plus contradictoires ont été soutenues lorsqu'on a voulu cultiver le gonocoque. « Les bactériologistes, a dit récemment mon maître M. Horteloup, n'ont pas fait avancer d'un pas la pathogénie de la blennorrhagie. »

Avec la *contagion*, que personne ne conteste, un seul fait me paraît incontestable : c'est que la blennorrhagie est le résultat d'une *infection locale* et qui reste habituellement *locale.* Mais comment se produit cette infection de l'urèthre ? Pour un grand nombre d'auteurs, elle serait toujours due à la contagion. Pour d'autres au contraire la contagion ne serait pas constante ; dans certains cas, elle ne jouerait aucun rôle. « Fréquemment, a dit Ricord, les femmes donnent la blennorrhagie sans l'avoir. »

« L'homme, dit M. le professeur Fournier, *se donne plus souvent la chaude-pisse qu'il ne la reçoit.* » Et il ajoute que lorsqu'on examine des femmes au contact desquelles des blennorrhagies ont été contractées, « parfois on ne constate *rien*, absolument rien autre que l'état le plus sain des parties sexuelles. »

Faut-il admettre qu'il s'agit dans ces cas d'une auto-infection? que sous l'influence des causes prédisposantes qui viennent d'être énumérées, causes qui affaiblissent la résistance de l'épithélium uréthral, les microbes habituellement inoffensifs que l'on rencontre dans l'urèthre normal, deviennent alors pathogènes et déterminent soit par eux-mêmes, soit par les produits de leurs sécrétions, l'inflammation de la muqueuse uréthrale ?

Mais on sait que même à l'état sain, la vulve et le vagin ne sont point des milieux aseptiques. Ils peuvent donc très bien infecter l'urèthre dans les conditions qui viennent d'être rappelées.

D'autre part, on a fait une remarque très juste. L'excès vénérien, par exemple, n'est point rare au début du mariage. Or, « c'est par milliers, dit M. A. Guérin, que l'on compte les jeunes filles qui ont de la leucorrhée au moment où elles se marient. Combien y en a-t-il qui donnent la chaude-pisse à leur mari ? »

La *pathogénie* de la blennorrhagie est donc loin d'être complétement élucidée. On voit qu'il est au moins prématuré de dire, comme le font certains auteurs, que le traitement doit être exclusivement basé sur cette pathogénie. Certes, les notions connues de cette pathogénie sont d'un précieux secours au point de vue thérapeutique, mais il est d'autres faits non moins importants dont il faut tenir compte avant de formuler un bon traitement de l'uréthrite blennorrhagique.

Anatomie pathologique. — Les lésions de l'uréthrite blennorrhagique varient suivant qu'il s'agit de la forme aiguë ou de la forme chronique. Grâce à l'uréthroscope, ces lésions sont aujourd'hui assez bien connues.

Forme aiguë. — Le siège de l'affection est habituellement la muqueuse de l'urèthre antérieur. L'inflammation débute par la région balanique et se propage progressivement et rapidement *d'avant en arrière* jusqu'au sphincter uréthral, qu'elle ne franchit pas dans la plupart des cas ; mais néanmoins il est assez fréquent de la voir envahir la région sphinctérienne et l'urèthre postérieur.

Les lésions varient avec l'intensité de l'uréthrite blennorrhagique. Parfois, dans les formes légères, subaiguës, la muqueuse uréthrale est simplement rouge, injectée, un peu tuméfiée et présente un très léger dévernissage (Horteloup).

Dans les formes franchement aiguës, les lésions précédentes sont en général beaucoup plus accusées. Il existe une desquamation générale de l'épithélium. Le revêtement normal de cellules cylindriques est souvent remplacé par des couches plus nombreuses de cellules plates. De plus, on constate l'existence d'érosions plus ou moins nombreuses, plus ou moins étendues. On les trouve surtout dans la région bulbeuse. Ces érosions sont d'un rouge granuleux ; elles présentent l'aspect de petites houppes.

Il n'y a pas *d'ulcérations* véritables ; elles sont tout au moins exceptionnelles.

L'inflammation des glandes de l'urèthre et des sinus de Morgagni serait constante. Leurs orifices sont perdus dans la tuméfaction générale de la muqueuse. Parfois ils s'obstruent : les glandes de Littre et les sinus forment alors à la partie inférieure de la région spongieuse ou sur les faces latérales du frein de petites tuméfactions, véritables petits phlegmons.

Au moment de la guérison, ces lésions disparaissent et la muqueuse reprend son aspect normal. On se demande cependant si le retour de l'épithélium à sa forme primitive n'est pas souvent incomplet. On a constaté également qu'il existe des points déprimés d'un aspect rose ardoisé au niveau des anciennes érosions. Mais ces modifications ont peu d'importance ; elles peuvent expliquer cependant la facilité bien connue des récidives et l'acuité en général moindre de l'affection lorsqu'il s'agit d'une récidive. Je dirai plus tard comment évolue la folliculite.

Dans les formes suraiguës de l'uréthrite blennorrhagique, dans la chaude-pisse cordée, il existe d'autres lésions qui peuvent au contraire avoir des conséquences graves. L'inflammation envahit toute l'épaisseur de la muqueuse et souvent le tissu érectile même de la portion spongieuse de l'urèthre. L'infiltration embryonnaire développée dans l'épithélium de la muqueuse donne lieu à des plaques blanches que Grünfeld a comparées à des plaques de diphthérie. L'infiltration sous-muqueuse forme au contraire de véritables nodules dont le siège de prédilection est le cul-de-sac du bulbe. Tantôt ces nodules correspondent à une érosion, tantôt ils sont recouverts d'une portion de muqueuse presque saine.

Ces infiltrations embryonnaires profondes n'occupent le plus souvent que la paroi inférieure de l'urèthre, mais elles peuvent envahir aussi toute la circonférence du canal soit d'une façon uniforme, soit sous forme d'îlots séparés.

Il faut ajouter que parfois il s'agit simplement d'une infiltration œdémateuse sous-muqueuse et du corps spongieux.

Toutes ces infiltrations peuvent guérir, mais il n'est pas douteux que la résorption du tissu embryonnaire est assez souvent incomplète, d'où la formation de tissu scléreux, processus qui conduit au rétrécissement de l'urèthre. La résorption des nodules sous-muqueux surtout doit être souvent incomplète. Quant aux érosions, il est logique d'admettre avec les auteurs qu'elles peuvent être suivies de la formation de ces brides uréthrales sur lesquelles Civiale, entre autres, a beaucoup insisté.

Néanmoins il faut convenir que ce sont les lésions de l'uréthrite blennorrhagique chronique qui conduisent le plus souvent au rétrécissement de l'urèthre.

Forme chronique. — Les lésions de l'uréthrite blennorrhagique chronique peuvent siéger dans l'urèthre antérieur exclusivement ou occuper à la fois l'urèthre antérieur et l'urèthre postérieur. Mais dans l'un et l'autre cas, elles présentent une particularité importante à retenir. Ce sont des lésions limitées à certains points de l'urèthre séparés les uns des autres par des espaces où le canal serait le plus souvent à peu près sain. Dans l'urèthre antérieur, ces lésions sont presque toujours localisées à la région bulbeuse. Parfois elles existent également au niveau de la fosse naviculaire. Il est exceptionnel de les rencontrer dans les autres points de l'urèthre présphinc-térien, qui seraient habituellement intacts ou presque intacts.

Ces lésions ne sont autres que celles qui viennent d'être décrites, mais encore plus accusées. Les érosions sont devenues de véritables plaques granuleuses. Par suite de la prolifération conjonctive, les houppes sont devenues plus épaisses, plus saillantes.

On rencontre également quelquefois des glandes muci-pares enflammées qui forment de petites tumeurs de la grosseur d'une tête d'épingle et d'un violet pourpre (Horteloup). Ces petites tumeurs peuvent s'abcéder et suppurer.

Ces lésions ont été décrites il y a longtemps sous le nom de *carnosités*, puis de *granulations*, entre autres par M. Desormeaux, qui les considérait à cette époque comme une entité morbide. Aujourd'hui, on admet généralement qu'il ne s'agit point de granulations vraies, mais d'une hypertrophie papillaire, qui peut donner lieu, mais rare-ment, à de véritables polypes. Ce sont ces plaques granuleuses qui produisent l'écoulement uréthral. Leur importance est donc capitale. Quant aux ulcérations, elles seraient très rares.

L'infiltration embryonnaire signalée dans la forme aiguë constitue la seconde lésion importante de l'uréthrite blennorrhagique chronique, non pas seulement parce qu'elle nuit à la guérison des plaques granuleuses, contribuant ainsi indirectement à la persistance de l'écoulement, mais surtout parce qu'elle modifie la structure de l'urèthre et conduit au rétrécissement de ce canal.

On trouve cette infiltration très accusée, mais en général sous forme d'îlots, dans la muqueuse, sous la muqueuse et dans le tissu spongieux. Les nodules qui viennent d'être décrits peuvent soulever la muqueuse et former une saillie telle qu'il existe un véritable rétrécissement momentané du canal, car ces nodules diminuent bientôt de volume et ce n'est que plus tard que le vrai rétrécissement uréthral se trouve constitué.

Oberlœnder a insisté sur les lésions des glandes uréthrales, très accusées, fait déjà signalé par les anciens auteurs. Il en est de même des lésions des lacunes de Morgagni. Après la guérison, tous ces sinus ou la plupart de ces follicules peuvent avoir disparu. Au niveau des lésions qui viennent d'être décrites, les glandes disparaissent ordinairement après avoir présenté une dilatation des conduits excréteurs, dilatation qui persiste quelquefois au niveau de leurs orifices.

Au niveau des foyers d'infiltration de la couche sous-épithéliale, on trouve des cicatrices sur lesquelles les auteurs insistent beaucoup. Dans ces points, les cellules ont perdu la forme cylindrique. On ne trouve qu'un épithélium plat, corné, présentant parfois de nombreuses couches superposées.

On voit quelles modifications profondes l'uréthrite blennorrhagique chronique apporte à la structure de l'urèthre antérieur. C'est en effet la cause de beaucoup la plus fréquente des rétrécissements inflammatoires de l'urèthre.

Au niveau de l'urèthre postérieur, les lésions, quand elles existent, sont bien moins graves. Si l'on trouve au niveau de la région sphinctérienne des érosions granuleuses, comme dans l'urèthre antérieur, on n'y constate pas l'existence des nodules profonds: l'infiltration embryonnaire paraît toujours superficielle, ce qui explique l'absence des rétrécissements blennorrhagiques au niveau du sphincter uréthral. On sait qu'il en est de même au niveau de la portion prostatique de l'urèthre. Il y a déjà plusieurs années que j'insiste sur ce fait qu'en général les lésions de l'urèthre postérieur sont bénignes, très faciles à guérir. Il s'agissait tout simplement d'en faire le diagnostic précis et de les traiter rationnellement, ce qui est possible, depuis 1886, d'une façon pour ainsi dire mathématique.

Les auteurs ont surtout insisté sur les lésions du verumontanum, qui est augmenté de volume et d'une coloration qui varie entre le cramoisi et l'écarlate. Berkley-Hills le compare à une fraise très mûre. Les lésions de l'utricule prostatique et des glandes prostatiques sont moins bien connues.

Mais toutes ces lésions de la blennorrhagie aiguë et de l'uréthrite blennorrhagique chronique sont considérées aujourd'hui par un grand nombre d'auteurs comme banales. Le seul fait caractéristique pour ces auteurs c'est la présence des gonocoques dans les tissus malades. Ces microphytes spécifiques sont des diplocoques qui se présentent sous l'aspect de petits points arrondis. Un espace relativement large sépare les deux éléments du diplocoque et chaque diplocoque de son voisin. On les a encore comparés à deux petits macarons accolés.

On trouve les gonocoques dans le sérum du pus, dans les cellules et surtout dans les leucocytes. Au début de l'infection, ces microorganismes pénétreraient entre les cellules épithéliales et, en proliférant, traverseraient la couche épithéliale jusqu'au corps papillaire. Ils pénètrent également dans les cellules mêmes, s'y multiplient et amènent la mort de ces cellules. Aussi au début de l'affection les gonocoques seraient-ils peu abondants dans le liquide qui constitue l'écoulement. C'est surtout dans les cellules qu'on les trouve.

Cette infection provoque une émigration de nombreux leucocytes, qui parviennent bientôt à la surface de la muqueuse et absorbent les gonocoques. Plus tard, les cellules embryonnaires à gros noyaux jouent le rôle de macrophages. On les trouve contenant soit des gonocoques, soit des leucocytes emprisonnant eux-mêmes des cocci.

Dans l'intérieur des leucocytes, les gonocoques sont disposés en constellation autour des noyaux. Jamais on ne les trouverait dans ces noyaux mêmes. Certains leucocytes sont bourrés de gonocoques.

Mais, ainsi que je l'ai dit, les auteurs sont obligés de reconnaître que bientôt aux gonocoques s'ajoutent d'autres microbes, qui paraissent du reste jouer le principal rôle dans la plupart des complications locales ou générales de la blennorrhagie. Ainsi il semble démontré que le gonocoque ne peut suivre ni la voie vésicale, ni la voie lymphatique, ni la voie sanguine.

Il est également probable que tous ces microorganismes jouent un rôle dans la blennorrhagie elle-même.

De plus, la plupart des auteurs reconnaissent que le rôle du gonocoque paraît peu important dans l'uréthrite blennorrhagique chronique. Certains auteurs affirment que ce microbe n'existe même pas à cette période de l'affection. D'autres auraient trouvé quelquefois des gonocoques mais ils conviennent que dans ces cas ces microorganismes étaient rares. Enfin, il est certains auteurs (Janet) qui affirment que parfois il n'est possible de trouver aucun microbe dans le liquide qui constitue l'écoulement. C'est ce qu'ils appellent la « phase non microbienne de la blennorrhagie ».

Il ne faut donc pas accorder au gonocoque plus de valeur qu'il n'en a réellement dans l'évolution de l'uréthrite blennorrhagique. On ne saurait se baser exclusivement sur ce microorganisme pour traiter les malades.

Il faut bien se garder également de permettre le mariage aux malades atteints d'uréthrite blennorrhagique chronique sous prétexte qu'on ne trouve pas de gonocoques dans leur écoulement. J'ai montré, ainsi que d'autres auteurs, que la contagion est possible dans ces cas, que l'on constate encore parfois chez les jeunes femmes des lésions utérines et périutérines qui semblent être la conséquence d'une inoculation directe du col de l'utérus par la blennorrhée du mari.

D'ailleurs, si l'on ne trouve pas habituellement de gonocoques dans le liquide de la « goutte militaire », on rencontre souvent dans l'urèthre de ces malades beaucoup d'autres microorganismes. D'autre part, les gonocoques eux-mêmes *peuvent* reparaître chez ces malades — le fait, je le répète, n'est pas constant — s'il se produit une exacerbation, une poussée aiguë, ce qui est fréquent dans le cours de l'uréthrite blennorrhagique chronique. On constate alors également l'existence d'autres microbes. Il n'est donc point surprenant que de jeunes femmes aient pu être infectées par des malades atteints de blennorrhée.

Symptômes. — Les symptômes de l'uréthrite blennorrhagique diffèrent notablement suivant qu'il s'agit de la forme aiguë ou de la forme chronique.

1° **Forme aiguë**

La blennorrhagie ne succède pas immédiatement à l'infection de l'urèthre. Entre le coït et les premiers symptômes apparents, il faut toujours compter un peu plus de quarante-huit heures (Horteloup). C'est à *la fin du quatrième ou au commencement du cinquième jour* après le coït que se manifestent les premiers symptômes dans l'énorme majorité des cas; bien plus rarement le second ou le septième, le huitième jour (Fournier).

On divise en général la symptomatologie de la blennorrhagie aiguë en trois périodes :

Première période ou de début. — Le malade éprouve une sensation de chaleur, un chatouillement vers le bout de la verge ou une ardeur insolite en urinant. Souvent le premier symptôme observé est l'écoulement, symptôme capital de l'affection, celui qui domine toute la thérapeutique. Cet écoulement est léger au début, blanchâtre ou gris, filant et visqueux. On y trouve peu de gonocoques. Ceux-ci doivent être cherchés dans les cellules épithéliales et dans le liquide même de l'écoulement.

Cette humeur opaline se présente au méat urinaire et en agglutine les lèvres légèrement rouges et tuméfiées.

Un malaise général, des frissons, des douleurs uréthrales vives, de l'adénite inguinale sont exceptionnels au début (Fournier).

La durée de cette période varie de deux à quatre jours dans la plupart des cas; mais les exceptions sont néanmoins assez nombreuses.

Deuxième période ou d'état aigu. — Le méat rougit; ses lèvres sont bientôt boursouflées, un peu déjetées en dehors. Le gland est rouge, turgescent; la verge est tuméfiée. Le prépuce est souvent œdémateux; le fourreau est sillonné de veines et de veinules distendues; parfois il existe des traînées rougeâtres dues à de la lymphangite, de l'adénite inguinale. L'urèthre, douloureux à la pression, se dessine sous la verge par un léger relief; il présente souvent de petites tumeurs granuleuses perceptibles sous le doigt, dues à de la folliculite.

L'écoulement devient très abondant et change de couleur. D'abord jaunâtre, il devient jaune, puis verdâtre; il est épais, phlegmoneux, parfois strié de sang. Il se répand au dehors et souille le linge. On y trouve de nombreux gonocoques; les globules de pus en sont bourrés.

Il existe une douleur vive pendant les mictions et, dans l'intervalle, un sentiment de tension, de pesanteur dans la verge, des élancements dans le canal avec irradiations plus ou moins douloureuses dans les testicules, les cordons, les régions inguinales, les lombes, et surtout dans le périnée. Ces dernières rendent parfois la marche difficile et gênée.

Les érections sont fréquentes et très douloureuses. Elles se manifestent surtout la nuit. Parfois la verge, recourbée inférieurement, figure un arc dont l'urèthre forme la corde : *chaude-pisse cordée*. Dans d'autres cas, le gland seul est *arqué* (Ricord).

Lorsque l'éjaculation se produit à la suite de ces érections, elle est excessivement douloureuse. Elle est parfois suivie d'une uréthrorrhagie en général légère, exceptionnellement très abondante. Dans un cas que j'ai publié, le malade faillit succomber.

La tuméfaction de la muqueuse uréthrale rend la miction moins libre. Le jet de l'urine est plus mince, moins régulier.

En général, il n'y a pas de symptômes généraux; la blennorrhagie aiguë reste une affection toute locale. Parfois cependant, on note du malaise, un peu de fièvre, de l'inappétence, de la céphalalgie.

L'état aigu de la blennorrhagie dure en général de quinze à vingt jours; mais il n'est point rare de le voir se prolonger davantage.

Troisième période ou de déclin. — Les différents phénomènes qui viennent d'être décrits s'atténuent progressivement. C'est la douleur d'abord qui décroît, puis la dysurie cesse, les érections deviennent moins pénibles et moins fréquentes ; la rougeur et le boursouflement des lèvres du méat, la déformation de la verge et les troubles de la miction disparaissent, enfin l'écoulement diminue, repasse par toutes les couleurs et toutes les consistances qu'il a présentées pendant la *période d'augment* pour redevenir opalin et se tarit complétement.

A cette période les gonocoques sont moins abondants. On trouve des cellules embryonnaires à gros noyaux qui contiennent soit des gonocoques, soit des leucocytes emprisonnant des cocci.

La durée de la période de déclin est des plus variables. Si le traitement permet dans beaucoup de cas de la rendre courte, bien souvent encore elle reste longue quoi qu'on fasse pour tarir l'écoulement uréthral.

Marche. — **Durée.** — La symptomatologie qui vient d'être décrite est celle que l'on constate plus ou moins accusée, plus ou moins régulière dans sa marche chez la plupart des malades atteints de blennorrhagie aiguë. C'est l'affection débutant par la région balanique, se propageant d'avant en arrière, envahissant successivement les diverses portions de l'urèthre antérieur, mais ne franchissant pas le sphincter uréthral. Le lavage méthodique de l'urèthre antérieur m'a permis de constater que le cul-de-sac du bulbe, dans la plupart des cas, est très rapidement envahi par l'inflammation, détail important à retenir au point de vue du traitement abortif de la blennorrhagie. Il est exceptionnel de voir l'inflammation se limiter à la portion antérieure de l'urèthre présphinctérien et cesser en quelques jours.

Mais l'inflammation ne reste pas toujours limitée à l'urèthre antérieur ; elle atteint parfois la région sphinctérienne et l'urèthre postérieur. C'est surtout chez les rhumatisants, les tuberculeux, les scrofuleux, les lymphatiques que l'on constate cette extension profonde de l'infection. On la constate également chez des sujets absolument sains à la suite d'excitations génitales, d'excès de boisson, d'une marche, d'une fatigue un peu prolongées. Dans tous ces cas, les uns admettent que le processus inflammatoire a envahi l'urèthre postérieur grâce à la seule continuité de la muqueuse, d'autres pensent au contraire que cette extension de l'affection est due à une lymphangite (Horteloup). Ces derniers font en effet remarquer que les lymphatiques de l'urèthre antérieur se continuent avec ceux de l'urèthre postérieur et se rendent à des ganglions situés près des vésicules séminales.

Mais dans d'autres cas, c'est à la suite d'un cathétérisme, d'une injection mal faite que l'urèthre postérieur se trouve infecté. Le pus blennorrhagique accumulé dans le cul-de-sac du bulbe se trouve transporté dans l'urèthre profond, qu'il infecte.

Quels sont les symptômes de *l'uréthrite postérieure aiguë*? Cet envahissement de l'urèthre profond, dit Jamin, « se traduit par une diminution de l'écoulement, des mictions fréquentes, des douleurs très vives en finissant d'uriner, tous ces symptômes se compliquant bientôt de déterminations testiculaires ou vésico-prostatiques. » Il existe en effet souvent de la cystite dans ces cas et même de la prostatite, de sorte qu'il est difficile de savoir quels sont exactement les symptômes de l'uréthrite postérieure aiguë.

On a dit qu'à l'écoulement continu se joint de temps en

temps l'apparition brusque au méat d'un flot purulent, phénomène que l'on a comparé à une petite éjaculation et que l'on a attribué à l'accumulation d'un liquide muco-purulent dans l'urèthre postérieur, liquide qui serait chassé par intermittences. D'autres auteurs ont fait remarquer que ce phénomène peut se produire dans l'uréthrite antérieure. Sous l'influence d'une contraction des muscles bulbo-caverneux il y a compression de la cavité du bulbe et expulsion brusque de son contenu. M. Horteloup croit même que c'est la cause unique de ce phénomène, qu'il y ait ou non uréthrite postérieure.

D'un autre côté, il ne faut pas oublier que la propagation de la blennorrhagie à l'urèthre postérieur est souvent à tel point silencieuse qu'elle passe inaperçue.

Au point de vue de la marche, la blennorrhagie aiguë présente encore bien d'autres variétés, soit dans l'intensité des phénomènes, soit dans les caractères de l'écoulement, soit simplement dans l'évolution de l'affection.

Parfois les phénomènes inflammatoires font presque défaut, c'est la *blennorrhagie sub-aiguë*. Il semble même dans quelques cas qu'elle soit presque *chronique* d'emblée.

Dans d'autres cas, l'écoulement se rapproche des sécrétions *catarrhales*, il est visqueux, filant, plutôt pyo-muqueux que purulent. D'autres fois il est remarquablement *séreux*. Dans des cas rares, il a une teinte rosée ou rougeâtre qui persiste plusieurs jours. Ricord lui a donné le nom d'écoulement *menstruiforme* (Fournier).

Habituellement, les symptômes s'atténuent d'eux-mêmes au bout d'un certain temps, en dehors de toute médication. Certains écoulements se suppriment sans traitement spécial. Bien plus, il est des cas, exceptionnels, il est vrai, où la guérison s'opère malgré tout, dans les conditions les plus aptes à exaspérer la maladie. Inversement, on voit parfois des écoulements persister un temps fort long, sans la moindre tendance à décroître, en dépit des soins les plus intelligents et les plus attentifs (Fournier).

La *durée* de la blennorrhagie aiguë est variable. Elle est de trois, quatre, six septénaires dans les cas les plus heureux ; de deux à trois mois dans les cas un peu plus rebelles, beaucoup plus longue encore dans certains cas, lorsque la tendance aux recrudescences spontanées se manifeste, entre autres. L'évolution de la maladie ne présente pas toujours en effet une progression régulièrement décroissante. L'excessive fréquence des rechutes, des recrudescences est presque caractéristique de cette affection. Tantôt ces recrudescences, que l'on observe surtout à la période de déclin, sont provoquées par des écarts de régime, tantôt elles se produisent *sans cause* (Fournier). Elles se répètent assez souvent à plusieurs reprises et chaque fois après huit, dix, quinze jours de guérison apparente : c'est la forme désignée sous le nom de *chaude-pisse à répétition*.

Dans d'autres cas, ces rechutes sont dues à un traitement irrationnel, qui ne donne lieu qu'à une guérison apparente. On assiste plusieurs fois à une *évolution artificielle* de la maladie (Fournier).

Enfin, il est des cas où la médication suppressive exaspère les symptômes. L'écoulement devient *séreux*, ou bien il se mélange de sang et dépose sur le linge de larges taches rosées ou rougeâtres : *blennorrhagie rouge*. Cet état sur-aigu prolonge la durée de l'affection.

Certaines recrudescences, en apparence incompréhensibles, me paraissent dues à une nouvelle infection de l'urèthre antérieur par l'uréthrite postérieure non guérie. La preuve, c'est que la guérison se maintient chez ces malades lorsqu'un traitement local a permis de faire disparaître à la fois la suppuration de l'urèthre antérieur et celle de l'urèthre postérieur. J'ai observé un assez grand nombre de ces cas et j'en ai publié quelques-uns il y a déjà plusieurs années.

Terminaisons. — La blennorrhagie aiguë n'est point considérée comme une affection mortelle, bien que certaines de ses complications, l'uréthrorrhagie par exemple, puissent, exceptionnellement il est vrai, causer la mort du malade. L'uréthrite blennorrhagique aiguë aboutit donc soit à la *guérison*, ce qui est le cas le plus habituel, soit à la *forme chronique*, à la *blennorrhée*.

Pourquoi la guérison de cette affection aiguë, en apparence si banale, n'est-elle pas constante ? En somme, il s'agit simplement d'une infection locale ; de plus, cette infection peut être aujourd'hui combattue directement avec la plus grande facilité. C'est juste, mais on a fait remarquer avec raison qu'une règle générale importante en chirurgie est inapplicable ici : c'est le repos de l'organe malade. A chaque instant, l'urine doit traverser le canal uréthral pour être rejetée au dehors. De plus, ce liquide d'excrétion contient des produits solubles divers, encore incomplétement connus et plus ou moins irritants.

Cependant il faut bien convenir que la vessie, à ce point de vue, se trouve encore dans des conditions bien plus désavantageuses que l'urèthre, puisqu'elle est constamment en contact avec l'urine. Or, l'inflammation aiguë de la muqueuse vésicale convenablement traitée guérit aujourd'hui en quelques jours et cette guérison est obtenue avec la plus grande facilité.

La muqueuse uréthrale, a-t-on dit encore, supporte mal les antiseptiques puissants. Ceux-ci y déterminent une irritation vive qui n'est pas sans danger au point de vue du calibre ultérieur du canal. De plus, la suppuration de l'urèthre n'est point toujours tarie par l'usage de ces substances. Sans doute, mais la muqueuse vésicale ne tolère pas mieux les antiseptiques en question. Or, je le répète, la cystite aiguë est aujourd'hui l'une des affections les plus faciles à guérir.

Si la guérison de la blennorrhagie aiguë présente de réelles difficultés, cela tient surtout, il me semble, à la structure de la muqueuse uréthrale, fait sur lequel les auteurs ont déjà beaucoup insisté tout en l'interprétant de façons différentes. Les nombreuses glandes que contient cette muqueuse et ses multiples petites cavités, décrites sous le nom de lacunes de Morgagni, cavités dont le conduit a parfois cinq millimètres et même plus de longueur, sont bientôt envahies par les microorganismes qui infectent l'urèthre. Or, on conçoit combien il est difficile de désinfecter toutes ces dépressions de la muqueuse, d'y faire pénétrer un liquide antiseptique. Le procédé des instillations surtout est d'une insuffisance évidente; aussi échoue-t-il dans la plupart des cas.

Presque tous les auteurs considèrent même que le meilleur moyen de favoriser le développement de la chronicité c'est d'employer localement dès le début de la blennorrhagie les antiseptiques à doses insuffisantes pour pouvoir faire avorter l'affection. C'est là une exagération, car il faut encore tenir compte du manuel opératoire employé. Cette remarque faite, je conviens que la méthode des injections appliquée trop tôt, pendant la période la plus virulente de l'uréthrite blennorrhagique aiguë, nuit à sa guérison. On désinfecte bien de la sorte une grande partie de la surface de la muqueuse uréthrale, mais bientôt cette surface est de nouveau infectée par les microorganismes que l'on n'a pas pu atteindre, dans les lacunes entre autres, car l'urine a vite chassé le liquide antiseptique qui imprègne une partie de la muqueuse de l'urèthre. Celle-ci du reste se trouve dans d'excellentes conditions pour une réinfection. Il ne faut pas oublier en effet que les liquides antiseptiques que l'on emploie sont des irritants qui altèrent plus ou moins l'épithélium uréthral.

L'usage intempestif des balsamiques a les mêmes inconvénients que celui des injections.

La structure de la muqueuse uréthrale permet également de comprendre pourquoi le traitement abortif ne réussit que dans les premiers jours de l'affection, alors qu'il est encore possible d'atteindre tous les points infectés. Les échecs de ce traitement, que l'on constate parfois alors que l'on se croyait dans les meilleures conditions, s'expliquent par ce double fait que chez certains sujets l'infection s'étend très rapidement en surface et en profondeur, et que d'autre part les lacunes de Morgagni sont quelquefois très rapprochées du méat. La valvule de Guérin n'est parfois qu'à cinq millimètres de cet orifice.

Ces remarques me paraissent d'une importance capitale au point de vue thérapeutique. Elles montrent qu'il est des cas et des circonstances où il est prudent de ne point s'entêter à faire usage des antiseptiques, que la vieille médication de la blennorrhagie aiguë a du bon, qu'il faut savoir y recourir à propos.

Parmi les autres causes qui favorisent le passage de l'affection à l'état chronique, il faut citer le *défaut d'hygiène* : les excitations sexuelles, les écarts de régime, les fatigues de tout genre ; *une mauvaise direction du traitement* : cesser le traitement trop tôt ou au contraire en faire abus, etc...; *certaines prédispositions individuelles* : arthritisme, herpétisme, lymphatisme, surtout la tuberculose ; *certaines causes locales* : atrésie du méat urinaire, rétrécissement de l'urèthre, antécédents de blennorrhagies multiples. « Plus on a eu de blennorrhagies, a dit Ricord, plus facilement on en contracte de nouvelles, qui sont de moins en moins douloureuses et *de plus en plus difficiles à guérir.* »

Des infections secondaires peuvent encore à la période terminale de la blennorrhagie aiguë retarder la guérison des malades et favoriser le passage de l'affection à l'état chronique.

2° Forme chronique. — Blennorrhée

Il est difficile de dire à quel moment l'uréthrite blennorrhagique passe à l'état chronique. Les uns considèrent qu'il s'agit de la forme chronique si le stade terminal de la blennorrhagie aiguë se prolonge au-delà de trois mois. D'autres adoptent la définition de Finger et considèrent comme blennorrhagie chronique l'éternisation du stade terminal et la localisation du processus sur une portion circonscrite de l'urèthre.

Cette incertitude doit faire admettre avec M. le professeur Fournier deux variétés d'uréthrite blennorrhagique chronique : la *blennorrhagie chronique* et la *blennorrhée*.

« Sous l'influence de causes variées, dit M. Fournier, une blennorrhagie peut se prolonger plusieurs mois, plusieurs années même. Les phénomènes aigus sont alors éteints complétement ; la miction n'est plus pénible ; les érections ne sont plus douloureuses ; tout au plus le malade conserve-t-il quelque sensibilité localisée dans un point du canal ou quelques titillations passagères. Cependant l'écoulement persiste ; il est encore *purulent, jaune* et *assez abondant*. Il tache le linge à la façon d'une chaudepisse qui commence à entrer dans sa période de déclin. De plus, l'urèthre offre habituellement une couleur d'un rouge sombre ou d'un pourpre foncé, qui témoigne d'un état d'inflammation déjà ancien de la muqueuse. — La maladie, à cette époque, est parfois stationnaire et uniforme ; parfois aussi elle subit des recrudescences temporaires sous l'influence d'excitations diverses. — C'est à cette forme de l'affection qu'il convient, je crois, de donner le nom de blennorrhagie chronique. »

Tout autre est la *blennorrhée*, la *goutte militaire*. Cette affection est caractérisée par la présence, le matin au réveil, d'une goutte de pus perlant au méat (Horteloup).

Pendant le jour, les symptômes sont variables. Souvent la *goutte* se renouvelle toutes les trois ou quatre heures et tache le linge, mais l'indolence est le plus souvent absolue; elle est toujours plus complète en tout cas que dans la blennorrhagie chronique. Si des recrudescences peuvent encore se produire dans cet état si atténué de l'affection, elles ne succèdent guère qu'à de très vives excitations du canal; elles sont exceptionnelles relativement à la fréquence de celles qu'on observe dans la blennorrhagie chronique (Fournier).

Chez d'autres malades, on observe le matin seulement une goutte jaunâtre. Pendant le jour, le linge n'est pas taché ou ne l'est que par des gouttelettes imperceptibles, ou bien une goutte légère colle les lèvres du méat. L'indolence est absolue; il n'y a pas de recrudescences appréciables.

Bien que les situations intermédiaires soient nombreuses, on peut rattacher tous les cas, au point de vue clinique, à ces deux formes importantes, auxquelles M. Horteloup donne le nom de *forme catarrhale* et *forme sèche*.

Une autre division capitale, surtout au point de vue thérapeutique, c'est la division en *uréthrite chronique antérieure* et *uréthrite chronique postérieure*.

Dans *l'uréthrite blennorrhagique chronique antérieure*, c'est-à-dire limitée à l'urèthre antérieur, les symptômes sont ceux que je viens d'indiquer. L'écoulement est *continu* : s'il est assez abondant, il se montre au méat spontanément sous forme d'une goutte plus ou moins volumineuse; s'il est très léger il agglutine les lèvres du méat. Balayé par la miction, il produit ces grumeaux, ces longs filaments blanchâtres qui nagent dans l'urine et que certains malades comparent à de petits serpents, à de petites anguilles (Fournier).

Si l'on pratique le *lavage continu de l'urèthre antérieur* d'après le procédé que j'ai décrit et que l'on fasse ensuite uriner le malade dans un, deux ou trois verres, on constate alors que dans tous l'urine est claire, absolument normale. On n'y trouve pas de filaments.

L'uréthrite blennorrhagique chronique postérieure coïncide presque toujours avec la forme précédente. Les malades présentent donc les symptômes ordinaires de *l'uréthrite blennorrhagique chronique antérieure*, auxquels s'ajoutent les suivants. Il existe parfois un écoulement *intermittent*, qui se produit d'une façon brusque. C'est une sorte d'éjaculation qui tantôt s'accompagne d'une sensation de chatouillement, de titillations plus ou moins accusées au niveau du périnée, tantôt passerait inaperçue si le malade ne se sentait tout à coup mouillé.

C'est quelquefois la défécation qui provoque cette issue brusque de pus.

Les mictions sont assez souvent un peu impérieuses et plus fréquentes qu'à l'état normal. L'expulsion des dernières gouttes d'urine est douloureuse.

Mais il faut bien savoir que dans un grand nombre de cas tous ces symptômes manquent et que l'affection passerait inaperçue si l'on n'examinait pas méthodiquement l'urine de ces malades.

Si l'on pratique le lavage continu de l'urèthre antérieur et que l'on recueille ensuite l'urine de la miction dans trois verres, on constate que ce liquide est absolument normal dans les deux derniers verres tandis que l'urine du premier verre est plus ou moins trouble et contient des grumeaux, des filaments plus ou moins volumineux.

J'insiste sur ces particularités, que j'ai constatées un grand nombre de fois depuis 1886, époque où je les ai signalées pour la première fois. Je considère que tout ce qui a été écrit par les auteurs sur ce sujet est absolument inexact. Ils ont confondu l'uréthrite postérieure avec la cystite. Je reviendrai du reste sur cette question à propos du diagnostic.

L'examen microscopique de la sécrétion purulente de l'uréthrite blennorrhagique chronique présente quelque intérêt. On trouve dans les longs filaments, que l'on a encore comparés à des paquets de vermicelle, des cellules et des globules de pus. Certains de ces éléments contiennent des microcoques. Parfois on y rencontre des gonocoques. Les petits grumeaux sont quelquefois composés presque exclusivement de cellules. Enfin, j'en ai rencontré, chez des arthritiques, qui ne contenaient ni cellules ni leucocytes, mais simplement des sels normaux de l'urine cristallisés ou à l'état amorphe.

Tous ces éléments sont renfermés dans une *substance fondamentale* muco-gélatineuse qui les réunit et ne serait autre que de la *mucine*.

Dans l'uréthrite postérieure, d'autres éléments peuvent exister dans l'urine du premier jet, éléments que l'on trouve en dehors des filaments et des flocons. Ainsi Fürbringer a décrit de petits cylindres constitués par la paroi interne des conduits glandulaires de la prostate : ce sont les *virgules de Fürbringer*. Il est vrai que dans ces cas il existe en même temps de la prostatite.

Marche. — Durée. — L'uréthrite blennorrhagique chronique serait toujours précédée, suivant la plupart des auteurs, d'une blennorrhagie aiguë. Il est cependant des cas où les premiers symptômes de l'affection sont si peu accusés que l'on pourrait presque dire qu'elle présente d'emblée les caractères de la forme chronique. Mais il n'est pas douteux qu'ordinairement il s'agit d'une blennorrhagie aiguë dont les symptômes se sont atténués soit sous l'influence du temps seul, soit sous l'influence d'un traitement quelconque (Hortèloup).

La *blennorrhagie chronique* n'est le plus souvent qu'une étape intermédiaire entre l'état aigu et la *blennorrhée*. Si elle n'est pas traitée, elle peut rester très longtemps stationnaire, puis elle finit par se tarir et passe finalement à l'état de blennorrhée (Fournier).

Dans la forme chronique, comme dans la forme aiguë, les exacerbations, les recrudescences ne sont point rares et elles se produisent sous l'influence des causes déjà énumérées. Il est à noter que les gonocoques peuvent alors reparaître et repulluler ; mais cette réapparition n'est pas constante. Parfois ce sont d'autres microorganismes qui apparaissent.

La *durée* de l'uréthrite blennorrhagique chronique est variable. D'après les auteurs elle serait presque toujours très longue. « Parfois, dit M. le professeur Fournier, elle s'épuise, *usée par le temps*, pour ainsi dire. Souvent aussi elle s'éternise et dure ce que dure la vie des malades. »

Terminaisons. — *L'uréthrite blennorrhagique chronique* n'aboutit point toujours à la guérison. Celle-ci, en général lente et difficile, serait souvent incomplète. Suivant les auteurs, il est de nombreux cas qui résistent à toutes les médications, même les plus rationnelles.

Je m'empresse d'ajouter que les progrès réalisés dans ces dernières années dans le traitement de l'uréthrite blennorrhagique chronique ont notablement diminué la durée de cette affection et augmenté le nombre des guérisons. Si je m'en rapportais exclusivement aux faits que j'ai observés depuis 1886, je dirais : la guérison de la *blennorrhagie chronique* est constante ; la forme grave de la *blennorrhée* disparaît toujours ; la forme bénigne de la *blennorrhée* est la seule qui puisse persister dans certains cas, relativement rares, on peut même dire exceptionnels.

Diagnostic de l'uréthrite blennorrhagique. — Le diagnostic de la *blennorrhagie aiguë* ne présente en général aucune difficulté. Cependant on peut hésiter un instant s'il existe un phimosis d'une excessive étroitesse ou bien une balanite avec phimosis inflammatoire. Il faut alors avoir soin de disposer les parties de façon à ce que le méat urinaire soit concentrique à l'ouverture du prépuce rétracté. Après avoir abstergé le pus qui se présente, on exerce d'arrière en avant de légères pressions sur l'urèthre : une goutte de pus vient sourdre au méat (Fournier).

Mais il ne suffit pas de constater qu'il s'écoule du pus de l'urèthre pour diagnostiquer une blennorrhagie, il faut également s'assurer que ce pus ne vient pas d'un organe voisin (prostate, vésicules séminales, abcès périuréthraux, etc.)

Il faut encore se rappeler que certains écoulements d'origine uréthrale sont dus à des causes diverses : chancre uréthral, ulcérations tuberculeuses (Ricord), exulcérations herpétiques, végétations, etc... Dans ces cas, l'uréthroscope rend parfois de réels services. J'en ai publié un cas intéressant.

Enfin, il faut voir s'il ne s'agit pas d'une uréthrite simple. Pour un grand nombre d'auteurs, ce diagnostic serait facile. Il suffirait de faire l'examen du pus : si l'on y trouve des gonocoques, c'est une blennorrhagie ; si ces microorganismes n'existent pas, on doit diagnostiquer une uréthrite simple.

On a fait remarquer avec raison que la question est plus complexe, qu'il faut encore tenir compte de l'évolution, de la marche de l'affection. Certaines uréthrites sans gono-

coques présentent toute la ténacité de la blennorrhagie.
Si l'on fait disparaître la cause de l'uréthrite simple, on
peut au contraire obtenir la guérison de cette affection
en 1, 2 ou 3 jours.

Le diagnostic de chaque période de la blennorrhagie
aiguë sera fait d'après les symptômes propres à chacune
de ces périodes et les particularités qui ont été indiquées
à propos de la symptomatologie.

Le diagnostic des lésions profondes, infiltration œdémateuse, nodules embryonnaires est d'un médiocre intérêt au point de vue du traitement et présente quelques
inconvénients. Il est bon de ne pas irriter l'urèthre en y
introduisant des uréthromètres plus ou moins inoffensifs.

Le diagnostic des éléments microbiens contenus dans
la sécrétion pathologique ne me paraît pas non plus d'une
grande utilité. Je trouve que certains auteurs ont singulièrement exagéré la valeur du gonocoque au point de
vue du traitement de la blennorrhagie aiguë.

Le diagnostic de *l'uréthrite blennorrhagique chronique*
sera fait d'après les particularités et les symptômes qui
viennent d'être décrits. Il en sera de même du diagnostic
de chacune des variétés que présente cette forme de l'affection.

Mais il existe certaines causes d'erreur qu'il faut bien
connaître. Quelques malades amènent avec le doigt, le
matin surtout, en pressant le long du canal, une goutte
blanche transparente, filant entre les doigts et semblable
à de la gomme. S'ils ont eu une blennorrhagie, ils se
croient atteints de blennorrhée. Or, il ne s'agit point ici
de la goutte militaire, mais d'une hypersécrétion physiologique, d'un liquide visqueux dans lequel on trouve des
débris d'épithélium : c'est le *suintement muqueux* de
Diday, *l'uréthrorrhée ex libidine* de Fürbringer, qui ne
présente aucune gravité.

Chez les herpétiques, les arthritiques et surtout les goutteux, il survient également parfois un écoulement séreux, incolore, plus ou moins abondant, qu'il ne faut pas confondre avec la blennorrhée.

Lors même qu'il s'agit d'un écoulement purulent, il ne faut pas s'en tenir à cette constatation, il faut encore s'assurer que ce pus n'est point dû à une folliculite, à une cowpérite.

La prostatorrhée, les pertes séminales, l'azoospermatorrhée ne seront pas confondues avec l'uréthrite blennorrhagique chronique, mais il faut se rappeler qu'elles peuvent la compliquer.

Parmi les malades qui viennent consulter pour une blennorrhée, un certain nombre sont déjà atteints d'un rétrécissement de l'urèthre. Quoi qu'en disent certains auteurs, il y a entre ces deux affections des relations incontestables. Autant il importe peu, au point de vue thérapeutique, de connaître les infiltrations embryonnaires profondes dans la blennorrhagie aiguë, autant il est important de diagnostiquer une stricture uréthrale chez un malade atteint de blennorrhée, car dans ces cas il ne faut pas craindre d'intervenir pour rendre au canal son calibre normal.

Un autre diagnostic très important à faire aussi bien dans la forme aiguë que dans la forme chronique, c'est celui de l'uréthrite postérieure : la guérison du malade en dépend.

Malgré la valeur réelle des symptômes qui ont été décrits par les auteurs, il faut reconnaître qu'il n'existe qu'un moyen de faire un diagnostic précis. C'est d'isoler les sécrétions de l'urèthre postérieur. Je répète que ce but est facilement atteint depuis 1886. Il suffit pour cela de faire uriner le malade dans deux ou trois verres après avoir pratiqué le *lavage continu de l'urèthre antérieur* d'après le procédé que j'ai décrit à cette époque. Si l'urèthre postérieur est sain, l'urine des trois verres est absolument normale ; s'il existe au contraire de l'uréthrite postérieure l'urine du premier verre contient du pus, des flocons, des filaments, tandis que l'urine des deux derniers verres est claire, normale. Voilà ce que j'ai constaté bien des fois depuis six ans.

Certains auteurs prétendent que c'est dans le dernier verre que l'on trouve les sécrétions pathologiques de l'urèthre postérieur, sécrétions qui ont reflué dans la vessie. Je ferai remarquer que ce reflux n'a jamais été démontré : c'est une pure hypothèse, hypothèse même peu admissible si les malades ont soin d'uriner aussitôt que le besoin se fait sentir. D'autre part, si ce reflux existe il ne tarde pas à infecter la vessie. C'est donc le pus de la cystite et non celui de l'uréthrite postérieure que l'on trouve ordinairement dans l'urine du troisième verre. C'est du reste la principale particularité qui permet de diagnostiquer l'uréthro-cystite de l'uréthrite postérieure.

Inutile de dire que le prétendu ramonage de l'urèthre rétro-sphinctérien avec une bougie à boule olivaire qui ramènerait au dehors les sécrétions de cette partie du canal est fort douteux. Il ne saurait donc permettre de faire le diagnostic de l'uréthrite postérieure. D'un autre côté, comme par ce procédé on peut transporter des gonocoques de l'urèthre antérieur dans l'urèthre postérieur sain, il faut éviter de l'employer.

Si j'insiste sur la nécessité de faire un diagnostic précis, c'est parce que ce diagnostic est d'une importance capitale au point de vue du traitement. J'ai cité des observations qui ont prouvé ce fait d'une façon irréfutable. On ne saurait donc trop protester, dans l'intérêt des malades, contre l'opinion de Fürbringer, qui prétend que cette distinction « faite par l'école française » ne présente aucun intérêt « au point de vue clinique et pratique. »

Pronostic. — La blennorrhagie aiguë non traitée se termine par la goutte militaire dans la majorité des cas (Horteloup). Simple, dégagée de toute complication et bien traitée, c'est une maladie sans gravité, qui guérit le plus souvent en quelques semaines. Mais fort souvent elle se complique d'accidents très variés qui peuvent aggraver singulièrement le pronostic (Fournier). D'autre part, on a fait remarquer que le nombre des cas dans lesquels l'affection passe à l'état chronique est tellement considérable que le pronostic doit rester *réservé*. « Une chaude-pisse commence, Dieu seul sait quand elle finira », disait Ricord.

Je répète que les blennorrhagies ultérieures sont plus tenaces que les premières.

Si j'ajoute que certaines complications se produisent malgré l'hygiène et le traitement le mieux observés, que la blennorrhagie est la cause presque unique des rétrécissements de l'urèthre, on reconnaîtra que la chaude-pisse est loin d'être une affection toujours bénigne. Bien plus, elle peut causer indirectement la mort : certaines complications de l'uréthrite blennorrhagique sont parfois mortelles.

« Le pronostic de *l'uréthrite chronique*, a dit M. Horteloup, est un des plus ennuyeux pour le malade et un des plus désagréables pour le médecin ; voir revenir continuellement des clients pour lesquels tout traitement semble inutile, est une des croix de la profession. »

Les progrès réalisés dans ces dernières années dans le traitement de la blennorrhée ont modifié totalement ce fâcheux pronostic. Aujourd'hui, on a bien plus de chances de guérir rapidement un malade atteint d'uréthrite blennorrhagique chronique que de guérir un malade qui ne vient consulter qu'à la période aiguë de la chaude-pisse, alors-qu'on ne peut plus recourir avec des chances de succès au traitement abortif de cette affection. Depuis six ans que j'applique ces nouveaux procédés, je n'ai vu que cinq ou six fois l'affection résister au traitement et dans tous ces cas, que je considère comme des échecs, il persistait si peu d'écoulement à la fin du traitement que bien des médecins auraient considéré les malades comme guéris : il s'agissait de la *forme bénigne*, très atténuée, de la *blennorrhée*.

Je dois ajouter que cet état ne s'est pas aggravé après la cessation de toute médication.

Les malades atteints d'uréthrite blennorrhagique chronique sont exposés à divers accidents, tels que folliculite, cowpérite et, s'il existe de l'uréthrite postérieure, épididymite, prostatite, cystite. Mais c'est principalement le rétrécissement de l'urèthre qui est à redouter. La plupart des auteurs admettent que c'est la cause de beaucoup la plus fréquente des strictures uréthrales. M. Horteloup ne partage pas cette opinion ; il croit que c'est à la blennorrhagie aiguë surtout qu'il faut rapporter les lésions qui plus tard diminuent le calibre du canal uréthral.

La blennorrhée peut donner une poussée aux tubercules de la prostate ou bien favoriser l'inoculation de l'urèthre par le bacille de Koch.

Si un traitement rationnel n'est pas appliqué, que la blennorrhée persiste des années, il n'est point rare, bien qu'il s'agisse d'une affection toute locale, de la voir altérer la santé par l'influence désastreuse qu'elle exerce parfois sur le moral. Certains malades font de cette *goutte* uréthrale l'objet de leurs préoccupations constantes ; ils la cherchent à chaque instant du jour ; ils se découragent, essayent de cent remèdes, et finalement tombent dans un véritable état de désespoir. Des troubles psychiques (hypochondrie, mélancolie) peuvent alors se manifester et aboutir même au suicide (Fournier).

La *contagion* de l'uréthrite blennorrhagique chronique était admise par les anciens auteurs. Plus tard et jusque dans ces dernières années, elle fut au contraire considérée comme nulle et la permission de se marier était donnée sans crainte. Aujourd'hui, elle est de nouveau admise. Elle est possible, mais non constante. Les chances de contagion sont d'autant plus grandes que l'affection est plus accusée, qu'il s'agisse de la forme chronique ou d'une poussée aiguë dans le cours de l'uréthrite blennorrhagique chronique. J'ai déjà dit que j'ai observé également chez des jeunes femmes des lésions utérines et périutérines qui semblaient être la conséquence d'une inoculation directe du col de l'utérus par la blennorrhée du mari.

Pour diminuer ces chances d'infection on a conseillé aux malades d'uriner avant le coït, d'éviter les rapports du matin, etc... Le mieux est encore de ne permettre le mariage, même aux malades atteints de la forme bénigne de la blennorrhée, qu'après la guérison de cette affection ou tout au moins l'application d'un traitement local convenable.

Quant aux malades atteints de blennorrhagie chronique ou de la forme grave de la blennorrhée, le mariage doit leur être rigoureusement interdit, d'autant plus que la guérison de ces deux formes graves de l'uréthrite blennorrhagique chronique est aujourd'hui relativement facile à obtenir.

Traitement. — Il en est du traitement de l'uréthrite blennorrhagique comme de sa pathogénie : on peut dire que les bactériologistes ne l'ont pas fait avancer d'un pas. C'est toujours le vieux traitement classique, celui des Ricord, Diday, Fournier, Horteloup, etc... qui reste le traitement de choix de cette affection. Seul le manuel opératoire du traitement local a été perfectionné. Il est vrai que cette heureuse modification est d'une importance capitale, surtout au point de vue du traitement de l'uréthrite postérieure et de l'uréthrite chronique.

Quant aux solutions à employer, ce sont encore celles indiquées depuis longtemps par les auteurs qui donnent les meilleurs résultats, surtout les solutions de nitrate d'argent.

Chaque période de la blennorrhagie aiguë nécessite un traitement spécial. A la première période, le traitement de choix, c'est le traitement abortif.

L'abortion de la blennorrhagie ne peut être obtenue d'une façon rapide et réellement pratique qu'à l'aide du nitrate d'argent. Le permanganate de potasse a une action bien moins sûre. Son emploi est en tout cas beaucoup plus compliqué que celui du nitrate d'argent.

Voici le procédé auquel j'ai recours, procédé que j'ai décrit en 1888. Je pratique d'abord le *lavage continu de l'urèthre antérieur* avec la solution saturée d'acide borique; ensuite j'emploie une solution de nitrate d'argent à 2 p. 100 et au bout de cinq minutes je fais un nouveau lavage avec la solution saturée d'acide borique pour chasser du canal le nitrate d'argent qui s'y trouve. Le malade est mis au repos; il a soin d'entourer la verge de compresses trempées dans l'eau froide et fréquemment renouvelées.

Ce traitement peut être répété, s'il y a lieu, au bout de 24 heures.

J'ai constaté que dans les cas où ce traitement échoue, non seulement l'état des malades n'est pas aggravé, mais presque toujours la période aiguë est peu accusée et la durée de l'affection est notablement diminuée.

A la deuxième période, on peut encore améliorer notablement l'état du malade en faisant une légère cautérisation de la muqueuse uréthrale à l'aide du procédé que je viens de rappeler, mais le vrai traitement de cette période, c'est le traitement dit antiphlogistique. Il est bien connu; aussi vais-je simplement le résumer. Grands bains fréquents, tisanes, alcalins, surtout le bicarbonate de soude à la dose de 3 à 8 grammes par jour dissous à froid dans un litre ou un litre et demi au plus de liquide : eau sucrée ou édulcorée avec du sirop de gomme, de cerises; orgeat, tisanes d'orge, de chiendent, de graine de lin, etc...

Hygiène sévère : bains locaux répétés, repos relatif, continence absolue, éviter toute cause d'excitation vénérienne, éviter dans le régime les excitants de tout genre, les mets de haut goût, *ne boire que du lait ou de l'eau rougie*, usage du suspensoir, ne pas coucher sur un lit trop moelleux, qui favorise les érections et les pollutions nocturnes, la nuit profiter des moments de réveil pour uriner.

Contre les érections nocturnes douloureuses, on a conseillé le bromure de potassium, le camphre, le musc et surtout les lavements laudanisés. Mais les antiphlogistiques sont ici les véritables anaphrodisiaques (Fournier).

Il ne faut pas oublier d'avertir les malades des conséquences graves de la contagion transmise aux yeux et de leur recommander de se laver les mains chaque fois qu'ils auront touché soit leur verge, soit leur linge souillé de pus.

A la troisième période, il faut recourir au traitement dit *suppressif*. Pour *couper* l'écoulement, on peut employer soit la médication interne, soit le traitement local. Mais il est bon de préciser le moment auquel on doit intervenir. C'est lorsque les douleurs ont beaucoup diminué, que le gland n'est plus rouge, que les lèvres du méat ne sont plus ni gonflées ni rouges, que l'écoulement, qui a reparu en blanc , présente une consistance filante (Diday)·

La médication interne comprend l'usage des balsamiques et la suppression complète du traitement antiphlogistique. Il est même bon de recommander aux malades de boire peu aux repas. L'hygiène reste à peu près la même pour toute l'évolution de la maladie.

Le copahu et le cubèbe sont les grands médicaments de la blennorrhagie. Le santal est bien moins efficace.

Le copahu se prescrit à la dose quotidienne de 6 à 10 ou 12 gr.; le cubèbe à la dose de 16 à 30 grammes. Ordinairement on associe ces deux substances dans une même préparation, désignée sous le nom d'opiat. M. Fournier conseille la formule suivante :

Cubèbe en poudre......................	10 grammes.
Copahu............................	3 —
Sirop de goudron.....................	q. s.

F. s. a. — A prendre dans la journée, sous forme de bols enveloppés dans du pain azyme ou roulés dans de la poudre de réglisse.

L'essence de santal citrin s'administre à la dose de 2 à 6 grammes en capsules.

La dose quotidienne de ces médicaments doit être prise en trois ou quatre fois, une heure avant ou trois heures après le repas. Leur administration doit être continuée huit à dix jours après la disparition de l'écoulement, en ayant soin de diminuer progressivement les doses quotidiennes.

Le traitement suppressif *local* comprend une foule de médicaments : nitrate d'argent, permanganate de potasse (Janet), sulfate de zinc, sulfate de cuivre, sulfate de fer, iodoforme, acétate de plomb, cachou, etc...

Voici la formule de l'injection composée dite de Ricord :

Eau distillée .... 200 grammes.
Sulfate de zinc .... 1 —
Acétate de plomb...................... 2 —
Laudanum de Sydenham.........) ââ 4 —
Teinture de cachou ....)

Les solutions de nitrate d'argent le plus souvent employées sont à cinq, dix, quinze centigrammes pour cent grammes d'eau distillée.

Les solutions de permanganate de potasse conseillées par les auteurs varient de 1/4000 à 1/2000. Celles d'iodoforme seraient parfois de un gramme d'iodoforme très pur porphyrisé dans six grammes d'huile d'amandes douces ou de glycérine.

La dose active du sulfate de zinc est de un gramme pour 200 gr. d'eau (Fournier).

Toutes ces solutions étaient employées autrefois sous forme d'injections que le malade faisait lui-même avec la traditionnelle petite seringue trois fois par jour et qu'il conservait deux ou trois minutes dans le canal. Inutile d'insister sur les imperfections et les dangers de ce procédé. Ils sont reconnus par tous les auteurs compétents.

Le procédé des instillations n'a jamais été bien sérieusement préconisé dans la forme aiguë de la blennorrhagie. Il est trop irrationnel.

Depuis que j'ai fait connaître le *lavage continu de l'urèthre antérieur*, les auteurs se sont empressés de recourir à ce procédé. Aussi ne parle-t-on plus aujourd'hui dans les travaux sur cette question, en France et à l'Étranger, que des lavages plus ou moins fréquents de l'urèthre. C'est en effet le meilleur moyen de faire pénétrer le liquide modificateur dans les points les plus reculés de l'urèthre antérieur.

Je rappelle que ces lavages se font avec une sonde uréthrale à double courant reliée à l'appareil employé pour le lavage de la vessie sans sonde à l'aide d'un petit tube en caoutchouc. (Voir Fig. I.)

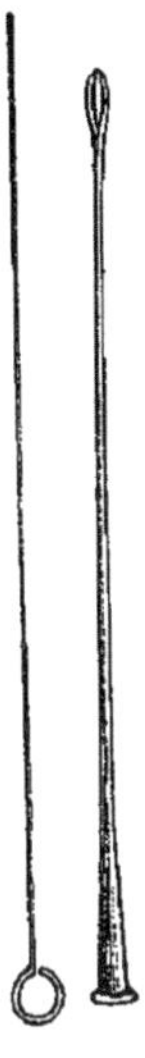

Lorsqu'on a recours au traitement suppressif local, il est inutile de priver les malades de liquide. On peut même leur permettre un peu de tisane d'*uva ursi*, de *buchu*, de queues de cerises, etc...

Le traitement local,. comme le traitement interne, doit être continué plusieurs jours après la suppression de l'écoulement; mais il faut avoir soin de faire les lavages de l'urèthre à des intervalles de plus en plus longs.

Le traitement de *l'uréthrite blennorrhagique chronique* est aujourd'hui extrêmement simple. C'est un traitement essentiellement local. La seule particularité délicate qu'il présente consiste à savoir le commencer à propos et le diriger avec tact. A ce point de vue, on ne peut que tracer les grandes lignes de ce traitement :

Fig. I.

1° Il ne faut intervenir localement que lorsque tous les symptômes inflammatoires ont disparu. J'ai l'habitude de commencer dans presque tous les cas par suspendre toute médication. Pendant 5 à 8 jours et plus, hygiène sévère, comme dans la blennorrhagie aiguë. Souvent je prescris un peu de bicarbonate de soude. J'ai vu plusieurs fois la guérison complète de la *blennorrhée* survenir sous l'influence de ces simples précautions. Dans les cas de *blennorrhagie chronique*, on a parfois au contraire beaucoup de peine à faire disparaître l'irritation de la muqueuse uréthrale. C'est au traitement de la blennorrhagie aiguë qu'il faut surtout recourir chez ces malades.

2° Le traitement local ne doit pas être douloureux, ni causer d'irritation vive.

3° Il ne faut jamais intervenir de nouveau si la légère réaction produite par l'intervention précédente n'a pas complétement disparu.

4° Il ne faut pas cesser le traitement local brusquement.

A mesure que l'état du malade s'améliore, son hygiène devient de moins en moins sévère. J'ai même l'habitude de permettre dès le début une certaine quantité de vin aux repas. Tous les auteurs insistent avec raison sur l'importance du traitement général chez ces malades, qui, le plus souvent, ont besoin de toniques.

Le traitement local consiste à pratiquer le *lavage continu de l'urèthre antérieur* avec les solutions que je viens de rappeler; mais j'ai surtout recours aux solutions de nitrate d'argent.

Sous l'influence de ce traitement local, les blennorrhées les plus rebelles guérissent généralement en six à sept semaines. Beaucoup guérissent en trois ou quatre semaines. J'en ai même guéri en six jours et la guérison, bien entendu, s'est maintenue, mais ce sont là des faits exceptionnels.

Je ne donnerai point ici de statistique. D'ailleurs, en pareille circonstance, la qualité vaut mieux que la quantité. Je vais donc rappeler simplement trois faits. Il s'agit de trois malades soignés, avant mon intervention, par les maîtres les plus compétents, malades ayant le plus vif désir de guérir.

Le premier malade me fut adressé il y a quatre ans par mon maître M. Péan. Ce malade avait été soigné pendant plus de quinze mois sans succès par MM. Fournier et Guyon. Au bout de deux mois du traitement que je lui appliquai, la guérison était complète et elle s'est maintenue.

Il y a deux ans environ, le second malade me fut adressé par l'un de nos plus distingués collègues d'internat. Ce malade avait été soigné pendant près de cinq ans par plusieurs maîtres, entre autres par Ricord. Il était désespéré de n'obtenir aucun succès. Il parlait de se suicider. Après neuf semaines de traitement, il était guéri. Je l'ai revu ces jours derniers. La guérison s'est maintenue.

Le troisième malade m'a été adressé, en 1892, par un ancien interne des hôpitaux, ancien chef de clinique à la Faculté. Ce malade avait été soigné sans succès *pendant dix ans* par Simonet, Ricord, Besnier, Fournier, Guyon, etc. En Allemagne et en Autriche, où il était allé consulter, on n'avait pas été plus heureux. Quelques jours avant le début du traitement que je lui ai appliqué, mon maître M. Horteloup avait constaté, à l'aide de l'uréthroscope, les lésions ordinaires de la blennorrhée. Au bout de sept semaines, la guérison était obtenue. Pendant trois semaines, j'ai cessé tout traitement : le coït, l'usage des liqueurs, des vins les plus capiteux, n'ont point déterminé de rechute, à la grande surprise du malade, qui néanmoins m'a prié de lui faire encore quelques pansements. J'en ai fait huit. Aujourd'hui, la guérison se maintient.

Lorsqu'il existe de l'uréthrite postérieure, le manuel opératoire diffère complétement de celui qui vient d'être décrit. C'est aux lavages sans sonde qu'il faut avoir recours dans ces cas. D'autre part, j'ai l'habitude de n'employer que des solutions saturées ou sursaturées d'acide borique et les solutions faibles de nitrate d'argent que je viens de rappeler. J'ai soin également dans presque tous les cas de pratiquer l'anesthésie directe de la muqueuse uréthro-vésicale suivant le procédé que j'ai décrit il y a déjà plusieurs années.

Donc, *après avoir fait uriner le malade et avoir pratiqué le lavage de l'urèthre antérieur*, après avoir anesthésié la muqueuse uréthro-vésicale, je fais un lavage de la vessie sans sonde avec la solution saturée d'acide borique. Ensuite, après avoir fait une nouvelle injection intravésicale d'eau boriquée, j'injecte sans sonde dans l'urèthre postérieur, soit une solution sursaturée d'acide borique, soit une solution de nitrate d'argent.

Parfois j'injecte ces dernières solutions la vessie étant vide. Il en est toujours ainsi du reste quand il existe non pas de l'uréthrite postérieure, mais de l'uréthro-cystite.

L'ancien procédé des injections uréthrales et le procédé des instillations sont loin de donner d'aussi bons résultats dans le traitement de l'uréthrite blennorrhagique chronique. Il en est de même des autres procédés plus récents préconisés par certains auteurs (Tommasoli, Unna, Casper, Stephan, Grünfeld, etc.) Pour en avoir la preuve, il suffit de lire l'ouvrage si consciencieux que vient de publier sur ce sujet mon maître M. Horteloup. Sa conclusion est celle d'un chirurgien absolument découragé. J'y reconnais bien le maître de 1882. Heureusement, depuis cette époque le traitement de la blennorrhée a fait de grands progrès, qu'il suffit de connaître et d'appliquer pour convenir qu'il est aujourd'hui inexact de dire qu'un certain nombre de malades doivent attendre « le Trépas qui guérit tout ». Même les échecs relatifs que l'on constate exceptionnellement dans la forme bénigne de la blennorrhée et qui sont peut-être tout simplement des cas de tuberculose uréthrale, ou des cas dans lesquels il existe quelques malformations de l'urèthre, n'autorisent pas à s'exprimer de la sorte.

Lorsqu'il existe chez les malades atteints d'uréthrite blennorrhagique chronique un rétrécissement de l'urèthre, il faut le traiter aussitôt que l'état de la muqueuse uréthrale le permet. C'est toujours à la dilatation qu'il faut recourir, au moins au début, pour rendre au canal son calibre normal. On prendra bien entendu toutes les précautions antiseptiques que nécessite cette opération, précautions qui auront ici l'avantage de permettre de traiter en même temps la blennorrhée. Aussi est-il fréquent de constater la guérison simultanée des deux affections.

Traitement prophylactique. — Le condom ne présente

qu'une garantie relative. Il en est de même des lavages du gland et du méat, par exemple avec une solution de sublimé à 1/3000. Les auteurs ont fait remarquer avec raison que le traitement prophylactique, au point de vue pratique, peut être considéré comme nul si l'infection s'est produite pendant le coït suspect. Cela tient, dit-on, à la pénétration rapide des gonocoques entre et dans les cellules épithéliales. Ainsi, l'émission d'urine, les injections uréthrales antiseptiques faites immédiatement après le coït sont considérées comme inefficaces. Certains auteurs affirment même que les injections de nitrate d'argent au 50e n'agiraient que si elles étaient pratiquées au plus tard un quart d'heure après l'infection. Il y a là une exagération évidente. Du reste, quels sont les malades qui se résigneraient dans la pratique à un traitement aussi douloureux avant d'avoir la preuve manifeste qu'ils ont été infectés, c'est-à-dire avant l'apparition des premiers symptômes de la blennorrhagie ?

Il est cependant des circonstances qui obligent à intervenir. C'est quand l'imprudent lui-même, après avoir réfléchi qu'il va se trouver dans une fausse situation, vient supplier son médecin d'arrêter l'infection uréthrale, laquelle ne lui paraît pas douteuse. Si ses dires sont reconnus exacts, il faut tout faire pour empêcher la blennorrhagie d'évoluer, mais il ne s'agit plus ici du traitement prophylactique. C'est au traitement abortif qu'il faut recourir, seulement *l'abortion hâtive* n'exige pas des doses aussi fortes que le traitement abortif ordinaire. D'autre part, la cautérisation légère de la muqueuse uréthrale doit être moins étendue. Il suffit d'agir sur le tiers antérieur de l'urèthre présphinctérien. Quoi qu'en dise Fürbringer, si l'on a recours au procédé que j'ai rappelé à propos du traitement de la blennorrhagie aiguë, une solution de nitrate d'argent au cinquantième peut très bien empêcher une blennorrhagie d'évoluer plusieurs heures et même plusieurs jours après un coït suspect.

Au point de vue de la prophylaxie de la blennorrhagie, il est un fait très important à connaître, fait qui n'avait point échappé aux anciens auteurs. Certains malades mariés reprennent trop tôt les rapports sexuels et infectent leurs femmes. Parfois il ne s'agit point de la vaginite aiguë classique, mais, ainsi que je l'ai dit ailleurs, de lésions à évolution insidieuse, ayant surtout leur siège au niveau de l'utérus. Tout d'abord il n'en résulte quelquefois rien de fâcheux, mais au bout d'un temps plus ou moins long, le mari, qui était complétement guéri de son affection, contracte avec sa femme une nouvelle blennorrhagie, ce qui le surprend beaucoup. J'en ai vu contracter de la sorte trois blennorrhagies consécutives. Sous un prétexte quelconque, j'obtenais enfin l'examen de la femme du malade, je la soignais et après sa guérison il ne survenait plus de récidive chez le mari.

Il faut encore savoir que c'est dans les mêmes conditions que l'on voit parfois des blennorrhées en apparence rebelles à tout traitement, alors qu'il s'agit tout simplement d'infections répétées.

Article II. — Uréthrite tuberculeuse

Bien que l'uréthrite tuberculeuse ait été signalée par un assez grand nombre d'auteurs, entre autres par Ricord, Richet, Dolbeau, Tapret, etc., elle est encore incomplétement connue.

On admet qu'il est exceptionnel que l'uréthrite tuberculeuse apparaisse isolément et sans lésion concomitante. Ordinairement les tubercules évoluent à la suite d'une inflammation de l'urèthre, d'une blennorrhagie et surtout d'une blennorrhée (Richet, Mougin). Ces inflammations, en affaiblissant la résistance de l'épithélium uréthral, favorisent l'infection de l'urèthre par le bacille de Koch.

La tuberculose ne présente ici rien de bien particulier. Ses lésions, comme dans d'autres organes, sont constituées d'abord par des granulations grises, puis jaunes de la muqueuse de l'urèthre. Peu à peu ces granulations se fusionnent plusieurs ensemble, se ramollissent, la matière tuberculeuse s'élimine en grande partie et il reste des ulcérations plus ou moins larges occupant toute l'épaisseur de la muqueuse, laissant à nu la couche musculaire. Le musée Civiale en renferme des exemples intéressants.

Ces *granulations* et ces *ulcérations tuberculeuses* existent surtout dans l'urèthre postérieur; elles coïncident presque toujours avec des lésions tuberculeuses de la vessie. Il est rare de constater l'existence de ces lésions dans l'urèthre antérieur, mais on peut en trouver dans toute l'étendue du canal, jusque dans la fosse naviculaire.

La prostate, les vésicules séminales, l'épididyme présentent souvent des lésions de même nature.

Le début de l'affection passe ordinairement inaperçu. Presque toujours la blennorrhée et la tuberculose uréthrale évoluent simultanément pendant un temps plus ou moins long. Ce n'est qu'assez tard que les lésions tuberculeuses prédominent.

Dans les cas de tuberculose uréthrale primitive, on fait presque toujours au début une erreur de diagnostic. On croit qu'il s'agit simplement d'une blennorrhée vulgaire.

L'examen bactériologique des sécrétions uréthrales; la constatation de lésions tuberculeuses dans d'autres organes, surtout la vessie, la prostate, les vésicules séminales; les antécédents du malade, l'absence de blennorrhagie dans son passé pathologique; enfin l'examen direct à l'aide de l'uréthroscope, permettront en général de faire le diagnostic même dans les cas les plus difficiles et de ne pas confondre la tuberculose uréthrale avec la goutte militaire.

Au point de vue du traitement, il faut surtout avoir soin de ne pas nuire aux malades, de ne pas aggraver leur état. Les instillations de nitrate d'argent doivent être rigoureusement proscrites. Il en est de même de l'usage de tous les traitements locaux irritants. Le sublimé, par exemple, ne doit jamais être employé chez ces malades. La solution saturée d'acide borique et les solutions légèrement sursaturées sont les liquides de choix auxquels il faut recourir dans ces cas. C'est le traitement général qui est ici le plus important.

Les difficultés réelles que présente le diagnostic dans certains cas où il existe à la fois de la tuberculose uréthrale et de la blennorrhée devraient faire renoncer complétement à l'usage des instillations de nitrate d'argent dans le traitement de l'uréthrite blennorrhagique chronique. Il y a du reste d'autres raisons pour rejeter ce mode de traitement. D'abord, c'est parce qu'il échoue chez un très grand nombre de malades ; ensuite, parce qu'on obtient de bien meilleurs résultats avec des doses très faibles de nitrate d'argent, à condition de les employer en lavages et non en instillations.

Article III. — Uréthrite simple

L'uréthrite simple a encore été désignée par les auteurs sous les noms de *catarrhe non virulent de l'urèthre* et *d'uréthrite non blennorrhagique*.

Toutes ces dénominations sont plus ou moins justes. Je préfère la première, parce qu'elle est la plus courte et la plus vague. Il ne faut pas croire en effet que l'on désigne sous ces différents noms une catégorie de faits bien nette, bien précise. Dans un grand nombre de ces cas, il est impossible au début de savoir s'il s'agit d'une affection qui va évoluer comme la blennorrhagie ou au contraire d'une inflammation qui va guérir en quelques jours. Au point de vue pratique, c'est là une remarque très importante. Je suis surpris que les auteurs français surtout aient décrit d'une façon aussi banale l'uréthrite simple. A l'étranger, on a un peu plus insisté sur ces faits, mais on me paraît avoir également négligé le point le plus important de cette question.

La *pathogénie* de l'inflammation uréthrale dont il s'agit n'est pas la même dans tous les cas, d'où des différences capitales surtout au point de vue du diagnostic et du traitement.

Tantôt il s'agit d'une inflammation due à l'irritation de la muqueuse de l'urèthre par une substance *aseptique* caustique ou simplement irritante : nitrate d'argent, cantharidine, nitrate de potasse, térébenthine, etc... L'usage immodéré de diverses boissons alimentaires : bière, vin blanc, vins nouveaux non fermentés....; de cresson, de raifort, d'asperges, d'oseille, de poivre, etc.... agit de la même façon.

C'est encore à une substance *aseptique* irritante contenue dans l'urine que sont dues les inflammations de l'urèthre que les auteurs ont notées parfois chez les rhumatisants, les goutteux, les herpétiques. Il s'agit dans ces cas, comme l'a fait remarquer Rayer, d'une urine foncée, très acide, donnant un sédiment rouge brique composé en grande partie d'urates et de cristaux d'acide urique. Il en est de même dans diverses pyrexies, dans la grippe. Mercier aurait vu de véritables épidémies d'uréthrites coïncider avec des épidémies de grippe. Je reviendrai sur ces faits.

Dans d'autres cas, c'est un traumatisme de l'urèthre produit par un instrument ou un corps étranger *aseptique* qui cause l'inflammation de la muqueuse uréthrale (*uréthrites traumatiques*).

Toutes ces causes ne déterminent en général qu'une inflammation légère, sans importance, qui disparaît habituellement avec la cause qui l'a produite.

On a dit qu'une infection préalable de la muqueuse uréthrale est nécessaire pour que la plupart de ces causes puissent déterminer l'inflammation de l'urèthre. C'est une exagération. Bien qu'elles ne jouent en général que le rôle de causes prédisposantes dans le cours de la blennorrhagie, il est des cas où elles agissent sur la muqueuse uréthrale saine d'une façon manifeste, soit directement, soit peut-être en rendant pathogènes les microbes ordinairement inoffensifs qui existeraient dans l'urèthre le plus sain. Il est possible également que dans certains cas, dans la grippe par exemple, l'inflammation soit due en partie à l'élimination par l'urine de microbes ou des produits de leur sécrétion. Il faut encore se rappeler que la tuberculose urinaire se manifeste parfois après une atteinte de grippe. J'en ai cité un cas intéressant.

Quoi qu'il en soit, ces uréthrites simples sont le plus souvent sans gravité, je le répète ; elles disparaissent habituellement avec la cause qui les produit. Lors même que l'on a lieu de croire que quelques microbes venus de l'extérieur contribuent à l'inflammation, comme dans certains cas où des sondes à demeure sont maintenues quelque temps, l'uréthrite est bénigne, elle cesse en général peu de temps après l'enlèvement de la sonde, ce qui prouve que c'est bien l'irritation *aseptique* de la muqueuse uréthrale qui joue le principal rôle dans la variété d'uréthrite simple dont il s'agit.

Dans une autre variété, au contraire, il s'agit d'une véritable *infection locale*. La *pathogénie* de ces uréthrites simples se rapproche de celle de la blennorrhagie. Ce sont les uréthrites qui embarrassent le plus le praticien au point de vue du diagnostic et du traitement.

Il faut cependant faire encore une distinction. Tantôt l'uréthrite est le résultat de l'infection de la muqueuse uréthrale par un corps étranger ou un instrument *septique* introduit dans le canal; tantôt il s'agit d'une infection qui s'est produite pendant le coït.

Pourvu que la matière septique portée dans l'urèthre par l'instrument ou le corps étranger ne soit pas du pus d'un malade atteint de blennorrhagie (on a vu quelquefois des malades contracter une uréthrite blennorrhagique pendant un cathétérisme pratiqué avec une sonde ayant servi à un autre malade atteint de cette affection et n'ayant pas été désinfectée), il s'agit encore habituellement d'une uréthrite bénigne, que quelques soins antiseptiques font en général disparaître très rapidement.

Parfois cependant on introduit de la sorte dans le canal des microbes très dangereux. Si l'on produit en même temps un traumatisme de la muqueuse uréthrale, on peut voir survenir les complications locales et générales les plus graves. L'uréthrite simple n'est donc pas toujours une uréthrite bénigne, ce que semblent croire les auteurs. Mais, même dans ses formes graves, exceptionnelles, j'en conviens, c'est une affection toute différente de la blennorrhagie.

Les cas vraiment embarrassants sont ceux dans lesquels il s'agit d'une infection de l'urèthre s'étant produite pendant le coït. Il semble qu'ici la pathogénie soit la même que dans la blennorrhagie. C'est pourtant fort douteux. La marche de l'affection est trop différente dans les deux cas. Je sais bien que parfois ces différences sont peu accusées, mais il s'agit alors de faits rares. Chez la plupart des malades atteints d'uréthrite simple, l'affection guérit facilement en quelques jours. Il me semble donc logique d'admettre que ce sont deux infections différentes. Dans l'uréthrite simple, Bockhart aurait constaté qu'il s'agissait, entre autres, d'une infection due au « petit staphylocoque, au streptocoque ovoïde », microbes trouvés à la fois chez le malade et dans le vagin de la femme avec laquelle l'uréthrite simple avait été contractée. D'autres auteurs auraient trouvé dans ces cas divers micrococques.

Certains partisans convaincus de la spécificité du gonocoque trouvent qu'il n'y a pas lieu de tant s'inquiéter de la pathogénie de l'uréthrite simple contractée pendant le coït. Dans les cas douteux, disent-ils, on fait l'examen bactériologique du pus : si on trouve des gonocoques, c'est une blennorrhagie; si l'on n'en trouve pas, il s'agit d'une uréthrite simple. C'est évidemment très commode ; mais est-ce bien exact? Est-il bien démontré que la blennorrhagie est toujours due à l'infection de l'urèthre par le gonocoque? Je ne le crois pas. Du reste, les partisans de la spécificité du gonocoque reconnaissent eux-mêmes qu'au début on peut ne pas trouver ce microorganisme dans la sécrétion pathologique. Or, c'est tout à fait au début que le praticien a besoin de savoir s'il s'agit d'une blennorrhagie ou d'une uréthrite simple. Dans le premier cas, il s'empressera de recourir au traitement abortif et il aura les plus grandes chances d'avoir un succès ; dans le second cas, au contraire, une médication très simple suffira pour guérir le malade.

On voit que la pathogénie de cette variété d'uréthrite simple, comme la pathogénie de la blennorrhagie, est encore incomplètement connue.

Tel est l'ensemble des faits en somme assez dissemblables que l'on a l'habitude de décrire sous le nom d'uréthrite simple.

Symptômes. — La symptomatologie de l'uréthrite simple est très variable suivant les cas. En général, il s'agit de troubles légers rappelant un peu ceux de la blennorrhagie aiguë. Dans la forme *pseudo-gonorrhéique* (Bockhart), ils sont même parfois absolument semblables au début à ceux de l'uréthrite blennorrhagique aiguë.

A la suite d'injections pratiquées avec des solutions fortes de nitrate d'argent, de permanganate de potasse et surtout de sublimé, les symptômes sont ordinairement très accusés. L'œdème muqueux et sous-muqueux peut même rendre la miction très difficile. Mais habituellement tous ces symptômes disparaissent avec quelques soins en un ou deux jours. J'ai vu cependant l'inflammation persister des semaines après l'usage d'une solution de sublimé. Aussi ai-je soin de ne jamais recourir à ce médicament dans la thérapeutique des maladies de l'urèthre.

Les traumatismes graves sont également suivis parfois d'une réaction inflammatoire vive, mais si le traumatisme est aseptique, tout disparaît habituellement en quelques jours.

Il n'en est plus de même dans les cas de traumatismes septiques. On peut voir survenir alors des accidents locaux et généraux graves, parfois même mortels. Je reviendrai du reste sur ces faits en étudiant les plaies et les ruptures de l'urèthre.

La *marche* de l'uréthrite simple est caractéristique. Bien que l'écoulement et même la douleur soient en général proportionnels à l'inflammation de l'urèthre, il est de règle de les voir diminuer et même disparaître indistinctement en quelques jours lorsqu'on fait cesser la cause qui les produit. Il faut en excepter cependant les cas d'infection grave, mais ceux-ci, je le répète, sont très rares.

La *forme chronique* est exceptionnelle. Elle est due à l'action permanente de la cause étiologique. Il en est ainsi, par exemple, de l'uréthrite due à des lésions qui se sont développées derrière un rétrécissement. Mais dès que la

stricture uréthrale est dilatée, quelques lavages antiseptiques de l'urèthre suffisent pour faire disparaître cette
uréthrite chronique simple. Bien des fois, j'ai même
obtenu la guérison de ces écoulements chroniques avant
d'avoir dilaté d'une façon complète le rétrécissement de
l'urèthre.

Par contre, il n'est pas rare de voir l'uréthrite postérieure simple se compliquer, comme l'uréthrite blennorrhagique, de prostatite et surtout d'épididymite. Il faut
donc bien se rappeler qu'il suffit de sonder un malade avec
un instrument insuffisamment aseptique pour lui donner
une orchite.

Diagnostic. — Le diagnostic, dit Fürbringer, « s'appuie
principalement sur l'anamnèse (que les malades cachent
souvent) et sur la marche de l'affection ». C'est juste, mais
au point de vue pratique cela ne suffit pas. Certes, il n'y
a pas grand inconvénient à confondre au début l'uréthrite
simple avec *l'uréthrorrhée ex libidine*, mais il y a un très
gros inconvénient à la confondre avec la blennorrhagie.
Il faut se rappeler que l'on a d'autant plus de chances de
guérir le malade atteint d'uréthrite blennorrhagique par
le traitement abortif, que l'on intervient plus près du
début de l'affection.

Fürbringer s'en tire en disant : « Nous ne croyons pas
à la possibilité de *couper* la blennorrhagie ». Je répondrai
que c'est regrettable pour ses malades. Si les succès sont
rares, ils ne sont pas contestables et si l'on intervenait
plus tôt, ils seraient certainement beaucoup plus nombreux.

Traitement. — Il faut tout d'abord s'efforcer de supprimer la cause de l'uréthrite simple. Cela suffit dans la
plupart des cas pour que la guérison spontanée ait lieu en
deux ou trois jours. Dans les cas rares où il semble logique d'incriminer l'état diathésique du sujet, il faut sur-

tout recourir à une médication générale appropriée.

Dans tous ces cas, un régime doux, du lait, un peu de bicarbonate de soude et le repos de l'organe affecté compléteront le traitement.

Il n'est pas nécessaire en général de recourir à un traitement local. Les lavages de l'urèthre avec une solution saturée d'acide borique peuvent cependant être employés sans inconvénient.

Lorsqu'il s'agit d'un traumatisme septique de l'urèthre, il faut désinfecter cet organe le plus tôt possible. Sans négliger le traitement interne, on aura surtout recours dans ces cas au traitement local. Mais on se rappellera que la muqueuse uréthrale ne tolère pas les antiseptiques puissants. Les solutions de nitrate d'argent à 1/1000 et 1,50/1000 et les solutions saturées et sursaturées d'acide borique constituent les liquides antiseptiques de choix à employer chez ces malades.

Reste la *forme pseudo-gonorrhéique*, la seule dont le traitement soit embarrassant au début. Cette incertitude tient à ce qu'il est le plus souvent impossible de savoir dans les premières heures et parfois pendant les premiers jours, s'il s'agit du début d'une uréthrite blennorrhagique ou d'une uréthrite simple. J'en ai observé un cas fort instructif. Il y a deux ans environ, je fus consulté par un jeune homme pour un écoulement au début. Je diagnostiquai une uréthrite simple et je prescrivis le traitement anodin que je viens de rappeler. Au bout de trois jours, tout avait disparu.

Dix ou douze mois plus tard, ce même malade vint me consulter de nouveau au début d'un écoulement exactement semblable au premier. Même traitement; mais au bout de 24 heures, l'état local s'était tellement aggravé que le diagnostic de blennorrhagie s'imposait. J'eus recours aussitôt au traitement abortif, mais il était trop tard; je n'obtins pas un résultat complet.

Il me semble donc logique, en présence d'un écoulement consécutif à un coït plus ou moins suspect, que l'on y constate ou non des gonocoques, de recourir aussitôt au traitement abortif. En suivant les règles que j'ai formulées en 1888, ce traitement ne présente aucun inconvénient. Au bout de 24 heures, la réaction est terminée. S'il s'agit d'une uréthrite simple, le malade est guéri. Si l'on est intervenu dès le début, le succès est également à peu près sûr lors même qu'il s'agirait d'une blennorrhagie.

Je ferai à ce sujet une remarque. Il est bon de ne pas mettre ces succès à l'actif du traitement abortif de la blennorrhagie. On ne doit considérer comme succès réels que ceux obtenus dans les cas où l'on a constaté l'existence des gonocoques dans la sécrétion pathologique de l'urèthre. On évite ainsi toute objection.

Tel me paraît être le traitement logique des diverses variétés de l'uréthrite simple.

Article IV. — Uréthrites chez la femme.

Les inflammations de l'urèthre ne présentent chez la femme qu'un intérêt secondaire. Aussi serai-je bref sur ce sujet.

On admet aujourd'hui, avec MM. A. Guérin, Ricord, Fournier, Bell, Niemeyer, que l'urèthre participe à la blennorrhagie chez la femme dans la plus grande moitié des cas.

L'uréthrite blennorrhagique serait caractérisée chez la femme, comme chez l'homme, par la présence dans le pus uréthral du gonocoque de Neisser.

L'incubation serait un peu moins longue que chez l'homme.

Tantôt l'affection est primitive, l'urèthre est infecté pendant le coït et ordinairement l'uréthrite est alors l'unique manifestation de la blennorrhagie. Tantôt l'infection de l'urèthre serait consécutive à l'infection de la vulve et du vagin. Je m'empresse d'ajouter que certains auteurs refusent au gonocoque le pouvoir d'envahir l'épithélium stratifié plat du vagin, mais n'ayant pas à traiter ici de la vaginite des femmes blennorrhéiques, je n'insiste pas.

Les *symptômes* sont à peu près les mêmes que chez l'homme, mais presque toujours ils sont moins accusés. Le gonflement et la rougeur foncée du méat attirent souvent l'attention du côté de l'urèthre. La cuisson au moment de la miction est parfois très vive. L'écoulement spontané est en général peu abondant.

Lorsque la malade n'a pas uriné depuis un certain temps, on peut faire sourdre au méat une goutte de pus jaune verdâtre en introduisant l'index dans le vagin et en pressant d'arrière en avant la cloison uréthro-vaginale.

La *durée* ordinaire de la forme aiguë serait de trois à quatre semaines, mais la guérison serait rarement complète. A cette première phase succéderait une *période chronique* fort longue, difficile à guérir et présentant des recrudescences plus ou moins fréquentes et accusées aux époques menstruelles ou sous l'influence d'excès de coït ou de boisson. C'est la particularité la plus importante à retenir. Il n'est pas douteux que bien des blennorrhagies chez l'homme sont contractées dans ces conditions.

Le *diagnostic* est facile, à condition de ne pas oublier la petite manœuvre indiquée par les auteurs. La goutte de pus qui vient sourdre au méat ne laisse aucun doute sur l'existence de l'affection.

Le *pronostic* est considéré comme bénin, parce que les rétrécissements de l'urèthre sont exceptionnels chez la femme. La possibilité de transmettre la blennorrhagie pendant le coït ne doit cependant pas être oubliée. Aussi est-il bon de guérir cette affection d'une façon complète et le plus rapidement possible.

Le *traitement* doit être surtout un traitement local. Aussitôt que l'on a obtenu, comme chez l'homme, la disparition des symptômes inflammatoires de la période aiguë, il est bon de recourir aux lavages de l'urèthre, qu'il faut pratiquer sans sonde. Les solutions faibles de nitrate d'argent ainsi employées donnent d'excellents résultats.

L'*uréthrite simple* paraît rare chez la femme. Pour un grand nombre d'auteurs (Ricord, A. Guérin, Tardieu, etc.), le pus qui suinte de l'urèthre d'une femme est presque toujours d'origine blennorrhagique. Cependant l'urèthre peut être infecté par des microbes divers introduits par le cathétérisme ou la masturbation intra-uréthrale (introduction répétée d'étuis, de crayons, de porte-plumes, d'épingles, etc...).

L'infection spontanée de l'urèthre par des microbes de la vulve et du vagin est également possible, par exemple dans la vulvo-vaginite des petites filles. Parfois il y a en même temps traumatisme chirurgical ou accidentel.

L'uréthrite simple aurait été observée, mais exceptionnellement, au cours du cancer, de la tuberculose, de l'estiomène des parties génitales externes.

La suppression de la cause et quelques lavages antiseptiques suffisent en général pour obtenir la guérison rapide de cette inflammation de l'urèthre.

Article V. — Complications des uréthrites.

Les complications de la blennorrhagie sont nombreuses. L'inflammation de l'urèthre peut se propager aux organes voisins : aussi a-t-on noté l'adénite inguinale, la lymphangite de la verge, la balanite, la posthite, la balano-posthite (d'où parfois phimosis ou paraphimosis), l'inflammation, l'apoplexie des corps caverneux, la folliculite uréthrale, les phlegmons péri-uréthraux, la cowpérite et péri-cowpérite, l'inflammation des canaux éjaculateurs et des vésicules séminales, l'épididymite, l'orchite, la prostatite, la cystite, l'urétéro-pyélo-néphrite.

La fièvre uréthrale, le rhumatisme blennorrhagique, l'ophthalmie dite métastatique sont au contraire des complications dues à une infection générale consécutive à l'infection de l'urèthre.

La rétention d'urine et l'hémorrhagie de l'urèthre sont des accidents dus soit à la blennorrhagie, soit à certaines de ses complications.

Les ruptures de l'urèthre sont causées par un traumatisme ou par une érection.

L'ophthalmie de contagion ou ophthalmie purulente blennorrhagique est un accident très grave dû à l'infection de la conjonctive par le pus de l'uréthrite blennorrhagique. Aussi ne saurait-on trop recommander aux malades atteints de blennorrhagie de se laver les mains chaque fois qu'ils auront touché soit leur verge, soit leur linge souillé de pus.

Une complication tardive mais très importante de la blennorrhagie, ce sont les rétrécissements de l'urèthre. On sait en effet que la plupart des strictures uréthrales sont consécutives à l'uréthrite blennorrhagique.

Les auteurs ont encore fait remarquer que parmi les causes très diverses qui peuvent occasionner le développement de condylomes agminés, l'uréthrite blennorrhagique vient en premier lieu.

Suivant certains auteurs, Doyon entre autres, un écoulement blennorrhagique serait souvent le point de départ primitif d'herpès génital se prolongeant ensuite et récidivant fréquemment (professeur Hardy).

Il faut enfin savoir que parfois il arrive qu'après la disparition complète de l'écoulement il subsiste ou même il se manifeste quelques troubles fonctionnels de diverse nature (professeur Fournier). Tantôt c'est une sensibilité plus ou moins vive de l'urèthre pendant l'émission des urines ; tantôt des douleurs persistantes dans l'érection et l'éjaculation.

Parfois, ce sont des *douleurs uréthrales* qui se produisent en dehors de la miction et de l'érection : élancements, fourmillements, prurit, sensations pénibles diverses qui peuvent retentir vers le périnée, la vessie, les aines et jusqu'au niveau des lombes. Ricord a donné le nom d'*uréthralgie* à cet état douloureux du canal.

Dans d'autres cas, il s'agit de sensations dites extraordinaires dans l'urèthre, les testicules, la vessie (Lagneau) ou de l'abolition de la sensation voluptueuse causée par le passage du sperme dans le canal au moment de l'éjaculation, ou bien de troubles divers dans la miction : émission de l'urine lente à se produire et parfois interrompue brusquement avant que la vessie ait achevé de se vider ; séjour dans l'urèthre, après la miction, de quelques gouttes d'urine qui sont évacuées tardivement, ce qui paraît tenir à ce que le canal n'a pas encore recouvré son élasticité normale (Fournier).

Ces diverses complications sont très rares dans l'*uréthrite simple*. Cependant la prostatite et surtout l'épididymite sont encore assez communes dans cette variété d'uréthrite. On peut également voir survenir certaines arthrites qui se rapprochent des accidents rhumatismaux de la blennorrhagie. J'en ai publié un cas intéressant que j'ai recueilli, en 1887, à l'hôpital de la Pitié.

Chez la femme, plusieurs de ces complications n'existent pas. La propagation du processus blennorrhagique à la vessie est même assez rare. La propagation aux *glandes* de Bartholin est au contraire fréquente, mais il faut ajouter qu'il existe presque toujours sinon toujours de la vaginite dans ces cas.

M. A. Guérin a insisté il y a déjà longtemps sur la localisation du processus aux follicules de l'orifice externe de l'urèthre (uréthrite externe). C'est une folliculite analogue à celle que l'on observe parfois chez l'homme quand il existe de petits trajets fistuleux en cul-de-sac au niveau de l'urèthre antérieur.

Parmi ces nombreuses complications, je m'occuperai seulement de celles qui intéressent les voies urinaires. Je ne décrirai même ici que la folliculite uréthrale, les phlegmons péri-uréthraux, la cowpérite et la péri-cowpérite. Je dirai aussi un mot de *l'uréthrorrhagie*.

§ 1er. — FOLLICULITE URÉTHRALE

La *folliculite* est très fréquente sinon constante dans la blennorrhagie aiguë. On sent très souvent sous l'urèthre, surtout au niveau de la fosse naviculaire, de petites tumeurs granuleuses grosses comme une tête d'épingle ou un petit pois dues à l'inflammation des sinus de Morgagni. Mais ces lésions ne constituent pas une complication, elles ne nécessitent pas un traitement spécial.

Ch. Hardy a décrit sous le nom *d'abcès folliculaire* ou de *kyste suppuré de Morgagni* des lésions qui constituent au contraire une véritable complication qu'il est utile de bien connaître. Ce sont de vrais kystes purulents dus à l'oblitération des conduits excréteurs des follicules uréthraux. « Lorsque l'inflammation, dit Ch. Hardy, a hypertrophié la muqueuse du follicule et oblitéré son conduit excréteur, elle se trouve, pour ainsi dire, enfermée dans l'enveloppe de la glande; le pus et le produit de la sécrétion normale, ne pouvant plus s'écouler au dehors, s'accumulent dans l'intérieur de la membrane fibreuse, la distendent et finissent par donner lieu à une petite tumeur qui n'est autre chose que l'abcès que nous décrivons. Dans les premiers jours de sa formation, cet abcès ou plutôt ce kyste est souvent méconnu. Ce n'est que lors-qu'il a déjà le volume d'un pois que le malade s'en aper-çoit par hasard. Il se présente alors sous la forme d'une petite tumeur arrondie ou ovoïde, parfois bilobée, qui occupe la face inférieure de l'urèthre, auquel elle est atta-chée par un petit pédicule qui n'est autre chose que le conduit excréteur oblitéré et allongé. Cette tumeur est sous-cutanée, dure, mobile sous la peau qui a conservé sa coloration normale. Elle est peu ou pas sensible au tou-cher. Lorsqu'elle est ancienne et qu'elle atteint le volume d'une noisette, elle se ramollit, et on peut quelquefois, par la palpation, reconnaître qu'elle est remplie par un liquide. Rarement la fluctuation y est bien manifeste. Ces abcès sont souvent multiples. Nous en avons observé jusqu'à trois chez un malade qui les portait depuis plus de quatre mois. — Les abcès folliculaires ont une marche essentiellement chronique et se rapprochent beaucoup, par leurs symptômes et leur mode de terminaison, des loupes du cuir chevelu. Après être restés longtemps sta-tionnaires, ils deviennent tout à coup douloureux au tou-cher, augmentent rapidement de volume, contractent des adhérences avec la peau qui les recouvre ; si on ne les ouvre pas, ils la perforent et se vident par un orifice très étroit qui reste fistuleux. Ils n'offrent pas les mêmes dan-gers que les abcès du tissu cellulaire périuréthral ; ils n'ont aucune tendance à se faire jour dans le canal. — Il suffit pour obtenir la guérison de ces abcès, d'inciser la peau jusqu'au kyste et de l'énucléer tout entier, comme on le fait pour les stéatomes du cuir chevelu, ou d'exciser simplement une portion de l'enveloppe fibreuse, en ayant soin de ne pas réunir la plaie. »

Certains auteurs conseillent de nettoyer les parties in-fectées avec du nitrate d'argent, du sublimé et même de les cautériser avec une aiguille portée au rouge ou avec un thermocautère fin. Il est préférable de les extirper, de faire une antisepsie rigoureuse et de suturer les lèvres de la plaie, de manière à obtenir la réunion par première intention.

La folliculite décrite chez la femme par M. A. Guérin sous le nom d'*uréthrite externe* ou *péri-uréthrale* est due, comme chez l'homme, à l'infection blennorrhagique de trajets fistuleux en cul-de-sac considérés aujourd'hui comme des sortes de glandes de Tyson. Chez l'homme, on peut les trouver sur divers points de l'urèthre antérieur, mais leur siège de prédilection est la « région des deux feuillets du prépuce et au niveau de l'insertion du frein. Par la pression, on peut faire sourdre de petites gouttelettes de pus à leur orifice.

Parfois il s'agit de véritables canaux accessoires infectés aussi par la blennorrhagie.

Dans ce dernier cas, il faut être prudent pour désinfecter ces canaux, parce qu'ils communiquent ordinairement avec l'urèthre. Quand il s'agit de trajets en cul-de-sac, on peut au contraire employer le sublimé, les solutions fortes de nitrate d'argent.

Dans l'un et l'autre cas, le galvanocautère donne parfois de bons résultats.

Comme cette complication peut être le point de départ d'une infection secondaire de l'urèthre, il est important d'en obtenir la guérison complète.

§ II. PHLEGMONS PÉRIURÉTHRAUX

Ces phlegmons, dus à l'inflammation du tissu cellulaire périuréthral, peuvent se produire dans tout l'espace compris entre le gland et la portion membraneuse, mais on les trouve surtout : 1° au niveau de la *fosse naviculaire*, sur les deux fossettes latérales du frein ; 2° au niveau du bulbe, points sur lesquels se cantonne de préférence la blennorrhagie (Ricord, Fournier).

On les observe le plus souvent dans le cours de blennorrhagies aiguës ou récentes. Suivant certains auteurs,
ils seraient même exceptionnels dans la forme chronique.

Ces phlegmons sont le résultat de l'infection du tissu
cellulaire périuréthral par les microbes pathogènes qui
ont donné lieu à l'uréthrite. C'est fréquemment au niveau
des follicules glandulaires infectés que se produit l'infection du tissu cellulaire. Aussi certains auteurs ont-ils confondu la folliculite avec les phlegmons périuréthraux, ce
qui est un tort. Comme je viens de le dire, ce n'est point
là un mode de terminaison habituel de la folliculite. Celle-
ci évolue le plus souvent sans déterminer l'infection du
tissu cellulaire périphérique.

Tout traumatisme de l'urèthre infecté peut être suivi
d'un phlegmon périuréthral. Aussi les anciens auteurs
avaient-ils fait remarquer que ces phlegmons s'observent
souvent à la suite d'injections, d'érections prolongées,
suivies d'une légère uréthrorrhagie. Parmi les causes qui
favorisent cette complication, on a encore cité les excès,
les fatigues, les érections et les pollutions nocturnes.

Le début est le plus souvent insidieux. Bien que la douleur soit plus vive au niveau du phlegmon et qu'il existe
dans ce point un empâtement plus ou moins limité, le
malade ne s'en inquiète pas. Ce n'est ordinairement que
lorsqu'il sent un durillon, une tumeur bien circonscrite,
douloureuse à la pression, qu'il vient consulter. Parfois la
fluctuation est déjà manifeste à ce moment, bien que la
peau soit encore presque normale. En général, elle rougit
assez tardivement. Il est rare du reste qu'elle présente
cette coloration violacée que l'on observe dans les autres
régions.

Les troubles fonctionnels plus ou moins accusés que
l'on observe sont dus à la compression du canal, dont le
calibre se trouve diminué. Ce sont donc des troubles de

la miction, mais la rétention d'urine complète est rare.

Le petits phlegmons, ceux par exemple qui sont limités aux fossettes latérales du frein, ne s'accompagnent pas habituellement de troubles généraux. Au contraire, ceux qui se développent sur une grande étendue, à la région périnéale entre autres, déterminent parfois des troubles généraux graves. Dans ces cas, à l'*infection locale* a succédé l'*infection générale*.

Ces phlegmons se résorbent très rarement (Fournier).

L'abcès une fois formé, on constate certaines particularités. Ceux de la fosse naviculaire sont situés sur l'un ou sur les deux côtés du frein. Leur forme est sphéroïdale ; leur volume varie de celui d'un pois à celui d'une cerise. Parfois, ils sont bilobés : développés sur la ligne médiane, ils forment un relief de chaque côté du frein (Ricord, Hardy). Leur fluctuation est évidente.

A la région périnéo-bulbaire, ces abcès sont aplatis. Ils siègent ordinairement sur la ligne médiane, mais ils peuvent être exclusivement latéraux. Leur volume peut atteindre celui d'une moitié d'œuf (Fournier).

Parfois, ils se prolongent du côté de l'anus. Il est plus rare de les voir se diriger en avant, la tumeur s'effilant en pointe du côté du pénis, affectant la forme d'une raquette (Rollet).

Ces abcès s'ouvrent tantôt dans l'urèthre, tantôt au dehors, tantôt à la fois au dehors et dans l'urèthre.

L'évacuation du pus par l'urèthre est la plus fréquente, mais dans l'énorme majorité des cas l'urine ne pénètre pas dans la cavité purulente (Fournier). Les malades guérissent sans accidents.

Lorsque l'urine pénètre dans le foyer, tantôt elle y séjourne comme dans un abcès urineux, une poche urineuse, tantôt il se produit une véritable infiltration d'urine et le malade peut mourir d'infection générale, due à l'absorption des produits septiques contenus dans l'urèthre et dans la cavité de l'abcès.

L'ouverture cutanée est plus rare ; c'est le cas le plus favorable : la guérison est ordinairement complète et rapide.

Dans quelques cas, l'abcès s'ouvre d'abord dans l'urèthre, puis au dehors. C'est la terminaison la plus rare. Il existe alors une fistule. Ce mode de terminaison s'observe surtout à la région bulbaire.

Les abcès du gland s'ouvrent fréquemment au dehors, néanmoins il faut les surveiller avec attention, dit M. Hardy, « car la perforation du canal a souvent ici pour conséquence la formation d'un hypospadias accidentel très difficile à guérir. »

Le *traitement*, au début, doit être simple. Les auteurs conseillent les antiphlogistiques et les émollients. Ricord a préconisé l'incision cutanée prématurée. Il faut intervenir, dit-il, dès que l'abcès est soupçonné pour éviter la perforation de l'urèthre, qui peut donner lieu à des *infiltrations* toujours graves et à des *fistules urinaires*. C'est là en effet le véritable danger de ces abcès.

Lorsque la perforation de l'urèthre a eu lieu, il faut pratiquer une contre-ouverture à la peau à la moindre menace d'infiltration d'urine et traiter plus tard la fistule.

Il est bien entendu que l'urèthre doit être désinfecté le plus tôt et le plus rapidement possible.

Il ne faut pas oublier non plus le traitement *préventif*. Il faut éviter, surtout pendant la période aiguë des uréthrites, tout traumatisme de l'urèthre. Tout examen avec l'uréthroscope doit être en général proscrit à cette période. Il faut encore se rappeler que ce sont assez fréquemment des injections mal faites qui occasionnent les phlegmons périuréthraux.

§ III. — Cowpérite et péri-cowpérite

La cowpérite est l'inflammation des glandes de Cowper ou de Méry (glandes bulbo-uréthrales). Cette inflammation se propage ordinairement au tissu cellulaire voisin et il existe alors un véritable phlegmon périnéal, une *péri-cowpérite*, dont l'étude présente un réel intérêt, tandis que l'inflammation seule de ces deux petites glandes n'aurait pas une grande importance.

C'est une affection relativement rare, presque toujours consécutive à une uréthrite blennorrhagique. Cette complication de la blennorrhagie a été surtout bien étudiée par Ricord et son élève Gubler. Elle ne se manifeste guère qu'au troisième ou quatrième septénaire de la blennorrhagie, le plus souvent sans cause appréciable, parfois après des excitations diverses du canal : coït, fatigues, cathétérisme (Fournier). Il est rare qu'elle soit observée au cours de la blennorrhée; mais elle peut se montrer dès le début de la blennorrhagie, à la suite d'une injection pratiquée suivant l'ancien procédé, injection qui refoule le pus dans le cul-de-sac du bulbe, d'où l'infection possible des glandes de Cowper. Aussi ne doit-on jamais employer ce procédé dans le traitement abortif de la blennorrhagie. C'est au lavage continu de l'urèthre antérieur, je le répète, qu'il faut recourir.

L'affection est ordinairement unilatérale ; elle serait plus fréquente à gauche qu'à droite.

Au début, il n'existe le plus souvent qu'une légère sensation douloureuse au niveau du périnée. Si le malade est placé dans la position de la taille et que l'on percute la région périnéale, on provoque une douleur vive au niveau de la glande enflammée. Dans les formes légères, ce sont même les seuls symptômes que l'on observe.

Si l'affection continue au contraire à évoluer, on voit

apparaître une petite tumeur nettement limitée, allongée, ovoïde ou plutôt pyriforme, dont la grosse extrémité regarde l'anus et dont la pointe répond au bulbe. Cette tumeur, dure, recouverte d'une peau parfaitement libre et mobile, ne présentant aucun changement de couleur, est latérale par rapport au raphé médian. Elle est grosse comme un haricot ou comme une moitié de très petite noix (Gubler).

La douleur est alors assez vive ; elle s'exaspère par la pression, la position assise, le frottement du pantalon.

Sous l'influence du traitement, tous ces symptômes peuvent disparaître, mais si peu que l'inflammation se continue, le tissu cellulaire voisin est infecté et l'on a un véritable phlegmon périnéal, avec ses symptômes ordinaires. La péri-cowpérite englobe rapidement et masque la tumeur primitive. En général, ce phlegmon se propage même jusqu'à l'origine des bourses. La tuméfaction, qui peut atteindre le volume d'un œuf, reste habituellement unilatérale et ne dépasse pas en arrière la ligne biischiatique.

La suppuration est alors constante : la peau rougit, l'induration disparaît et bientôt il y a de la fluctuation.

La marche et même la station debout sont très pénibles. Il y a ordinairement compression de l'urèthre, d'où une gêne plus ou moins accusée de la miction, mais la rétention d'urine est très rare; elle serait même due le plus souvent à la coïncidence d'une prostatite (Fournier).

La *marche* est rapide. Dans les formes légères, les symptômes s'amendent au bout de cinq ou six jours. Dans les formes graves avec péri-cowpérite, l'abcès est en général formé dans l'espace d'un septénaire (Gubler).

L'affection se terminerait souvent par résolution, mais la suppuration serait néanmoins la *terminaison* la plus fréquente.

L'abcès s'ouvre habituellement au périnée et la cicatrisation s'opère en laissant pour un temps assez long un noyau d'induration au niveau de la glande atteinte.

L'abcès s'ouvre beaucoup plus rarement dans l'urèthre. Chez ces malades, l'infiltration d'urine est à craindre. Suivant certains auteurs, une fistule consécutive est toujours fréquente, parce que le plus souvent, en dehors de l'infiltration d'urine, on voit tôt ou tard le pus se faire jour également du côté du périnée.

Ces fusées purulentes, d'où résultent des suppurations multiples, longues, parfois mortelles, laissant souvent des fistules difficiles à guérir, constituent un des accidents les plus graves dus à cette complication des uréthrites.

La *forme chronique* est rare. On a dit que les symptômes sont alors analogues à ceux de l'uréthrite chronique antérieure et postérieure : écoulement surtout abondant le matin, parfois filaments dans l'urine de deux à trois centimètres de longueur sur un millimètre d'épaisseur, etc.

La palpation permet de reconnaître une induration plus ou moins accusée au niveau de la glande atteinte.

Sans nier ces faits, d'autres auteurs ont fait remarquer avec raison qu'ils paraissent rares, que presque toujours il existe surtout de la péri-cowpérite et des fistules à trajet induré et à bords calleux, soit qu'il s'agisse d'un mode de terminaison de la forme aiguë, soit d'une complication à marche essentiellement chronique.

Ces fistules font ordinairement communiquer l'urèthre et le périnée. Suivant M. Reliquet, cette communication est le plus souvent imparfaite : il s'agit d'une « fistule uréthrale non urinaire », par laquelle l'urine ne passe pas, mais qui laisse néanmoins refluer dans l'urèthre les liquides qu'on injecte par la fistule.

Parfois dans cette forme chronique le pus se résorbe et

l'on ne trouve qu'une tumeur dure, recouverte par la peau du périnée saine, absolument mobile ou adhérente seulement en un point. Les nombreuses couches de tissu fibreux qui composent cette tumeur peuvent comprimer l'urèthre au point de faire croire à une stricture uréthrale très accusée. J'ai observé un cas semblable à ma clinique en 1891.

La cowpérite et la péri-cowpérite sont des complicacations en général faciles à reconnaître dans le cours des uréthrites, si l'on a soin d'examiner méthodiquement le périnée chez les malades qui se plaignent d'une douleur fixe à ce niveau. Il faut se rappeler que les abcès périuréthraux du périnée sont ordinairement médians, tandis que la péri-cowpérite est habituellement latérale.

Les tumeurs gommeuses du périnée (Gubler), la tuberculose des glandes de Cowper (Gritzmann) pourraient être confondues avec la forme chronique, mais il s'agit de lésions exceptionnelles. Il en est de même des kystes des glandes de Cowper.

Chez les malades atteints de blennorrhée, il faudra penser à examiner le périnée, afin de s'assurer que le pus ne vient pas d'une glande bulbo-uréthrale chroniquement enflammée.

La cowpérite et la péri-cowpérite convenablement traitées constituent en général une complication bénigne des uréthrites. Les seuls accidents à redouter sont la perforation de l'urèthre et les fusées purulentes, que l'on évitera en intervenant en temps opportun.

La forme chronique est plus grave : quand il existe des fistules périnéales, celles-ci sont très difficiles à guérir et elles constituent parfois une véritable infirmité.

Dans les cas analogues à celui que je viens de citer, le malade, si l'on n'intervenait pas, serait exposé à toutes les complications des rétrécissements de l'urèthre.

On doit prescrire au début les antiphlogistiques, mais il faut surtout *ouvrir la tumeur sans retard*, dès que la formation du pus est manifeste ou même probable (Gubler).

Certains auteurs ont conseillé d'évacuer le pus en faisant une simple ponction. Aujourd'hui, on préfère recourir à une large incision, qui permet de désinfecter le foyer. Pour éviter qu'il persiste une fistule à ce niveau, on doit veiller à ce que la cicatrisation se fasse de la profondeur vers la superficie.

Dans la forme chronique, le mieux est parfois de recourir à l'ablation de la tumeur, de faire une antisepsie rigoureuse et de suturer la plus grande partie de la plaie. C'est la conduite que je crus devoir tenir chez le malade dont je viens de parler et que j'opérai à l'hôpital Saint-Louis avec l'aide du D\u0072 Delaunay, alors interne de M. Péan. Je dois ajouter que le résultat fut bon.

Dans les cas de cowpérite chronique donnant lieu à des symptômes de blennorrhée, je crois, lorsque tous les autres moyens ont échoué, que l'on est autorisé à pratiquer la même opération si le malade présente ces troubles psychiques qui avaient fait dire à Ricord que pour certains malades il faut ranger la blennorrhée dans la pathologie mentale.

§ IV. — URÉTHRORRHAGIE.

L'hémorrhagie de l'urèthre est rarement assez abondante pour constituer une véritable complication des uréthrites. Elle est alors due à une déchirure du canal produite soit par l'érection, soit par le coït, soit par un traumatisme (*rupture de la corde*).

Le sang qui s'écoule est ordinairement d'un rouge rutilant; on dirait du sang artériel.

Parfois l'uréthrorrhagie est très abondante. M. le professeur Fournier en a cité un cas intéressant. J'en ai publié également un cas : le malade présentait tous les symptômes des grandes hémorrhagies.

Le traitement est délicat dans les cas graves. Chez mon malade je pus arrêter l'hémorrhagie en pratiquant le lavage continu de l'urèthre antérieur avec une solution très chaude d'acide borique, puis en plaçant une sonde à demeure.

CHAPITRE II

RÉTRÉCISSEMENTS DE L'URÈTHRE

Il existe trois principales variétés de strictures uréthrales : les *rétrécissements organiques*, les *rétrécissements spasmodiques* et les *rétrécissements inflammatoires aigus*. Ces derniers sont dus à une tuméfaction temporaire plus ou moins accentuée de la muqueuse uréthrale dans le cours de certaines uréthrites intenses. Ils ont été déjà décrits avec l'inflammation de l'urèthre ; inutile d'y revenir.

Article Ier. — Rétrécissements organiques de l'urèthre

Ce sont des états morbides permanents, qui ont pour effet de diminuer d'une manière progressive la souplesse et la dilatabilité des parois de ce canal, et de réduire graduellement son diamètre jusqu'à rendre impossible la sortie de l'urine et l'introduction des sondes ou des bougies les plus déliées (Civiale).

Cette définition élimine les simples déviations du canal, les coarctations dues à une tumeur de voisinage et à des tuméfactions accidentelles des parois uréthrales, ainsi que les rétrécissements congénitaux, véritables vices de conformation de l'urèthre.

Etiologie. — Au point de vue étiologique, comme au point de vue anatomo-pathologique, on peut admettre avec Voillemier deux sortes de coarctations organiques de l'urèthre : des *rétrécissements inflammatoires*, presque toujours d'origine blennorrhagique, et des *rétrécissements cicatriciels*, le plus souvent d'origine traumatique.

On sait que les uréthrites simples ne sont presque jamais suivies de rétrécissements de l'urèthre. La blennorrhagie est donc la cause presque unique des rétrécissements inflammatoires. M. Horteloup pense que la blennorrhagie aiguë est la cause première de presque tous ces rétrécissements, tandis que la plupart des auteurs admettent au contraire que c'est à la forme chronique qu'est due la grande majorité des strictures uréthrales dont il s'agit. On convient cependant qu'une uréthrite blennorrhagique chronique peut durer plusieurs années sans qu'il y ait plus tard rétrécissement de l'urèthre.

Les coarctations du canal uréthral ne se manifestent habituellement que longtemps après l'apparition de la blennorrhagie. Sur 164 cas, M. Thompson a trouvé que la stricture uréthrale s'était manifestée :

10 fois immédiatement après ou pendant l'uréthrite.

71 — 1 an après la maladie.

41 — 3 ou 4 ans après.

22 — 7 ou 8 ans après.

20 — entre 8 et 20 et même 25 ans.

En France, on compte à partir de la première blennorrhagie, ce qui paraît logique. Aussi trouve-t-on une période un peu plus longue. Sur 142 cas, M. Guyon a trouvé :

Pendant la première année 4

De 1 à 2 ans. 10

De 2 à 4 ans. 20

De 4 à 6 ans. 19

De 6 à 8 ans. 24

On voit que les rétrécissements sont rares avant la deuxième année qui suit la première blennorrhagie.

Les rétrécissements d'origine blennorrhagique s'observent ordinairement chez l'homme, et de trente à cinquante ans. Il est rare de les voir se manifester pour la première fois chez des vieillards, mais comme il s'agit de lésions qui ne disparaissent jamais et que souvent les malades ne suivent pas un traitement régulier, les strictures uréthrales sont assez fréquentes chez les vieillards.

Les *rétrécissements cicatriciels* peuvent reconnaître pour causes toutes celles qui sont susceptibles de provoquer une solution de continuité de l'urèthre ou une perte de substance de la membrane muqueuse : plaies du canal, rupture due à une chute à califourchon, à une torsion du pénis, à la rupture de la corde pendant les blennorrhagies aiguës intenses, à une fracture du bassin. Parfois, il s'agit de ruptures survenues au cours d'une blennorrhagie aiguë pendant une érection, ou bien pendant le coït, qu'il y ait ou non inflammation de l'urèthre.

Il est à noter que lorsqu'un traumatisme ou une perte de substance survient chez un malade atteint d'uréthrite, les deux causes peuvent contribuer à rétrécir le canal. C'est à cette variété que l'on a donné le nom de rétrécissements *scléro-cicatriciels*. Ils siègent presque exclusivement dans la région pénienne.

La muqueuse seule est quelquefois déchirée : *fausses routes* pendant un cathétérisme mal pratiqué, expulsion de *calculs*, de *corps étrangers*, soit qu'elle ait lieu spontanément, soit qu'il s'agisse d'un fragment de calcul engagé dans une sonde ou entre les mors d'un lithotriteur, lorsqu'on retire ces instruments. Ces causes chirurgicales sont faciles à éviter.

Il faut encore citer la section de l'urèthre par une balle, une morsure, parfois l'amputation de la verge, etc.…

Une cause qu'il faut bien connaître et sur laquelle les auteurs n'insistent pas, c'est *l'uréthrotomie interne.* Après cette opération, les deux lèvres de la plaie étant étalées occupent parfois les deux tiers de la circonférence du nouveau canal ainsi créé. Cette large plaie est suivie d'une cicatrice rétractile, qui diminue peu à peu le calibre de ce canal. Aux lésions anciennes on ajoute donc ainsi un rétrécissement traumatique.

Après la *divulsion brusque,* on observe des lésions analogues. Peut-être sont-elles un peu moins étendues. C'est après la *divulsion progressive* qu'elles sont le moins accusées.

L'électrolyse agit d'une autre façon. Elle détruit les tissus de l'urèthre ; c'est une véritable cautérisation analogue à celle que produisent les caustiques alcalins. Après l'électrolyse linéaire (Jardin), la cicatrice paraît plus étendue qu'après l'uréthrotomie interne, mais. elle est moins rétractile (Tripier).

Après l'électrolyse circulaire (Mallez), la cicatrice a son maximum d'étendue, mais dans les points qui correspondent à l'ancien rétrécissement le canal est plus souple qu'avant l'opération.

La dilatation bien pratiquée est la seule opération qui ne soit pas suivie de cicatrice, aussi est-ce le procédé de choix à employer pour traiter les rétrécissements de l'urèthre.

Ces traumatismes chirurgicaux ne doivent pas être oubliés ; ils jouent un rôle important dans l'étiologie des rétrécissements cicatriciels.

Les *ulcérations* de l'urèthre sont une cause rare de cette variété de rétrécissements. Les auteurs parlent cependant d'ulcérations tuberculeuses, d'ulcérations dues à la blennorrhagie, au séjour prolongé d'un corps étranger dans l'urèthre comme ayant pu donner lieu à une stricture uréthrale. C'est exceptionnel. Néanmoins les exulcérations que l'on observe dans l'uréthrite paraissent jouer un rôle incontestable dans la pathogénie des *brides uréthrales*.

Il est moins rare de voir un rétrécissement consécutif à un *chancre* du méat ou de la fosse naviculaire. Voillemier a cité un fait qui semble prouver qu'un rétrécissement peut même être consécutif à une *ulcération syphilitique* siégeant profondément dans le canal, à cinq ou six centimètres du méat.

Quel est le rôle des *injections* dans l'étiologie des strictures uréthrales ? Il n'est pas douteux que l'usage des caustiques trop violents, le nitrate d'argent à trop forte dose par exemple, peut être suivi d'un rétrécissement de l'urèthre. Je ne crois pas qu'il soit prudent de dépasser la dose de 2 p. 100 ; encore faut-il avoir soin de ne pas laisser cette solution plus de cinq minutes en contact avec la muqueuse uréthrale et de laver aussitôt le canal avec une solution saturée d'acide borique. Je ne puis croire que les instillations d'une solution forte de nitrate d'argent longtemps répétées sur le même point du canal soient inoffensives. Il me semble logique de penser qu'elles ont causé de nombreux rétrécissements.

Quoi qu'il en soit, comme ces solutions fortes sont aujourd'hui inutiles, on ne doit pas y recourir. Les solutions faibles, au millième par exemple ou à 1,50/1000, sont en général suffisantes et elles ont l'avantage de n'être pas caustiques. Elles sont donc inoffensives.

Ce que je viens de dire des solutions fortes de nitrate d'argent s'applique à tous les caustiques, le permanganate de potasse, par exemple.

Les rétrécissements cicatriciels sont rares chez les enfants. Je les décrirai avec les ruptures de l'urèthre.

L'apparition des rétrécissements cicatriciels est *rapide*. La stricture se manifeste quelques mois et parfois 25, 20 jours après un traumatisme.

La statistique suivante indique la fréquence relative des diverses variétés de rétrécissements organiques de l'urèthre. Sur 219 cas, Martin a trouvé :

Rétrécissements blennorrhagiques............... 187
— traumatiques................... 27
Rétrécissements chancreux..................... 5

Anatomic pathologique. — L'anatomie pathologique des rétrécissements de l'urèthre est aujourd'hui assez bien connue. Elle varie avec chaque variété.

Rétrécissements inflammatoires. — Ces rétrécissements présentent le plus souvent dans leur ensemble l'aspect de deux cônes dont les sommets se confondent ou sont réunis par un goulot de quelques millimètres. L'orifice antérieur est souvent situé sur un des côtés de l'urèthre, ce qui rend le cathétérisme parfois difficile.

Dans d'autres cas, le rétrécissement a la forme d'un anneau. Il intercepte le canal à la manière d'une ligature placée perpendiculairement à son axe (Reybard).

Parfois, c'est un mince diaphragme membraneux présentant une ouverture à son centre ou sur l'un des côtés.

Enfin, dans un certain nombre de cas, le diaphragme est même incomplet; il s'agit de simples *brides* présentant habituellement la forme de croissants (Bell, Civiale, Voillemier). Parfois elles ressemblent aux valvules des veines.

Thompson désigne les deux premières formes de strictures sous le nom de *rétrécissements annulaires* et les deux dernières sous le nom de *rétrécissements linéaires*.

La *longueur* des rétrécissements inflammatoires de l'urèthre varie en général de quelques millimètres à un ou deux centimètres.

La diminution du calibre du canal peut être telle qu'il n'existe plus qu'un très petit orifice. L'oblitération complète est même possible (Ladroitte), mais elle est exceptionnelle. L'urèthre est presque toujours perméable dans les rétrécissements dits infranchissables. Du reste, à l'autopsie on trouve ordinairement la coarctation moins prononcée qu'on ne l'avait supposé avant la mort (Civiale, Gosselin).

Il est difficile de dire quand le canal commence à être rétréci. Les chiffres indiqués par Otis sont exagérés. En France, on admet en général qu'il n'y a pas de rétrécissement si le calibre du canal est de sept millimètres de diamètre.

Le *siège* de prédilection des rétrécisements inflammatoires est le cul-de-sac du bulbe, mais ils peuvent exister dans tous les points de l'urèthre antérieur. Du reste, ces rétrécissements sont presque toujours *multiples*. Le plus serré siège au niveau du bulbe, d'où la disposition infundibuliforme qu'ils affectent dans leur ensemble. Cette disposition est caractéristique.

Parfois, ils ne sont multiples qu'en apparence; il s'agit d'une rétraction inégale des différentes parties d'un seul rétrécissement très étendu. Ces *rétrécissements irréguliers ou tortueux* sont souvent très difficiles à franchir.

Enfin le canal peut être rétréci depuis le méat jusqu'au sphincter uréthral. C'est un urèthre rétréci et non un rétrécissement de l'urèthre, disait Voillemier.

La région sphinctérienne et l'urèthre prostatique ne sont jamais le siège de cette variété de rétrécissements.

Leur *consistance* est très variable. En général plus ils sont anciens, plus ils sont durs.

La rétractilité ne peut être connue que pendant le traitement. Elle est très variable.

Le spasme du sphincter uréthral est fréquent chez ces

malades (Verneuil). C'est l'obstacle le plus difficile à vaincre bien souvent, mais il est également vrai que c'est près du sphincter que se trouve ordinairement le rétrécissement inflammatoire le plus serré, quand il en existe plusieurs, ce qui est la règle.

La *structure* des rétrécissements inflammatoires est aujourd'hui bien connue. La stricture uréthrale est le résultat de la production d'un tissu dur, fibreux, inextensible, rétractile, qui remplace la paroi normale de l'urèthre sur une épaisseur et dans une étendue variables.

La répartition de ce tissu pathologique est variable et encore incomplétement connue. On avait cru que ces lésions n'existaient que sur la paroi inférieure de l'urèthre. Des recherches récentes (Baraban) ont montré que dans les cas anciens les lésions peuvent occuper toute la circonférence du canal : la sclérose présenterait la disposition annulaire totale. Néanmoins la clinique semble bien montrer que c'est principalement au niveau de la paroi inférieure que ce *tissu fibreux* existe, qu'il est en tout cas le plus accusé chez la plupart des malades. D'autre part, il n'est pas douteux, ainsi que les anciens auteurs l'avaient déjà fait remarquer, que la sclérose est *diffuse*, qu'elle existe en général très loin, au-dessus et au-dessous du rétrécissement, d'où une diminution dans ces points de l'élasticité normale de l'urèthre. Gosselin disait que l'altération de la paroi uréthrale est physiologique autant et souvent plus qu'anatomique, ce qui ne paraît pas tout à fait exact, puisqu'il existerait dans ces points des lésions histologiques assez accusées.

Il est à noter que l'épithélium uréthral, au niveau du rétrécissement, est devenu ordinairement pavimenteux stratifié. Des auteurs allemands (Vajda, Neelsen) ont montré que c'est une lésion d'uréthrite chronique.

Dans les *rétrécissements linéaires*, il s'agit habituellement d'une bride fibreuse très étroite, sous-muqueuse et formant un cercle plus ou moins complet. La muqueuse serait parfois normale au niveau de cette bride.

RÉTRÉCISSEMENTS CICATRICIELS.—Dans cette variété de strictures uréthrales, l'étranglement est brusque ; de chaque côté de l'obstacle, l'urèthre a ses caractères normaux. On n'y trouve pas cette infiltration diffuse, plus ou moins étendue, qui existe dans les cas de rétrécissements d'origine blennorrhagique.

Le trajet est très irrégulier; il en est de même de la disposition des orifices. Le canal peut être fortement dévié, ce qui est dû soit à l'irrégularité de la cicatrice, soit à un abcès, à un épanchement sanguin de voisinage : une fois dévié, le canal a conservé dans ces derniers cas sa position vicieuse.

L'étendue du rétrécissement est très variable. Faible dans les cas où la stricture est consécutive à une ulcération ou à un traumatisme limité, ce qui est la règle au niveau de la région pénienné, elle est parfois considérable dans la région périnéo-bulbaire, où se produisent quelquefois de grands traumatismes.

Le calibre du canal diminue rapidement; l'étroitesse est bientôt très grande. L'oblitération absolue serait assez fréquente (Ladroitte).

Les rétrécissements cicatriciels peuvent se rencontrer dans toutes les régions de l'urèthre, même au niveau de la prostate (Voillemier), mais cette dernière région en est exceptionnellement le siège.

Le rétrécissement traumatique est ordinairement *unique*, fait important à retenir. La *consistance* en est dure, la rétractilité très accusée.

La *structure* ne présente rien de particulier. C'est une *cicatrice* véritable, qui possède les propriétés ordinaires du tissu inodulaire et qui est limitée aux points lésés.

Ainsi, à la suite d'un chancre, le tissu fibreux se substitue à l'ulcération ; il présente la forme d'un triangle à sommet saillant du côté de l'urèthre ; il intéresse surtout le tissu sous-muqueux (Voillemier). On ne trouve pas cette *infiltration diffuse* qui existe dans les cas de rétrécissements inflammatoires, excepté lorsqu'il y a contusion plus ou moins profonde, comme il arrive souvent à la région périnéo-bulbaire. Mais dans ces cas, il s'agit en réalité d'une variété mixte, d'un rétrécissement sclérocicatriciel : le tissu spongieux est alors le siège d'une néoformation conjonctive analogue à celle que l'on observe dans les rétrécissements blennorrhagiques. Néanmoins les lésions n'occupent presque jamais toute la circonférence du canal ; il persiste ordinairement une languette plus ou moins large de tissu sain à la paroi supérieure.

Dans les cas de ruptures interstitielles, il y a induration et rétraction du tissu spongieux, comme lorsqu'il s'agit d'un rétrécissement inflammatoire.

Rétrécissements mixtes ou scléro-cicatriciels. — Je viens d'en citer une forme, mais on n'a pas l'habitude de désigner les strictures en question sous ce nom. Les vrais rétrécissements mixtes sont d'origine blennorrhagique. Ils empruntent leurs caractères aux deux variétés précédentes. Ils occupent exclusivement la *région pénienne*, où on les rencontre, disposés sous forme d'îlots isolés (Guyon). — Ils sont en effet presque toujours multiples.

Lésions concomitantes. — Les lésions qui viennent d'être décrites sont assez souvent les seules qui existent lorsque les malades viennent consulter, mais il n'est point rare de les voir accompagnées d'autres lésions, qui constituent de véritables complications et dont quelques-unes aggravent singulièrement le pronostic, entre autres les abcès urineux, l'infiltration d'urine et les lésions dues à l'infection des voies urinaires inférieures et supérieures.

Les calculs de l'urèthre consécutifs à des rétrécissements sont rares. Les poches et les tumeurs urineuses, les fistules, l'orchite, les fongosités de la muqueuse en arrière du rétrécissement sont des complications moins graves mais plus fréquentes.

Il faut noter que l'inflammation de la muqueuse uréthrale en arrière du rétrécissement est très fréquente ; aussi les rétrécis se plaignent-ils souvent d'avoir un écoulement chronique. L'urèthre est dilaté dans ce point.

Chez la plupart des rétrécis la vessie est dilatée et ses parois sont hypertrophiées.

Dans les cas de rétrécissements traumatiques, à marche ordinairement rapide, la vessie est encore généralement dilatée, mais ses parois sont amincies. Ces lésions s'observent aussi parfois chez des malades atteints de rétrécissements blennorrhagiques ; mais elles sont ordinairement dues dans ces cas à une dégénérescence du muscle vésical.

Lorsqu'il existe des fistules anciennes, la vessie peut être petite, rétractée, avec des parois normales.

Dans les cas où il existe une cystite chronique intense, la vessie peut être également petite, rétractée, chez les rétrécis, mais en général ses parois sont alors épaissies.

La dilatation sans lésions inflammatoires de la muqueuse des voies urinaires, peut exister chez les rétrécis non seulement au niveau de la vessie, mais encore au niveau des uretères, des bassinets et des calices (Musée de Mallez).

Pathogénie des rétrécissements organiques. — La pathogénie des *rétrécissements cicatriciels* est simple ; elle ne prête à aucune discussion : la cicatrisation, qui succède à la destruction des tissus, est la conséquence de la néoformation d'un tissu inodulaire sur la muqueuse et dans les couches sous-jacentes si celles-ci ont été lésées. Ce sont de véritables cicatrices, comme celles qui se produisent dans les autres parties de l'économie. La rétractilité et la diminution de l'extensibilité des parties atteintes sont donc au maximum, d'où la gravité de cette variété de strictures uréthrales.

La pathogénie des *rétrécissements scléro-cicatriciels* est plus complexe. Voillemier a pensé qu'il existe parfois dans la blennorrhagie des ulcérations, auxquelles succéderaient de véritables strictures cicatricielles coïncidant avec les lésions ordinaires des rétrécissements inflammatoires. D'autres ont émis l'opinion qu'il s'agit d'un léger traumatisme survenu dans le cours de la blennorrhagie et dû soit au coït, à la masturbation, à des érections ou à des injections mal pratiquées·(Guyon).

Ces deux opinions peuvent être exactes suivant les cas. Il peut y avoir tantôt ulcération, tantôt déchirure de la muqueuse. Il est vrai que l'on *considère* aujourd'hui les ulcérations comme étant tout à fait exceptionnelles dans la blennorrhagie.

Mais c'est la pathogénie des *rétrécissements inflammatoires* qui a le plus divisé les auteurs.

Les anciens croyaient que ces rétrécissements étaient dus à des *fongosités*, des *carnosités*, des *caroncules*. Or, ces lésions existent rarement seules. On en a cependant publié quelques exemples. J'en ai cité moi-même un cas. Mais, ainsi que l'a fait remarquer Voillemier, ces lésions n'ont rien de commun avec celles qui constituent les véritables rétrécissements inflammatoires.

Certains auteurs soutiennent encore aujourd'hui que ces rétrécissements succèdent toujours à *une ulcération*. C'est exagéré : On sait actuellement, je le répète que les ulcérations sont très rares dans la blennorrhagie.

M. A. Guérin a émis l'opinion que les rétrécissements inflammatoires sont dus à une *inflammation du tissu spongieux* de l'urèthre, à une sorte de *phlébite* de ce tissu spongieux. Des recherches récentes (Baraban) ont confirmé ce fait, déjà connu de Civiale, Voillemier, etc., que les lésions du corps spongieux présentent en effet une importance considérable. Mais M. A. Guérin a été trop exclusif.

On admet aujourd'hui que presque toujours c'est la *muqueuse uréthrale* qui est le *point de départ des lésions*, lesquelles s'étendent ensuite plus ou moins profondément. Cependant il ne faut pas oublier que dans les cas de rétrécissements linéaires, très souvent la muqueuse serait intacte, comme le soutient M. A. Guérin.

Mais le fait réellement important, celui qui mérite d'être bien retenu, c'est qu'il s'agit d'une néoformation conjonctive, d'une véritable sclérose interstitielle. La modification vitale des éléments élastiques et musculaires joue peut-être également un rôle, d'où la division de Gosselin, qui admettait des rétrécissements *fibroïdes* et des rétrécissements *fibreux* ; mais ce n'est là qu'une question de degré. Ce sont toujours et surtout des lésions de sclérose, qui ne disparaissent jamais. Aussi la cure radicale, définitive, des rétrécissements de l'urèthre n'existe-t-elle pas ; peut-être même ne sera-t-elle jamais obtenue.

Symptômes. — Les troubles fonctionnels propres aux rétrécissements de l'urèthre varient en général suivant le degré et l'ancienneté de la maladie.

Le plus souvent les rétrécis restent assez longtemps sans soupçonner l'affection dont ils sont atteints ; mais tôt ou tard leur attention est appelée du côté de leur appareil urinaire par des troubles locaux auxquels s'ajoutent parfois des symptômes généraux.

Ce sont habituellement des *troubles de la miction* qui éveillent l'attention des malades. Ceux-ci remarquent qu'ils mettent plus de temps à uriner, que le jet d'urine est moins gros que d'habitude, qu'ils sont obligés de se livrer à de véritables efforts pour vider leur vessie.

Les *modifications du jet*, qui est tantôt aplati, tantôt enroulé sur lui-même en vrille ou en tire-bouchon, tantôt bifurqué, et la *diminution de la force de projection* de l'urine tiennent surtout à l'état du muscle vésical. Aussi ces symptômes peuvent-ils s'observer en dehors des rétrécissements de l'urèthre et par suite n'ont-ils qu'une valeur relative.

Bon nombre de rétrécis ne viennent consulter la première fois que pour une *goutte militaire*. En les interrogeant avec soin, on constate les premiers symptômes d'un rétrécissement de l'urèthre.

Dans quelques cas, la *rétention d'urine* est le premier trouble qui appelle l'attention du malade.

L'*incontinence d'urine*, suivant certains auteurs, pourrait être un symptôme du début. Je n'ai jamais observé ce fait. Peut-être s'agit-il d'une erreur d'interprétation. Souvent les rétrécis se plaignent même au début que leurs vêtements sont souillés par quelques gouttes d'urine qui n'ont pas été expulsées à la fin de la miction, et qui suintent peu à peu au bout de quelques instants. Mais ce n'est pas là une véritable incontinence d'urine.

Peu à peu, à mesure que le calibre du canal diminue, les troubles de la miction s'accentuent. La dysurie finit par devenir extrême, le malade urine goutte à goutte et en faisant des efforts inouïs, qui peuvent provoquer divers accidents : hernies, prolapsus du rectum, épistaxis, hémoptysies, hémorrhagies cérébrales. Comme la vessie ne se vide pas complètement, les mictions sont très fréquentes. On a vu des malades uriner jusqu'à cent fois dans les 24 heures.

Cette dysurie extrême et même la rétention d'urine surviennent encore assez fréquemment à une période moins avancée sous l'influence d'un écart de régime, d'excès vénériens, d'un refroidissement, etc....

Dans les cas de rétrécissements anciens et très serrés, il n'est pas rare de voir apparaître une véritable incontinence d'urine par regorgement due à ce que le sphincter uréthral ne fonctionne plus par suite de la dilatation de l'urèthre en arrière du rétrécissement. Cette incontinence est d'abord *diurne;* plus tard, elle se produit aussi la nuit.

Les rétrécis ne souffrent ordinairement qu'à la dernière période. En dehors des complications et des violents efforts que nécessitent les mictions à un certain moment, on peut dire que les rétrécissements uréthraux ne sont pas douloureux.

La fréquence des mictions ne s'observe également que lorsque la vessie ne se vide plus complétement ou qu'il existe une cystite.

Chez certains rétrécis, la verge subit des déviations assez prononcées pour entraver le coït.

L'éjaculation détermine parfois une douleur extrêmement vive. Le sperme peut être strié de sang ; souvent il reflue dans la vessie. Les rétrécissements de l'urèthre peuvent donc rendre la fécondation impossible. La dilatation de la stricture uréthrale fait disparaître cette cause de stérilité (Civiale).

En dehors de toute complication proprement dite, on peut observer en même temps que ces troubles locaux des symptômes généraux plus ou moins accusés, symptômes qui sont la conséquence d'un mauvais fonctionnement de l'appareil urinaire. J'ai vu plusieurs fois des rétrécis à une période avancée, mais dont les voies urinaires n'étaient pas infectées, se plaindre d'une dyspepsie intense. D'autres se plaignaient d'un simple amaigrissement ou de palpitations, de céphalalgie tenace. Tous ces troubles disparaissaient spontanément peu de temps après la dilatation du rétrécissement.

Marche — Durée — Terminaison. — La marche est ordinairement lente dans les cas de rétrécissements inflammatoires. Ce n'est habituellement qu'au bout de plusieurs années que l'on observe les troubles locaux et généraux graves qui viennent d'être décrits. La rétention d'urine elle-même peut être passagère si elle est due surtout à une cause accidentelle : excès de coït, libations copieuses, etc...

La marche est moins lente dans les cas de rétrécissements scléro-cicatriciels et chez les malades atteints de rétrécissements traumatiques elle est en général rapide. La dysurie peut être alors extrême au bout de quelques mois et parfois de quelques semaines.

Aujourd'hui, on peut dire qu'un rétrécissement inflammatoire convenablement traité n'abrège pas d'un jour la vie du malade. La *durée* est donc illimitée, puisque s'il ne tue pas le malade il ne disparaît pas non plus : c'est une lésion incurable, jusqu'à présent tout au moins.

On en peut dire autant des deux autres variétés de rétrécissements uréthraux, mais il faut bien reconnaître qu'ils sont beaucoup moins faciles à maintenir dilatés que les strictures d'origine blennorrhagique.

Au sujet de la *terminaison*, je répète que les rétrécissements de l'urèthre peuvent être maintenus dilatés, mais que la lésion qui les constitue ne disparaît jamais : la *récidive* est donc constante si les malades ne sont pas soumis à un traitement régulier et méthodique.

Si un rétrécissement n'est pas traité, il a une marche progressive fatale et tôt ou tard apparaissent des accidents qui entraînent infailliblement la mort du malade. Parfois c'est la rupture de la vessie qui cause la mort ; plus souvent c'est la rupture de l'urèthre suivie d'infiltration d'urine. Mais la cause de beaucoup la plus fréquente, c'est l'infection urinaire : l'urèthre, la vessie, les uretères, les reins sont successivement infectés. A cette infection locale succède tôt ou tard l'infection générale et le malade succombe.

Ces complications seront décrites plus tard ; mais il faut dire dès maintenant que l'on peut aujourd'hui sauver très souvent les malades, alors même que l'on n'intervient qu'à cette période tardive, grâce à l'*antisepsie directe des voies urinaires inférieures*.

Diagnostic.— Les symptômes fonctionnels qui viennent d'être décrits ne permettent que de soupçonner l'existence d'un rétrécissement uréthral. On ne peut porter un diagnostic rigoureux qu'après avoir constaté les *signes physiques* fournis par l'exploration de l'urèthre pratiquée ordinairement avec un *explorateur en gomme à boule olivaire*.

Lorsque l'urèthre est normal, un explorateur n° 20 ou même 21 peut être introduit facilement jusque dans la vessie, mais il éprouve toujours une légère résistance à franchir la région sphinctérienne. S'il existe une étroitesse congénitale du méat, il faut préalablement la faire disparaître.

Quand il existe un rétrécissement, l'explorateur bute contre un obstacle, qu'il ne peut franchir. On prend alors des instruments de plus en plus petits jusqu'à ce que l'obstacle ait été franchi. Au retour, on recueille encore des sensations très nettes : la boule de l'instrument est serrée au niveau de la stricture, puis il se produit un *ressaut brusque*, qui est caractéristique, ce qui a fait dire qu'on ne peut affirmer l'existence d'un rétrécissement qu'après l'avoir franchi (Guyon).

Les bougies porte-empreinte (Ducamp) ne sont plus employées ; l'endoscope ne donne que des résultats incomplets ; l'uréthromètre, au point de vue pratique, est inutile.

Mais le rétrécissement peut ne se laisser franchir par aucun explorateur. Il faut savoir que l'on peut alors faire le diagnostic avec une bougie ordinaire, et même avec de fines bougies. On perçoit la sensation d'une résistance au niveau de la stricture. Parfois même cette résistance n'est pas complétement vaincue, la bougie s'engage dans la stricture, mais elle ne la franchit pas : on sent alors qu'elle est pincée (Horteloup). Je m'empresse d'ajouter qu'il ne faut pas toujours être affirmatif dans ces cas. J'ai constaté quelquefois ces particularités chez des malades qui n'avaient qu'un spasme de l'urèthre.

Parfois le rétrécissement est infranchissable. Ce sont principalement les *commémoratifs*, et aussi les symptômes fonctionnels, quelquefois la *palpation* de la paroi inférieure de l'urèthre qui permettront alors de faire le diagnostic. Assez souvent on peut sentir en effet au niveau des rétrécissements des nodosités plus ou moins saillantes, indépendantes de la peau et adhérentes à l'urèthre. Ce n'est qu'exceptionnellement que tout le canal est dur et inextensible.

La palpation combinée à l'exploration de l'urèthre permet de reconnaître le *siège* de la stricture uréthrale et le diamètre de la boule exploratrice qui a pu franchir le rétrécissement en indique le *degré*.

En mesurant l'étendue de l'espace dans lequel la boule est serrée, on apprécie la *longueur* du rétrécissement, mais on ne mesure ainsi que la partie la plus étroite de la stricture uréthrale.

L'explorateur permet encore de diagnostiquer habituellement le *nombre* des rétrécissements, parce que la coarctation la plus étroite est en général celle qui est située le plus profondément.

Le *diagnostic étiologique* sera fait d'après les commémoratifs et les particularités qui ont été signalées à propos de l'étiologie, de l'anotomie pathologique et de la marche des diverses variétés de strictures. On s'informera avec soin non seulement des grands traumatismes, mais encore des ruptures légères survenues au cours d'une uréthrite, ou pendant le coït, ruptures révélées par une uréthrorrhagie plus ou moins abondante.

Certaines causes d'erreur citées par les auteurs, cystites, calculs vésicaux, hypertrophie de la prostate, sont faciles à éviter. L'exploration méthodique du canal montre dans ces cas que le calibre de l'urèthre est normal. On reconnaît de la même façon un calcul uréthral ; mais si le calcul est situé derrière un rétrécissement, le diagnostic peut être difficile. Il est vrai qu'il ne s'agit plus ici du *diagnostic différentiel*.

La déviation et la compression de l'urèthre sont ordinairement faciles à reconnaître, cependant la cowpérite chronique, certains abcès profonds, compriment parfois le canal et font croire à un rétrécissement organique de l'urèthre. J'en ai publié des observations. C'est grâce à un examen méthodique du malade et à une connaissance exacte des antécédents que l'on peut arriver à faire un diagnostic précis.

Les rétrécissements congénitaux siègent en général au niveau ou près du méat et sont faciles à reconnaître.

Les rétrécissements inflammatoires aigus ne sauraient être une cause sérieuse d'erreur, mais il faut se rappeler qu'il n'est point rare de voir des rétrécis contracter une nouvelle blennorrhagie. Il peut donc y avoir à la fois rétrécissement organique et rétrécissement inflammatoire aigu. Les commémoratifs seront ici d'un précieux secours, car il faut éviter autant que possible de pratiquer l'exploration de l'urèthre chez ces malades.

Mais l'erreur qui est le plus souvent commise consiste à croire à un rétrécissement qui n'existe pas. L'explorateur peut se coiffer du cul-de-sac du bulbe et se trouver arrêté. Il faut se rappeler qu'il suffit alors d'effacer ce cul-de-sac en exerçant une traction sur la verge pour faire pénétrer l'explorateur jusque dans la vessie et reconnaître qu'il n'existe pas de stricture uréthrale.

Il est beaucoup plus difficile de ne pas confondre avec un rétrécissement organique un rétrécissement spasmodique de l'urèthre. Plus on observe, plus on constate que cette erreur de diagnostic est fréquemment commise, même par des chirurgiens de valeur. Pour ma part, il ne se passe guère de mois sans que j'aie l'occasion de constater une erreur de diagnostic de ce genre. Inutile d'ajouter que tous les prétendus cas de guérison radicale, définitive, de rétrécissements organiques de l'urèthre sont tout simplement des exemples de l'erreur de diagnostic en question.

Les commémoratifs, la variabilité des troubles de la miction, l'exploration négative de la région pénienne de l'urèthre fournissent déjà des renseignements importants au point de vue de ce diagnostic, mais c'est l'exploration de la région sphinctérienne qui seule permet d'affirmer qu'il s'agit d'un spasme du sphincter uréthral et non d'un rétrécissement organique de l'urèthre. Dans les cas simples, une pression légère mais soutenue suffit pour vaincre la résistance du sphincter et permettre à la boule de l'explorateur de pénétrer dans l'urèthre postérieur et la vessie. On peut ensuite retirer l'instrument sans éprouver la moindre difficulté.

Dans d'autres cas, on ne peut introduire d'abord qu'une petite bougie conductrice, mais si l'on y adapte ensuite une grosse bougie métallique, on constate que celle-ci franchit à son tour la région sphinctérienne.

Mais il arrive encore assez souvent qu'aucun instrument ne peut pénétrer dans l'urèthre postérieur. J'ai indiqué il y a déjà plusieurs années un moyen simple de faire le diagnostic dans ces cas; c'est d'anesthésier l'urèthre : au bout de cinq minutes un gros explorateur peut franchir le sphincter uréthral et montrer qu'il n'existe pas de rétrécissement organique.

Les cas les plus complexes sont ceux dans lesquels il existe à la fois un rétrécissement organique au niveau de l'urèthre antérieur et un spasme du sphincter uréthral (Verneuil). Ces cas ne sont point rares. L'anesthésie de l'urèthre avec une solution de chlorhydrate de cocaïne permet encore de faire le diagnostic. Je reviendrai du reste sur cette question dans l'article suivant.

Le diagnostic du *degré de dilatabilité* des rétrécissements organiques de l'urèthre ne peut être faite d'une façon précise que pendant le traitement.

Le diagnostic des *complications* sera fait d'après les symptômes propres à chacune de ces complications.

Pronostic. — Si la lésion qui constitue les rétrécissements organiques de l'urèthre est incurable, je répète que convenablement traités ces rétrécissements n'abrégent pas d'un jour la vie des malades.

Les rétrécissements inflammatoires sont les plus bénins ; leur marche est lente et ils sont les plus faciles à maintenir dilatés. Le pronostic des rétrécissements traumatiques est beaucoup plus grave. Ce sont des rétrécissements résistants, peu dilatables et à marche trop rapide pour que la vessie ait le temps de s'hypertrophier afin de lutter contre l'obstacle qu'ils opposent à l'issue de l'urine.

Les rétrécissements scléro-cicatriciels appartiennent souvent à la variété dite élastique, qui nécessite des cathétérismes fréquents pour maintenir la dilatation de la stricture uréthrale.

La gravité du pronostic des complications inflammatoires a été singulièrement atténuée par *l'anesthésie* et *l'antisepsie directes des voies urinaires inférieures*, qui ont considérablement simplifié dans ces cas le traitement des strictures uréthrales. Actuellement la guérison est à peu près constante, même dans les cas les plus complexes, les plus graves. C'est le progrès le plus sérieux qui ait été réalisé depuis bien des années dans la thérapeutique de cette affection. Pour s'en convaincre, il suffit de comparer les résultats que j'ai publiés à ceux que l'on obtenait avant l'application des procédés que j'ai décrits. Il y a quelques années à peine on voyait encore succomber au bout de quelques heures, après une opération pratiquée par les chirurgiens les plus compétents, des rétrécis dont les voies urinaires étaient infectées. Aussi n'est-il point surprenant que l'on ait remarqué que dans les hôpitaux de Paris les rétrécis âgés sont relativement très rares.

Grâce aux progrès réalisés dans ces dernières années, on peut donc dire que dans l'immense majorité des cas, simples ou compliqués, le pronostic des rétrécissements organiques de l'urèthre convenablement traités est aujourd'hui bénin.

Traitement. — Le traitement des rétrécissements organiques de l'urèthre est exclusivement *chirurgical*. Il comprend de nombreux procédés, qui peuvent être rattachés à quatre méthodes principales : la *dilatation*, la *divulsion*, la *cautérisation*, l'*uréthrotomie*.

Dilatation. — C'est la méthode la plus ancienne et de beaucoup la plus importante, celle qui, grâce à l'antisepsie directe des voies urinaires inférieures, peut aujourd'hui être appliquée, au début du traitement, à presque tous les rétrécissements organiques de l'urèthre, quelque serrés qu'ils soient et quelles que soient les complications qui les accompagnent.

Cette méthode est basée sur les faits suivants. On a constaté que sous l'influence du simple contact d'un corps étranger introduit dans l'urèthre rétréci de manière à le remplir sans le forcer, le tissu pathologique qui constitue les rétrécissements se ramollit, s'assouplit, de telle sorte que le calibre du canal augmente et permet bientôt l'introduction d'un corps étranger plus volumineux.

Si le corps étranger est laissé à demeure pendant quelque temps, on constate que pendant les premières heures il est de plus en plus serré, mais bientôt il joue de nouveau librement dans le canal et la miction peut s'effectuer facilement malgré la présence dans l'urèthre de ce corps étranger. Le calibre du canal augmente donc encore beaucoup plus rapidement que dans le cas précédent.

Pour expliquer ces phénomènes importants, on en est encore réduit à des interprétations plus ou moins théoriques, parce que le contrôle histologique manque. Ce que l'on sait de l'influence de l'irritation sur la nutrition et les transformations des éléments anatomiques en rend cependant assez bien compte. Du reste, ainsi que l'avait fait remarquer Dupuytren, il ne s'agit pas exclusivement d'une action *dynamique*, mais aussi d'une action *mécanique*, surtout dans les cas où la miction s'effectue à côté d'un corps étranger laissé à demeure dans le canal. On sait en effet qu'un liquide introduit dans l'urèthre et soumis à une certaine pression peut suffire à dilater les strictures uréthrales, au moins dans certains cas (Lacuna, Voillemier, Gosselin, Sœmmering, Amussat, Vandenabeele, etc.). J'en ai cité moi-même deux cas dans ma première communication à l'Académie de médecine, en 1887.

La dilatation comprend plusieurs procédés :

La *dilatation temporaire progressive* est le procédé habituellement employé. Il consiste à introduire dans l'urèthre rétréci en général tous les deux jours des bougies de plus en plus volumineuses, que l'on retire immédiatement. La pression employée doit être modérée ; il ne faut pas user de violence. On ne doit introduire à chaque séance que deux ou trois bougies en commençant par le passage de la dernière bougie introduite dans la séance précédente.

La *dilatation permanente progressive* est un procédé qui consiste à introduire dans le canal rétréci et à fixer une bougie en gomme qui doit glisser librement dans l'urèthre, bougie qu'il faut ordinairement changer tous les jours et remplacer par une plus volumineuse.

La *dilatation immédiate progressive* est un procédé de dilatation rapide dû à M. le professeur Le Fort. Il consiste à introduire non plus des bougies en gomme, mais des cathéters métalliques coniques à leur extrémité. On commence par placer une bougie à demeure puis au bout de 24 ou 48 heures on la retire et on la remplace par une bougie conductrice que l'on visse au plus petit cathéter de M. Le Fort. Ce cathéter, qui répond au n° 12 de la filière française, est alors introduit. Si le rétrécissement se laisse facilement dilater, on passe ensuite le n° 2 et successivement jusqu'au n° 4, qui répond au n° 21 de la filière. Si l'on éprouve une résistance un peu forte, on s'arrête *afin de ne pas faire de divulsion* et l'on met une sonde n° 10 ou 12 à demeure. Le lendemain, on passe un ou plusieurs des numéros suivants, et l'on arrive ainsi à introduire le plus gros cathéter en quatre séances au plus. On a soin de laisser une sonde à demeure du n° 18 ou 19. Les trois ou quatre jours suivants on passe des bougies en gomme de plus en plus volumineuses de manière à pouvoir introduire le n° 23 et l'on abandonne le malade après lui avoir appris à se sonder avec une bougie n° 19 ou 20, bougie qu'il passera tous les deux jours pendant trois semaines ou un mois, puis deux fois par semaine, puis une fois, enfin une ou deux fois par mois. Avec ce mode de traitement, le malade garde le lit pendant huit jours au plus, au bout desquels il peut reprendre ses occupations.

La *dilatation rapide* a été encore pratiquée par d'autres auteurs à l'aide d'instruments divers qui ne sont plus employés aujourd'hui. L'ingénieux dilatateur de Perrève modifié par Otis, puis par Oberländer, est cependant préconisé actuellement par quelques auteurs, mais son utilité pratique ne me paraît nullement démontrée. Quant à son emploi dans les cas de *rétrécissement inflammatoire aigu* dû à une uréthrite sous-muqueuse, il est discutable. Ainsi que je l'ai dit en décrivant l'uréthrite aiguë, il est préférable, dans la plupart de ces cas, de s'abstenir de toute intervention. La dilatation considérable que l'on conseille de pratiquer avec l'instrument d'Oberländer peut donner un résultat opposé à celui que l'on cherche à obtenir. Au lieu de favoriser la résorption des nodules sous-muqueux, elle peut déterminer une nouvelle poussée inflammatoire. On ne saurait donc agir avec trop de prudence. Il ne faut pas oublier qu'en général l'expectation donne dans ces cas d'excellents résultats. Plus j'observe, moins je suis disposé à recourir aux moyens chirurgicaux chez les malades en question.

Dans les cas d'uréthrite chronique, il ne faut pas se faire d'illusion ; souvent il s'agit d'un rétrécissement confirmé. Quoi qu'il en soit, le traitement chez ces malades ne me paraît pas exiger de moyens spéciaux.

Bien d'autres objections peuvent être faites à l'emploi du dilatateur d'Oberländer, qui n'agit pas régulièrement sur toute la surface du canal rétréci, mais il me paraît inutile d'insister sur cette question.

Le *cathétérisme forcé*, préconisé surtout par Desault, Chopart, Roux, Boyer ; la *dilatation forcée* de Mayor, et la *dilatation brusque sur conducteur* sont des procédés aujourd'hui inusités.

DIVULSION. — Cette méthode est basée sur la possibilité de produire la déchirure d'un rétrécissement à l'aide d'une pression excentrique exercée par un instrument préalablement introduit dans l'urèthre rétréci.

La divulsion comprend deux procédés principaux : la *divulsion brusque* et la *divulsion progressive.*

La *divulsion brusque* consiste à diviser un rétrécissement brusquement et d'un seul coup. On s'est servi principalement du divulseur de Voillemier pour appliquer ce procédé. Cet instrument est composé d'une bougie conductrice, d'un conducteur formé de deux petites lames d'acier soudées à leur extrémité vésicale et d'un mandrin plein et cylindrique. Lorsque le conducteur a été introduit dans l'urèthre et jusque dans la vessie, on enfonce le mandrin d'un seul coup dans l'urèthre. On retire l'instrument puis on introduit une sonde, qu'on laisse 24 heures à demeure.

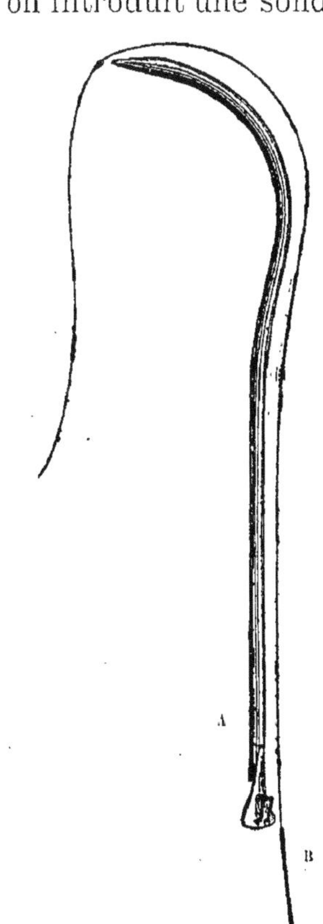

Fig. 2

Ce procédé brutal n'est plus employé.

La *divulsion progressive* est un procédé qui consiste à rendre au canal rétréci son calibre normal non pas dans une seule séance, comme le faisait Voillemier, mais après plusieurs séances successives, dans l'intervalle desquelles on a recours à la dilatation permanente, ce qui permet d'agir sur tout le tissu pathologique qui constitue le rétrécissement et de réduire à son minimum le traumatisme de la paroi uréthrale.

La divulsion progressive, que j'ai décrite en 1889, dans une communication faite à la quatrième session du *Congrès français de chirurgie,* doit être pratiquée avec des cathéters métalliques à extrémité conique. Les instruments que j'ai fait construire dans ce but ont la forme de la bougie Béniqué, mais ils sont coniques à leur extrémité dans une étendue de deux centimètres et ils sont creux pour laisser passer la bougie conductrice (Fig. 2).

La série que j'ai choisie se compose de quatre cathéters répondant aux numéros 25, 30, 36, 43, de la filière au sixième de millimètre.

Pour pratiquer la divulsion, on introduit l'une des moitiés de la bougie conductrice dans l'urèthre et jusque dans la vessie, puis on passe l'autre moitié dans la cavité que présente le cathéter choisi. La base du petit arrêt métallique conique situé à la partie moyenne de la bougie conductrice doit se trouver en contact immédiat avec l'extrémité du cathéter au moment où l'on fixe cette bougie. On pratique alors le cathétérisme suivant les règles habituelles jusqu'au niveau du rétrécissement, dans lequel on engage l'extrémité conique du cathéter. On achève ensuite le cathétérisme en introduisant de force cet instrument dans l'urèthre postérieur et la vessie. On retire alors le cathéter avec sa bougie conductrice, puis on met une sonde à demeure. Au bout de 24 ou de 48 heures, on pratique de nouveau la divulsion avec le numéro suivant de la série des cathéters et ainsi de suite. Après la quatrième séance, le calibre du canal est normal. Il ne reste plus qu'à éviter la récidive en appliquant le traitement post-opératoire habituel.

Grâce à l'anesthésie et à l'antisepsie directes des voies urinaires inférieures, les résultats immédiats et les résultats éloignés obtenus à l'aide de ce procédé sont excellents, comme le prouvent les faits que j'ai publiés, entre autres ceux que j'ai cités, en 1889 et en 1892, au *Congrès français de chirurgie*. C'est aujourd'hui le procédé de choix auquel il faut recourir dans la plupart des cas de rétrécissements organiques rebelles à la dilatation.

Voillemier a prouvé que certains auteurs, Perrève entre autres, pratiquaient souvent la divulsion alors qu'ils croyaient avoir simplement eu recours à la dilatation. Comme les résultats étaient généralement déplorables dans ces cas, il croyait que la divulsion progressive était une opération très grave. Cette opinion était encore admise lorsque je commençai mes recherches sur cette question, ce qui ne doit point surprendre si l'on remarque que l'antisepsie directe des voies urinaires inférieures était impossible à pratiquer à cette époque. D'autre part, la divulsion progressive n'avait pas été faite jusque là d'une façon méthodique, de sorte que l'on avait négligé de prendre les diverses précautions que nécessitent toutes les méthodes de force. Aujourd'hui, je le répète, c'est une opération simple, très efficace et d'une extrême bénignité.

CAUTÉRISATION. — C'est une méthode fort ancienne, qui comprend de nombreux procédés presque tous tombés dans l'oubli. Certains auteurs employaient le nitrate d'argent, d'autres la potasse caustique, etc... En 1841, J. Crusell (de Saint-Pétersbourg) eut l'idée de recourir à l'électricité, mais ce n'est qu'en 1863 que Mallez et Tripier réalisèrent la *galvano-caustique chimique* ou *électrolyse* appliquée au traitement des rétrécissements de l'urèthre. Pour produire l'eschare, ils eurent recours à l'électrode négative, qui agit à la façon des caustiques alcalins, d'où une cicatrice consécutive beaucoup moins rétractile que celle qui suit les cautérisations produites par les caustiques acides (Tripier).

Le procédé de Mallez et Tripier consiste à produire une eschare circulaire à l'aide d'*olives* ou de *cylindres* électrolytiques. C'est donc une *électrolyse circulaire*. Les auteurs de ce procédé ont été récompensés par l'Académie de Médecine, en 1869. L'électrolyse circulaire a été néanmoins peu employée et aujourd'hui on n'y a presque plus rocours. Elle n'a en effet que de bien rares indications.

Il n'en est pas tout à fait ainsi du procédé de Jardin, *l'électrolyse linéaire*, qui consiste à pratiquer sur l'une des parois de l'urèthre une cautérisation en apparence linéaire à l'aide d'une mince lame de platine analogue à la lame de l'uréthrotome de Maisonneuve, *mais non coupante*. Bien qu'il s'agisse encore d'un procédé d'exception, ses indications sont plus nombreuses que celles de l'électrolyse circulaire. Voici comment se pratique l'opération du Dʳ Jardin. Son *uréthrotome électrolytique* se compose d'une bougie conductrice et de deux branches : une branche femelle, recourbée en forme de cathéter, recouverte d'un enduit de gomme et cannelée, et d'une branche mâle constituée par une tige métallique flexible, pouvant s'introduire sans pression dans la cannelure et portant à son extrémité profonde la lame de platine, triangulaire, à talon mousse.

La bougie armée et la branche femelle servant de conducteur sont introduites dans l'urèthre et maintenues par un aide. Le chirurgien prend la verge de la main gauche et l'allonge légèrement sur le conducteur, puis il pousse doucement la branche mâle jusqu'à ce que la lame de platine bute contre le rétrécissement. Cette lame est alors mise en communication avec le pôle négatif d'une pile et l'électrode positive est placée sur la cuisse du malade. On fait passer le courant et l'on maintient simplement la lame de platine au contact du rétrécissement. Peu à peu on la sent progresser et au bout de quelques minutes la stricture uréthrale est franchie. La section ainsi produite est plus ou moins profonde suivant la hauteur de la lame de platine employée et le calibre du canal rétréci. On interrompt alors le courant et l'on retire l'instrument ; l'opération est terminée. La douleur est peu vive ; il n'y a pas d'hémorrhagie. Si les *voies urinaires ne sont pas infectées*, le malade peut reprendre immédiatement ses occupations.

Le Dr Fort préfère se servir d'un instrument formé d'une seule pièce. C'est une longue bougie parcourue dans une partie de son étendue par une tige métallique isolée qui conduit le courant jusqu'à la lame de platine. C'est donc l'instrument tout entier qui progresse dans le canal à mesure que l'on sectionne la paroi uréthrale au niveau du rétrécissement.

M. Gaiffe construit actuellement des uréthrotomes électrolytiques dont le couteau en platine analogue à celui de l'instrument du Dr Jardin est monté sur une *tige très souple qui suit facilement les sinuosités du canal.* Ces instruments peuvent rendre de réels services, à condition de dilater préalablement le rétrécissement jusqu'au n° 10, ce qui est possible aujourd'hui dans tous les cas ou à peu près, ainsi que je l'ai prouvé, en 1889, à la quatrième session du *Congrès français de chirurgie.* Ces instruments nouveaux permettent d'agir facilement sur la paroi inférieure de l'urèthre, où siège le plus souvent le tissu pathologique qui produit la stricture uréthrale.

Dans une communication faite à l'Académie de médecine, en 1889, j'ai montré que l'électrolyse linéaire, comme l'électrolyse circulaire, ne donne pas de résultats durables. La récidive est constante si l'on ne pratique pas de temps en temps le cathétérisme après l'opération. En 1892, j'ai montré également que l'électrolyse linéaire est en général une opération insuffisante pour rendre à l'urèthre rétréci son calibre normal. Néanmoins, je le répète, cette opération a des indications précises et elle rend dans ces cas de réels services.

Un troisième procédé consiste à n'employer que des *courants continus d'une faible intensité,* trois à cinq milliampères, à l'aide de cylindres ou mieux d'olives électrolytiques. Déjà Crusell et Wertheimber avaient eu recours à un procédé *analogue* et les résultats qu'ils avaient obtenus n'avaient pas été satisfaisants. R. Newmann, de New-York, qui a repris ce procédé il y a quelques années, en aurait au contraire obtenu de bons résultats. Il faisait des séances de 2 à 10 minutes, à huit jours d'intervalle et employait 2 à 10 milliampères. On a dit que ce procédé est un simple procédé de dilatation avantageusement remplacé par la bougie ordinaire. C'est une exagération. J'ai cité un fait qui prouve que dans certains cas il peut réussir alors que les procédés ordinaires de dilatation échouent. Le procédé de Newmann doit donc être conservé ; il a réellement quelques indications.

Uréthrotomie. — C'est une méthode dans laquelle on incise l'urèthre pour obtenir la guérison des rétrécissements (Voillemier).

Il existe deux principaux procédés d'uréthrotomie. Tantôt la section est faite dans la cavité du canal, de dedans en dehors : c'est l'*uréthrotomie interne*. Tantôt on pénètre dans le canal à travers les téguments, on fait une section de dehors en dedans : c'est l'*uréthrotomie externe*.

L'*uréthromie interne*, suivant Civiale, était connue dès les temps les plus reculés, mais c'est depuis 1819 qu'elle a été surtout employée. Depuis 1855, époque où Maisonneuve fit connaître son uréthrotome, cette opération a même été très souvent pratiquée. Aujourd'hui, grâce à l'anesthésie et à l'antisepsie directes des voies urinaires inférieures, l'uréthrotomie interne n'a presque plus d'indications. Le champ de la dilatation s'est considérablement étendu d'une part et d'autre part la divulsion progressive et l'électrolyse linéaire, opérations beaucoup plus bénignes que l'uréthrotomie interne, ont remplacé à peu près complétement ce dernier procédé opératoire. Aussi serai-je bref sur ce sujet.

Parmi les nombreux uréthrotomes qui ont été inventés,

je citerai l'uréthrotome à bascule de Civiale pour opérer les rétrécissements du méat et de la fosse naviculaire, un second uréthrotome de Civiale , permettant de pratiquer dans les autres régions de l'urèthre l'uréthrotomie d'arrière en avant, celui de Thompson qui en diffère par l'olive, qui ne proémine que de l'un des côtés de la tige, et surtout l'uréthrotome de Maisonneuve, qui a été de beaucoup le plus employé. C'est le seul que je décrirai.

L'uréthrotome de Maisonneuve se compose : 1° d'une bougie conductrice ; 2° d'un conducteur métallique courbe, cannelé dans sa concavité et portant à l'une de ses extrémités un pas de vis sur lequel se fixe la bougie conductrice; 3° d'un mandrin métallique armé d'une lame aplatie, semi-elliptique, ayant la forme d'un triangle isocèle. Le sommet de cette lame est mousse et ses côtés tranchants sont légèrement concaves. On se servait habituellement d'une lame n° 21 à 23.

Avec un conducteur cannelé sur sa convexité on pouvait agir sur la paroi inférieure de l'urèthre, tandis que le premier conducteur décrit ne permettait de sectionner que la paroi supérieure. Celui-ci était le seul qui fût habituellement employé.

Le manuel opératoire n'est autre que celui qui a été indiqué en décrivant le procédé de l'électrolyse linéaire, seulement il faut exercer ici une certaine pression lorsque la lame *coupante* est arrivée au contact du rétrécissement. Lorsque celui-ci a été sectionné, on ramène la lame en avant et on la retire. Elle ne doit jamais être réintroduite une seconde fois.

On retire ensuite le conducteur, on le remplace par une tige métallique et l'on place à demeure une sonde à bout coupé, *si l'on peut*. Cette sonde est enlevée au bout de 48 heures.

Au bout de 12 à 15 jours, on essaye d'augmenter à l'aide

des bougies Béniqué le calibre de l'urèthre, car l'uréthrotomie interne seule employée, comme l'électrolyse linéaire,
est une opération *insuffisante* pour rendre au canal rétréci
son calibre normal. Dans certains cas, elle ne donne même
aucun résultat appréciable.

L'uréthrotomie interne est une opération relativement
grave. Sur 459 opérés, M. Guyon a eu 20 morts. Certains de ses
malades sont morts d'infection générale moins de 24 heures
après l'uréthrotomie interne. Les plus habiles chirurgiens
ont perdu des opérés d'uréthrorrhagie, d'infiltration d'urine,
etc. C'est principalement quand l'uréthrotomie interne est
inefficace, lorsqu'elle ne permet pas de mettre une sonde
à demeure, que les accidents les plus redoutables sont à
craindre.

La fièvre urineuse, l'orchite, la prostatite, l'uréthrite,
ne sont point rares après l'uréthrotomie interne, surtout
si l'on ne pratique pas l'antisepsie directe des voies urinaires inférieures avant l'opération.

Enfin, il faut se rappeler qu'elle est suivie d'une cicatrice
bien plus rétractile que celle qui suit l'électrolyse linéaire.
Je le répète, l'uréthrotomie interne est encore aujourd'hui
une opération relativement grave, qui heureusement n'a
presque plus d'indications.

L'*uréthrotomie externe* a été bien moins employée que
l'uréthrotomie interne. Elle a toujours été considérée
comme un procédé d'exception. Aujourd'hui, on pourrait
presque dire qu'elle n'a plus d'indications.

L'uréthrotomie externe ne se pratique en général qu'au
niveau du périnée, *sur conducteur* ou *sans conducteur*. Le
malade est placé dans la position de la taille périnéale.
On introduit un cathéter de Syme, on fait sur la ligne
médiane une incision de 4 à 5 centimètres et on divise les
parties molles jusqu'à ce que l'on sente le cathéter. On
engage alors la pointe du bistouri dans la cannelure et on

sectionne le rétrécissement dans toute sa hauteur. On retire ensuite le cathéter et on le remplace par une sonde à demeure.

Si le conducteur ne peut pénétrer dans le rétrécissement, la première partie de l'opération est la même que dans le cas précédent. Ensuite, on met à nu l'extrémité du cathéter, on introduit un stylet dans la stricture uréthrale, on la divise dans toute sa longueur et on met une sonde à demeure.

La découverte du bout postérieur de l'uréthre est parfois impossible. On pratique alors le *cathétérisme rétrograde* (Duplay), qui consiste à faire la taille hypogastrique et à faire pénétrer une sonde ordinairement métallique d'abord dans le col de la vessie puis dans l'urèthre : c'est un cathétérisme d'arrière en avant.

Une fois, j'ai vu mon maître M. Péan découvrir le bout postérieur en faisant l'incision de la taille prérectale de Nélaton. Demarquay avait du reste proposé déjà de suivre ce procédé, mais je ne crois pas qu'il y ait eu recours.

La *résection de l'urèthre périnéal*, indiquée et pratiquée par Bourguet (d'Aix), Dittel, etc., et surtout vulgarisée par Daniel Mollière (de Lyon), est aujourd'hui acceptée par un grand nombre de chirurgiens (Horteloup, Guyon, etc.), mais ses indications sont tout à fait exceptionnelles. Cette opération ne serait même jamais indiquée aujourd'hui dans les cas de rétrécissements inflammatoires si tous les chirurgiens traitaient d'une façon rationnelle cette variété de strictures uréthrales.

C'est presque toujours la résection partielle de l'urèthre que l'on pratique. On se borne à extirper les tissus cicatriciels appartenant à l'urèthre et au périnée, puis on répare immédiatement par la suture la brèche faite à ces organes de façon à obtenir la réunion par première intention. Il est sage de ne pas drainer (Guyon). La suture de l'urèthre est parfois impossible. On reconstitue alors la paroi inférieure du canal avec les parties molles du périnée, ce qui ne compromet point le résultat.

La *formation d'un canal latéral*, préconisée par Bourguet (d'Aix), est réalisée de la façon suivante. Le rétrécissement uréthral est laissé en dehors de la plaie. Une sonde est placée à demeure et va du bout antérieur au bout postérieur. C'est autour de cette sonde que se forme le nouveau canal, plus ou moins parallèle à la portion rétrécie de l'urèthre primitif.

Choix de la méthode à suivre dans le traitement des rétrécissements de l'urèthre

Grâce à l'antisepsie et à l'anesthésie directes des voies urinaires inférieures, que j'ai réalisées chez les rétrécis, en 1886 et 1887, dans les hôpitaux de Paris, la *dilatation* et la *divulsion progressive* permettent de traiter aujourd'hui l'immense majorité des strictures uréthrales. Tous les autres procédés opératoires sont devenus des procédés d'exception.'

Je rappelle que l'antisepsie directe des voies urinaires inférieures se fait chez les rétrécis à l'aide du lavage continu de l'uréthre antérieur et du lavage de la vessie sans sonde pratiqués avec une solution saturée ou sursaturée d'acide borique et parfois avec des solutions de nitrate d'argent.

On ne doit se servir, bien entendu, que d'instruments aseptiques.

Quant à l'anesthésie, elle est réalisée à l'aide d'une solution de chlorhydrate de cocaïne injectée sans sonde dans la cavité uréthro-vésicale.

Au début du traitement, il faut toujours essayer la dilatation. On emploie la dilatation lente, c'est-à-dire la *dilatation temporaire progressive*, si le malade urine encore assez facilement et la dilatation *permanente* si la miction est difficile, nécessite des efforts violents.

Parfois les rétrécissements sont difficiles à franchir. Les petites *bougies* en gomme *tortillées* rendent alors de grands services. Il en existe de formes variées, en spirale, en baïonnette. Il faut se défier des *bougies de baleine*, qui déchirent facilement la muqueuse uréthrale.

On a encore conseillé le *cathétérisme appuyé*, le cathétérisme fait avec un *faisceau* de bougies filiformes droites introduites dans l'urèthre antérieur et que l'on essaye successivement d'introduire dans la stricture, les *injections forcées*, etc... Mais tous ces moyens peuvent échouer. Il faut alors recourir à la dilatation faite avec les liquides, à condition que la vessie se vide et que la miction ait lieu sans efforts exagérés. On pratique donc tous les jours des injections intra-vésicales sans sonde avec une solution saturée d'acide borique. En même temps, on essaye tous les jours de franchir le rétrécissement et presque toujours on y arrive assez vite.

Si la miction est très difficile, il faut essayer le procédé électrolytique de Mallez et si l'on échoue recourir à l'uréthrotomie externe ; mais ces cas sont tout à fait exceptionnels.

Pour pratiquer la dilatation, on se sert habituellement de bougies en gomme à extrémité conique terminée par un petit renflement olivaire. Mais lorsqu'on arrive au n° 16 on a recours en général aux bougies métalliques dites *bougies Béniqué*, dont la différence entre deux numéros successifs n'est que d'un sixième de millimètre.

La dilatation doit être poussée le plus loin possible. Les auteurs français indiquent les n°s 22 ou 23 des bougies en gomme, les n°s 45 ou 48 des bougies Béniqué comme les limites ordinaires. Ces limites doivent être dépassées toutes les fois qu'on le peut.

Lorsque la dilatation a été obtenue on éloigne les cathétérismes progressivement. Chez beaucoup de malades, il
suffit bientôt d'un cathétérisme par mois pour éviter la
récidive du rétrécissement.

La *dilatation immédiate progressive* est indiquée lorsqu'il y a urgence à dilater la stricture le plus rapidement
possible ou qu'il s'agit de rétrécissements tortueux, mais
facilement dilatables.

L'emploi des courants continus faibles, véritable procédé de dilatation, peut rendre des services lorsqu'une
suppuration plus ou moins ancienne a fait perdre au périnée sa souplesse primitive.

Tous ces procédés de dilatation, désignés sous le nom
de *procédés de douceur*, peuvent être employés aujour-
d'hui même lorsqu'il existe de la fièvre urineuse, de l'inflammation des voies urinaires ou des organes voisins, ou
qu'il s'agit d'un rétrécissement irritable. J'ai publié des
observations qui ne laissent aucun doute sur ce point. J'ai
prouvé également qu'une fois franchi un rétrécissement
d'accès difficile peut être traité par la dilatation. Celle-ci
ne reconnaît donc guère, dans les cas de strictures fran-
chissables, qu'une contre-indication : la *résistance* trop
considérable du rétrécissement. Lorsque la dilatation ne
donne plus aucun résultat, il faut alors recourir aux *procédés de force*.

La *divulsion progressive* est le procédé de choix à employer lorsque la dilatation est insuffisante pour rendre
au canal rétréci son calibre normal. C'est le traumatisme
le plus léger que l'on puisse produire, et par suite celui
qui est suivi de la plus petite cicatrice. Comme la dilatation, ce procédé permet d'agir sur tout le tissu pathologique qui constitue le rétrécissement. Les faits que j'ai
publiés ont prouvé également que c'est un procédé très
puissant, qui permet d'agir d'une façon efficace dans les

cas où la stricture est des plus résistantes. De plus, ce procédé agit rapidement et permet de rendre au canal rétréci son calibre normal, tandis que l'électrolyse linéaire et l'uréthrotomie internes sont des opérations tout à fait insuffisantes pour atteindre ce but. J'ai montré que le plus souvent ces deux dernières opérations seules employées ne permettent d'introduire qu'une bougie n° 15 ou 16. Pour introduire un n° 20, il faut recourir à une divulsion supplémentaire. Si l'on remarque que tous les rétrécissements de l'urèthre (104 sur 105) peuvent être dilatés jusqu'au n° 10, on voit combien est limitée l'action des deux opérations dont il s'agit. Or, ce sont là des faits qui peuvent être contrôlés d'une façon mathématique au lit des malades. Un calcul très simple, comme je l'ai montré récemment, permettait d'ailleurs de prévoir ce résultat.

Enfin, j'ai prouvé que la divulsion progressive est une opération extrêmement bénigne, dont les résultats éloignés, comme les résultats immédiats, sont excellents.

Les indications de l'*électrolyse linéaire* sont faciles à formuler. Ce procédé de force est l'opération de choix lorsque le malade est obligé de reprendre immédiatement ses occupations ou qu'il ne peut tolérer les instruments à demeure. Ce procédé a sur l'uréthrotomie interne de nombreux avantages : rapidité du résultat obtenu, absence d'hémorrhagie, suppression de la sonde à demeure, cicatrice moins rétractile, chances bien moins grandes d'infection générale si les voies urinaires supérieures sont infectées.

L'*uréthrotomie interne* ne me paraît plus avoir d'indications. J'en cherche un exemple en dehors des atrésies du méat, qui du reste peuvent être traitées par l'électrolyse linéaire.

La *divulsion brusque* n'est plus employée.

L'*électrolyse circulaire* peut rendre des services dans

les cas de rétrécissements infranchissables. On se sert de stylets électrolytiques à l'aide desquels on cherche à *tunnelliser* l'obstacle (Mallez). Si l'on n'y parvient pas, il faut pratiquer l'*uréthrotomie externe* sans conducteur.

La *résection de l'urèthre périnéal*, la *formation d'un canal latéral* sont des opérations qui ne devraient plus avoir aujourd'hui d'indications, excepté dans quelques cas de rétrécissements traumatiques. J'y reviendrai en étudiant les ruptures de l'urèthre et les fistules urinaires périnéales.

Quel que soit le procédé employé, il ne faut pas oublier que le traitement post-opératoire est de rigueur. Si l'on ne pratique pas régulièrement le cathétérisme, la récidive du rétrécissement est fatale et souvent rapide. Il n'est point rare, au contraire, qu'un cathétérisme par mois suffise pour maintenir la dilatation de la stricture uréthrale. Chez les enfants, l'intervalle peut même être beaucoup plus long. J'y reviendrai en étudiant les ruptures de l'urèthre.

Article II. — Rétrécissements spasmodiques de l'urèthre.

Les auteurs, Fürbringer entre autres, décrivent d'une façon très incomplète les *rétrécissements spasmodiques* de l'urèthre. C'est là pourtant une affection qui présente une réelle importance et qu'il faut bien connaître.

Ces rétrécissements sont dus à un spasme des fibres musculaires circulaires de l'urèthre.

Leur *siège* habituel est la région sphinctérienne, mais ils peuvent exister au niveau de la région périnéo-bulbaire et exceptionnellement au niveau de la région pénienne. Civiale en a publié un cas fort intéressant. J'ai cité des expériences qui montrent également la possibilité, chez certains sujets, d'un spasme en avant de la région sphinctérienne, surtout au niveau de l'angle uréthral et de la région périnéo-bulbaire. Certains auteurs, M. Guyon entre autres, ont donc tort de nier la possibilité d'un rétrécissement spasmodique en avant du sphincter uréthral.

Civiale, Thompson et d'autres auteurs admettent qu'un spasme peut se produire en avant du sphincter uréthral même au niveau d'un rétrécissement organique, ce que nient au contraire la majorité des auteurs. Voillemier a fait remarquer avec raison que s'il est des cas où ce spasme est impossible, à cause de l'étendue des lésions, il en est d'autres au contraire où il peut très bien exister, par exemple lorsqu'il s'agit d'une cicatrice mince et superficielle ou bien d'une cicatrice épaisse mais n'intéressant que l'un des côtés de l'urèthre. Néanmoins, il n'est pas douteux que le spasme que l'on observe parfois chez les malades atteints d'un rétrécissement organique siège habituellement au niveau du sphincter uréthral. M. Verneüil croit que ce spasme est constant; M. Guyon au contraire ne l'aurait jamais rencontré. Je l'ai observé bien des fois, mais j'ai constaté aussi qu'il manque fréquemment.

L'atrésie du méat peut également déterminer un spasme du sphincter uréthral. Otis a insisté sur ce fait, dont il a du reste beaucoup exagéré la fréquence.

Parmi les autres *causes* qui peuvent occasionner un spasme du *sphincter uréthral*, qui constitue, je le répète, le véritable rétrécissement spasmodique de l'urèthre, il faut citer le phimosis, les affections de l'urèthre antérieur, certaines inflammations de la muqueuse uréthrale entre autres, les ruptures, la surdistension de l'urèthre, la simple exploration du canal, surtout les affections de l'urèthre postérieur et de la région cervicale de la vessie, la cystite, les calculs vésicaux, les corps étrangers de la vessie, les affections douloureuses des reins, des bassinets ou des uretères, en particulier la lithiase.

Les rétrécissements spasmodiques sont fréquents chez les tuberculeux vésicaux et prostatiques.

Le spasme du sphincter uréthral peut s'observer encore chez les malades atteints d'hémorrhoïdes, chez ceux dont l'intestin contient un corps étranger ou chez lesquels on rencontre le prurigo de l'anus et des organes génitaux, et surtout la fissure à l'anus. Les opérations pratiquées sur la région anale sont fréquemment suivies de spasme du sphincter uréthral.

Parfois les rétrécissements spasmodiques de l'urèthre sont dus simplement à un coït trop répété, à l'impression subite du froid, à une vive émotion morale (Civiale, Lavaux), à des urines fort acides et chargées d'urates (Thompson), à l'absorption des cantharides, de la térébenthine, des épices.

Les affections du système nerveux central, le tabes en particulier, la myélite syphilitique (Lavaux), méritent une mention spéciale. Ce sont là des causes importantes de spasme du sphincter uréthral.

Voillemier a cité un cas de rétrécissement spasmodique de l'urèthre causé par une névralgie du testicule.

Le spasme du sphincter uréthral peut encore être observé dans les maladies infectieuses, la fièvre typhoïde, par exemple (Lavaux).

Chez certains intoxiqués, un traumatisme peut déterminer brusquement un spasme grave du sphincter uréthral (Lavaux). Parfois l'intoxication seule suffit. Il en est de même quelquefois dans des cas de traumatisme simple, en dehors de toute intoxication, chez des hystériques par exemple.

On voit que chez un grand nombre de malades atteints d'un rétrécissement spasmodique de l'urèthre, il n'existe aucune altération appréciable du canal. D'autre part, il faut noter que la plupart des causes qui viennent d'être énumérées n'agissent que si le sujet est prédisposé. C'est principalement chez les névropathes que l'on observe le spasme du sphincter uréthral.

Par quel mécanisme se produit le rétrécissement spasmodique de l'urèthre ? Cette *pathogénie* est complexe. Il n'est pas douteux que le réflexe normal est exagéré, mais ce phénomène est la conséquence tantôt d'une hyperesthésie de l'urèthre ou d'un organe voisin dont l'innervation a quelques rapports avec celle de l'urèthre, tantôt d'un trouble du système nerveux central, tantôt d'un trouble psychique (Janet).

Dans d'autres cas, après la surdistension du canal par exemple, il est probable que l'irritation des fibres musculaires de l'urèthre joue le principal rôle; mais dans aucun cas il n'existe d'altération *organique* appréciable de la région sphinctérienne de l'urèthre.

Symptômes. — Les troubles que produisent dans la miction les rétrécissements spasmodiques de l'urèthre sont variables. Parfois le début de la miction exige seul quelques efforts ; l'émission de l'urine se fait ensuite normalement. Chez d'autres malades, des efforts sont nécessaires pendant toute la durée de la miction. Parfois, la miction est incomplète ou elle s'interrompt brusquement. Enfin, certains malades présentent tous les symptômes de la rétention complète.

Mais dans tous ces cas les troubles de la miction diffèrent essentiellement de ceux qui sont causés par un rétrécissement organique. La gêne à l'émission de l'urine n'est pas constante comme dans cette dernière variété de stricture, elle est au contraire très variable d'un jour à l'autre et même dans les 24 heures. « Le malade, dit Voillemier, raconte que son jet d'urine est tantôt volumineux et uniforme, tantôt fin et déformé. Dans ce dernier cas il a conscience d'une sorte de resserrement du canal; il éprouve au moment du passage de l'urine une douleur vive dans un point limité et le plus souvent en arrière des bourses ; il sent parfois que l'urine s'engage dans l'urèthre, mais qu'elle est arrêtée quand elle arrive dans la partie douloureuse. »

Parfois ces troubles n'existent que lorsqu'on regarde les malades (Ricord), quand on les attend : c'est le *bégaiement urinaire* de J. Paget.

La rétention d'urine est ordinairement subite et passagère dans cette affection, mais parfois elle persiste assez longtemps.

Il faut ajouter que certains malades peuvent présenter à peu près les mêmes symptômes que ceux observés dans les cas de rétrécissement organique de l'urèthre. J'en ai observé plusieurs exemples.

La *marche*, la *durée*, la *terminaison* sont subordonnées aux causes qui produisent les rétrécissements spasmodiques de l'urèthre. Si la cause peut être supprimée immédiatement, le spasme disparaît aussitôt ; mais s'il s'agit du tabes ou d'une autre affection grave des centres nerveux, le spasme est en grande partie subordonné à l'évolution de ces affections.

Au point de vue de la *marche*, je répète qu'il s'agit ordinairement de troubles très variables d'un jour à l'autre et même dans les 24 heures, mais que parfois ils sont assez constants pour faire croire à un rétrécissement organique de l'urèthre.

Pronostic. — Les rétrécissements spasmodiques de l'urèthre ne présentent pas la gravité des rétrécissements organiques. Il est rare qu'ils déterminent de la rétention d'urine et quand celle-ci se produit elle est ordinairement passagère. Même dans les cas où elle persiste, il n'y a pas habituellement d'accidents autres que ceux qui naissent de l'impossibilité d'uriner.

Le pronostic varie aussi avec la cause qui produit le rétrécissement spasmodique. Ainsi le spasme d'origine psychique n'est suivi de rétention d'urine que s'il s'ajoute une autre cause : un traumatisme, une résistance au besoin d'uriner, par exemple.

Le spasme du sphincter uréthral que l'on observe dans les affections graves des centres nerveux peut avoir au contraire les plus funestes conséquences. A propos d'un cas de ce genre que j'ai observé chez un malade atteint de myélite d'origine syphilitique et dont j'ai publié l'observation, j'ai montré combien le traitement est délicat dans ces cas. Aujourd'hui, nous sommes néanmoins suffisamment armés pour triompher de toutes ces difficultés, ce qui atténue la gravité du pronostic dans les cas dont il s'agit.

Je ferai la même remarque au sujet du spasme du sphincter uréthral que l'on observe dans le cours de certaines affections aiguës, la fièvre typhoïde par exemple. Grâce à l'anesthésie directe des voies urinaires inférieures, j'ai montré que l'on peut aujourd'hui faire cesser facilement ce spasme et pratiquer le cathétérisme évacuateur.

Dans les cas exceptionnels où le spasme existait au niveau de l'urèthre antérieur et déterminait de la rétention d'urine, les auteurs ont noté qu'un seul cathétérisme avait suffi pour le faire cesser. Dans le cas de Civiale, aussitôt que la sonde eut franchi le rétrécissement spasmodique, l'urine « fut lancée avec tant de force qu'on ne put la recueillir. »

Il en est de même habituellement quand le spasme accompagne un rétrécissement organique de l'urèthre; mais il peut se reproduire après chaque séance de dilatation, si l'on n'a pas recours à l'anesthésie directe des voies urinaires inférieures.

Au point de vue du pronostic, il faut également se rappeler que les malades atteints de rétrécissements spasmodiques de l'urèthre sont le plus souvent des névropathes et que l'affection peut se reproduire chez eux sous l'influence de causes variables mais parfois des plus légères.

Diagnostic. — Lorsqu'un malade se croyant atteint d'un rétrécissement de l'urèthre vient consulter et qu'on l'interroge avec soin, l'irrégularité et l'inconstance des troubles de la miction font ordinairement supposer qu'il s'agit d'un rétrécissement spasmodique et non d'un rétrécissement organique de l'urèthre. Mais dans certains cas, les antécédents, la marche de l'affection, les caractères que présentent les troubles de la miction trompent complétement et font penser à un rétrécissement organique. L'exploration *méthodique* du canal peut donc seule permettre de reconnaître avec certitude un rétrécissement spasmodique de l'urèthre. Mais bien plus, cette exploration elle-même peut tromper et faire commettre une erreur de diagnostic si elle n'est pas faite dans certaines conditions. Si les apparences sont favorables à l'hypothèse d'un rétrécissement organique et que l'on ne puisse introduire qu'une fine bougie, celle-ci peut être serrée comme dans cette variété de rétrécissement (Esmarch). Dans tous les cas de ce genre que j'ai observés, il s'agissait de malades déjà traités et chez lesquels on avait fait une erreur de diagnostic. Dans un cas, c'est un confrère qui avait failli être victime de cette erreur de diagnostic : on allait pratiquer chez lui *l'électrolyse linéaire*.

Voilà un premier groupe de faits très importants, que ne signalent pas cependant la plupart des auteurs qui se sont occupés de cette question. Il est probable qu'ils commettent une erreur de diagnostic dans ces cas. Pour reconnaître certains rétrécissements spasmodiques de l'urèthre, il faut donc d'abord penser à faire ce diagnostic.

Il suffit alors de pratiquer l'anesthésie directe des voies urinaires inférieures d'après le procédé que j'ai décrit pour constater qu'un volumineux cathéter peut être introduit jusque dans la vessie avec la plus grande facilité.

Il existe un autre moyen de faire le diagnostic dans ces cas. Si l'on a soin de traiter les malades par la dilatation temporaire progressive, on constate au bout de quelques séances que les petites bougies ne sont plus serrées et que l'on peut introduire facilement une grosse bougie, ce qui fait reconnaître l'erreur primitivement commise.

Le second groupe de faits est mieux connu. Hunter, Civiale, Voillemier, Thompson, Reliquet, etc., l'ont signalé et ont insisté sur les difficultés que présente parfois le diagnostic chez ces malades.

Dans les cas simples, une pression légère exercée avec un explorateur à boule en gomme, une grosse bougie ou un instrument métallique volumineux suffit, pour faire cesser le spasme du sphincter uréthral et permettre de reconnaître qu'il n'existe pas de rétrécissement organique.

Parfois on ne peut introduire d'abord qu'une bougie conductrice, mais si l'on y adapte un cathéter métallique on constate que celui-ci pénètre sans difficulté dans la région sphinctérienne et même dans la vessie.

Mais dans certains cas, aucun instrument ne peut franchir le sphincter uréthral. Plusieurs fois, les chirurgiens ont eu alors recours au chloroforme. Les uns ont pu faire ainsi le diagnostic du rétrécissement spasmodique; d'autres au contraire avouent que le chloroforme ne leur a donné aucun résultat.

Tel était l'état de la question lorsque j'entrepris mes recherches sur l'anesthésie directe des voies urinaires inférieures chez les rétrécis. Je pus bientôt me convaincre que cette anesthésie permet de faire le diagnostic très facilement dans les cas dont il s'agit. Au bout de cinq minutes, un instrument volumineux franchit la région sphinctérienne et pénètre dans l'urèthre postérieur.

Lorsque le spasme du sphincter uréthral existe chez un malade atteint d'un rétrécissement organique de l'urèthre, le diagnostic se fait de la même façon, seulement on ne peut introduire après l'anesthésie directe de la muqueuse uréthrale que la bougie qui peut franchir le rétrécissement organique, lequel siège en avant du sphincter, au niveau de l'urèthre antérieur.

En résumé, grâce à l'anesthésie directe des voies urinaires inférieures, le diagnostic des rétrécissements spasmodiques de l'urèthre est aujourd'hui facile même dans les cas les plus complexes.

Traitement. — Le traitement des rétrécissements spasmodiques comprend le traitement des accidents dus au spasme et le traitement de la cause.

S'il existe de la rétention d'urine, il faut anesthésier l'urèthre et pratiquer le cathétérisme évacuateur : l'urine s'écoule habituellement dès que la sonde a franchi le sphincter uréthral.

S'il existe simplement de la gêne dans la miction, l'anesthésie seule permet de la faire disparaître. Dans un cas que j'ai publié, j'ai pu même prévenir la rétention et éviter le cathétérisme.

Depuis que j'ai signalé ces faits, le traitement que je viens de rappeler a été adopté par plusieurs chirurgiens, mais quelques-uns emploient des solutions de chlorhydrate de cocaïne beaucoup trop fortes. Je répète qu'une solution au cinquantième ou même au centième suffit.

Civiale a conseillé le cathétérisme répété avec des bougies, afin de diminuer peu à peu la sensibilité de la muqueuse uréthrale. Ce traitement donne parfois de bons résultats, mais dans certains cas il aggrave l'état des malades.

On a conseillé les antispasmodiques ; mais en général ils donnent peu de résultats, à moins qu'ils n'agissent sur la cause du spasme.

Le traitement de la cause du rétrécissement spasmodique est très important. C'est le seul qui permette ordinairement d'obtenir une guérison durable. Il faudra donc toujours rechercher cette cause et la traiter ; malheureusement, il n'est pas toujours possible de la faire disparaître : dans l'ataxie par exemple, les moyens sont bien limités. Enfin, il ne faut pas oublier qu'en dehors des affections graves du système nerveux il s'agit encore souvent de neurasthéniques. Il n'est donc point surprenant que les récidives des rétrécissements spasmodiques de l'urèthre soient fréquentes.

Article III. — Rétrécissements chez la femme.

Les rétrécissements de l'urèthre sont loin de présenter chez la femme la même importance que chez l'homme. Les strictures uréthrales sont en effet très rares chez elle. Le nombre des cas connus dans la littérature médicale serait de 60 environ. On peut cependant observer chez la femme des rétrécissements congénitaux (Blum), des rétrécissements passagers dus à un chancre syphilitique (Fournier), des rétrécissements organiques et des rétrécissements spasmodiques. On a parlé aussi de rétrécissements séniles (Herman).

Les rétrécissements congénitaux sont des curiosités pathologiques. Dans le cas observé par mon maître M. Blum, la bride congénitale se trouvait située à un centimètre du méat.

Dans les cas observés par M. le professeur Fournier, il s'agissait de rétrécissements passagers : le méat était enserré par un tissu d'aspect cartilagineux à la suite d'un chancre syphilitique. Le calibre de l'urèthre redevint normal à mesure que disparut l'induration chancreuse.

Parfois au contraire il peut exister dans ces cas au niveau du chancre une véritable cicatrice ; il s'agit alors d'un rétrécissement organique de l'urèthre.

Le rétrécissement sénile, signalé par Herman et admis par Van de Varker, serait dû à l'épaississement et à l'induration du tissu cellulaire uréthro-vaginal. La diminution du calibre de l'urèthre serait donc la conséquence de l'épaississement de sa paroi.

On a fait remarquer avec raison que c'est là une simple hypothèse, puisque les autopsies manquent. La dysurie observée chez les malades en question peut également être due à une autre cause, à une altération du muscle vésical par exemple. J'ai observé récemment un fait de ce genre.

§ Ier. RÉTRÉCISSEMENTS ORGANIQUES.

Comme chez l'homme, on peut observer chez la femme des rétrécissements *blennorrhagiques* et des rétrécissements *cicatriciels* ou *traumatiques*.

On admet généralement que les rétrécissements blennorrhagiques sont exceptionnels chez la femme. D'après Ricord, c'est une erreur ; ils sont plus fréquents qu'on ne le croit, mais ils passent inaperçus parce qu'ils ne déterminent que tardivement des symptômes fonctionnels, ce que contestent aujourd'hui certains auteurs, qui admettent du reste que les rétrécissements blennorrhagiques chez la femme sont aussi fréquents, sinon plus fréquents que les strictures traumatiques.

La rareté de cette variété serait due au peu de durée de l'uréthrite blennorrhagique chez la femme (Blum), à l'analogie de l'urèthre avec la région sphinctérienne chez l'homme, qui en est toujours indemne (Mercier).

Il serait peut-être plus exact de dire que cette rareté tient au peu d'intensité que présente habituellement l'uréthrite blennorrhagique chez la femme.

La pathogénie ne présente rien de particulier à noter.

Les *rétrécissements traumatiques* chez la femme seraient aussi fréquents et même plus fréquents, suivant certains auteurs, que les rétrécissements blennorrhagiques. Leur cause habituelle, c'est la dystocie. Les *ulcérations* seraient aussi une cause relativement fréquente de cette variété de stricture. Tantôt il s'agit d'une ulcération chancreuse, simple ou syphilitique ou de lésions syphilitiques tertiaires, tantôt l'ulcération est due au séjour de corps étrangers. Parfois des cicatrices dures et rétractiles sont consécutives à des plaques muqueuses végétantes, à des chancres phagédéniques (Després), à une cautérisation trop énergique de l'urèthre, au lupus (Herman). Un traumatisme proprement dit n'aurait jamais été cité. M. Péan en a observé un cas, qui sera publié.

Dans les cas d'accouchements laborieux, la *pathogénie* est un peu spéciale. Il se produit une eschare, qui laisse après sa chute une cicatrice rétractile, laquelle rétrécit le calibre du canal. Si l'eschare occupe toute l'épaisseur de la paroi uréthro-vaginale, il se produit en même temps une fistule. Aussi cette variété de rétrécissements de l'urèthre s'accompagne-t-elle souvent d'une fistule uréthro-vaginale ou vésico-vaginale.

Les auteurs ont fait remarquer que les rétrécissements traumatiques sont constitués chez la femme bien plus tard que chez l'homme. Ils ne se manifestent que plusieurs mois, parfois trois ans, cinq ans, 22 ans après un accouchement laborieux, ce qui confirme l'opinion émise par Ricord que généralement les rétrécissements de l'urèthre chez la femme ne déterminent que tardivement des symptômes fonctionnels. L'opinion contraire, soutenue par Van de

Varker et certains anatomistes nous paraît surtout basée sur des idées théoriques. Quoi qu'en disent ces auteurs, l'opinion de Ricord est bien mieux en rapport avec les faits observés par les chirurgiens compétents. On nous parle d'expériences cadavériques, d'égalité de lésions. Tout ceci ne présente qu'un intérêt secondaire. Pour résoudre un problème de ce genre c'est à la clinique qu'il faut s'adresser, comme l'a fait Ricord, et non à des expériences cadavériques.

Cette apparition tardive du rétrécissement traumatique ou cicatriciel chez la femme peut s'expliquer, dit-on, dans les cas de dystocie, par ce fait que l'eschare survenue à la suite d'une compression prolongée porte surtout sur le côté vaginal de la cloison uréthro-vaginale. C'est exact; mais il ne faut pas oublier non plus la grande dilatabilité de l'uréthre chez la femme, ainsi que l'ont fait remarquer les anciens auteurs.

Comme chez l'homme, les lésions qui suivent la blennorrhagie sont encore plus tardives, en général, que les lésions causées par le traumatisme. Il ne faut pas oublier que l'on doit compter à partir de la première blennorrhagie ; mais on sait combien il est difficile chez la femme, d'avoir des renseignements précis à ce point de vue. Aussi doit-on être très réservé, lorsqu'il s'agit de fixer l'échéance de ces rétrécissements blennorrhagiques. Il n'est nullement démontré, comme l'a dit certain auteur, que le rétrécissement blennorrhagique soit volontiers plus précoce chez la femme que chez l'homme.

Anatomie pathologique. — Les deux variétés de rétrécissements peuvent siéger sur tous les points de l'urèthre, mais les strictures blennorrhagiques se rencontrent surtout près du méat, tandis que les rétrécissements traumatiques s'observent ordinairement à la partie moyenne et à la partie postérieure du canal (Curling).

Parfois on trouve une simple bride (Earle); B. Brodie, Blundell, ont observé un rétrécissement de toute l'étendue du canal, d'une *extrémité à l'autre*. Mais on trouve habituellement un simple anneau fibreux plus ou moins complet et d'une longueur variable.

La structure est la même que dans les cas de rétrécissement de l'urèthre chez l'homme. Il s'agit donc de lésions incurables.

Comme chez l'homme, on peut trouver à l'autopsie des lésions secondaires : dilatation et infection des voies urinaires, rupture de la vessie (Thompson), fistule vésico-vaginale consécutive au rétrécissement, etc...

La dilatation de la vessie serait encore plus accusée que chez l'homme, parce que cet organe, suivant les anatomistes, serait plus mince, moins musclé, moins résistant chez la femme que chez l'homme.

Symptômes. — Les symptômes fonctionnels apparaissent tardivement (Ricord). Ce sont des troubles de la miction que l'on observe. Comme chez l'homme, la dysurie, d'abord peu marquée, augmente peu à peu et la miction nécessite tôt ou tard des efforts. Le jet d'urine peut devenir très fin (Thompson); parfois même les malades urinent goutte à goutte. On a noté la rétention d'urine et l'incontinence par regorgement (Earle).

Les autres symptômes notés par les auteurs sont dus à une complication : la cystite. Lorsque la vessie se vide mal, on conçoit cependant que les mictions soient fréquentes, mais à cette période *l'infection spontanée* de la vessie, si facile chez la femme, paraît à peu près constante.

Lorsque le rétrécissement siège à une certaine distance du méat, une bougie à boule introduite dans le canal est brusquement arrêtée dans ce point, au niveau duquel on peut quelquefois sentir par le toucher vaginal une induration. Des instruments de moins en moins volumineux sont alors employés et le volume de celui qui franchit la stricture en indique le degré.

Si le rétrécissement siège au niveau du méat, on peut ne distinguer aucun orifice. C'est avec peine et en tatonnant que l'on arrive à y faire pénétrer une fine bougie (Thompson).

La *marche*, comme chez l'homme, est progressive. Parmi les complications, Mercier en a cité une spéciale : c'est une incontinence définitive, même après la dilatation du rétrécissement.

Des fistules vésico-vaginales ont été également signalées. Cette complication peut être due à la rupture de la vessie dans le vagin; mais en général elle est causée par le traumatisme qui a produit le rétrécissement de l'urèthre.

Le *pronostic* présente un peu moins de gravité que chez l'homme. La facile dilatabilité de l'urèthre chez la femme permet ordinairement à la miction de s'effectuer longtemps avec assez de facilité, mais tôt ou tard la dysurie apparaît et compromet la vie des malades.

La persistance possible d'une incontinence après la dilatation ne doit pas non plus être oubliée au point de vue du pronostic.

Enfin, certains rétrécissements cicatriciels ne paraissent pas moins graves chez la femme que chez l'homme.

Quant aux complications inflammatoires, leur guérison peut être facilement obtenue aujourd'hui, comme chez l'homme, dans presque tous les cas.

Diagnostic. — Les commémoratifs, les troubles constants de la miction, l'exploration du canal permettent en général de faire facilement le diagnostic de cette affection ; mais l'exploration est parfois difficile. Dans le cas cité par Thompson, c'est au milieu « d'un petit faisceau d'excroissances pâles, résistantes, plissées et insensibles,

du volume d'une graine de moutarde, ou un peu plus »
que se trouvait l'orifice externe très étroit de l'urèthre.

M. le professeur Verneuil a fait remarquer qu'une
tumeur, un polype, une coudure brusque du canal dans
les cas de fistule vésico-vaginale pourraient fairé commettre une erreur de diagnostic si l'on n'examinait pas
attentivement la région.

Une compression de l'urèthre par un corps étranger
introduit dans le vagin tel que pessaire, tampon, etc.,
sera facilement reconnue à l'aide du toucher vaginal.

Le gonflement inflammatoire des parois uréthrales, le
spasme de l'urèthre sont en général d'un diagnostic
facile.

Traitement. — « Dans ma longue pratique, dit Civiale,
je n'ai rencontré que deux ou trois exemples de rétrécissements organiques de l'urèthre chez la femme, à la
suite d'accouchements laborieux ; je les ai traités par les
moyens habituels et la guérison a été obtenue facilement. »

M. Blum a insisté sur les dangers que présente chez la
femme *l'uréthrotomie*, qui peut déterminer chez elle, entre
autres accidents, de graves hémorrhagies.

La *divulsion* paraît le procédé de choix conseillé par les
auteurs compétents, lorsque la *dilatation* est insuffisante.
La *divulsion* doit être bien entendu *progressive*.

Un auteur a dit récemment que la *dilatation permanente*
ne doit pas être employée chez la femme, parce qu'elle
donne rapidement lieu à une cystite. Ce n'est plus exact.
Si Thompson, Demarquay, Curling, ont observé cette complication, c'est parce que ces distingués chirurgiens
n'avaient pas à cette époque les moyens thérapeutiques
que nous possédons aujourd'hui et qui nous permettent,
depuis 1886, de faire chez les rétrécis, une antisepsie
directe des voies urinaires inférieures, moyens qui sont
aussi bien applicables chez la femme que chez l'homme.

Quant à la mort par infection générale à la suite de la dilatation, elle n'est plus observée depuis que l'on a recours à l'antisepsie directe des voies urinaires inférieures chez ces malades.

Un anatomiste vient de proposer comme procédé de choix *l'uréthrotomie totale*, c'est-à-dire une section comprenant toute l'épaisseur de la paroi uréthro-vaginale depuis le méat jusqu'à la partie postérieure du rétrécissement, créant ainsi chez la malade « un urèthre en véritable hypospadias. » Cet auteur ajoute « qu'il ne voit pas quelle objection on pourrait faire à ce procédé. » Il ne connaît donc pas tous les ennuis que cause aux malades et aux chirurgiens l'incontinence d'urine « d'origine uréthrale » chez la femme, incontinence due au défaut de résistance de cet organe. Dans certains cas, quoi qu'en disent les anatomistes, c'est la région du méat, la partie antérieure du canal qui est la portion la plus résistante de l'urèthre chez la femme, soit que la partie postérieure du canal et le col de la vessie manquent de soutien, soit que le sphincter vésical et le sphincter de l'urèthre, qui sont superposés, aient été forcés, ce qui n'est point rare chez les malades atteintes de rétrécissements uréthraux anciens et serrés. Si dans ces cas l'urèthre n'avait que 25 à 30 millimètres de longueur, ce qui est fréquent, et que l'on sectionnerait sa partie antérieure sur une étendue de 12 à 15 millimètres, l'incontinence d'urine ne serait pas douteuse.

D'un autre côté, il n'est point rare de voir un rétrécissement même blennorrhagique siéger à 2 centimètres et plus du méat. Qu'arriverait-il dans ces cas après l'opération en question, en admettant qu'il n'y eût pas d'incontinence ? A chaque miction l'urine pénétrerait dans le vagin. Je me souviens d'avoir observé une malade qui, à la suite d'un accouchement, présentait « l'urèthre en hypospadias » dont parle l'auteur en question. La solution de continuité de la paroi inférieure du canal était peu étendue, un centimètre à peine. Or, si l'on appliquait le spéculum aussitôt après la miction, on constatait que le vagin était plein d'urine.

Il me semble que voilà des objections sérieuses au traitement des rétrécissements de l'urèthre chez la femme par *l'uréthrotomie totale*. Certains anatomistes ont vraiment des idées bizarres quand ils veulent s'occuper de chirurgie.

§ II. Rétrécissements spasmodiques.

Si les coarctations organiques de l'urèthre sont rares chez la femme, il n'en est pas de même des rétrécissements spasmodiques (Civiale).

Le plus communément ces rétrécissements sont causés par une névrose (Civiale) ; dans d'autres cas, ils se rattachent à une lésion de l'utérus ou des organes voisins (Civiale).

Chez la femme, le spasme, qui peut exister ici au niveau de tout l'urèthre, quoi qu'on en dise, tout en étant plus marqué dans le quart postérieur, où le sphincter vésical et le sphincter uréthral sont superposés, est fréquent après une opération chirurgicale. Parfois il accompagne le vaginisme.

La plupart des causes indiquées précédemment comme agissant chez l'homme peuvent déterminer également chez la femme un rétrécissement spasmodique de l'urèthre.

La rétention d'urine serait relativement assez fréquente chez les femmes ayant un spasme uréthral.

Au point de vue de la *marche*, Civiale a signalé un fait qui mérite d'être noté. « Dans certains cas de névroses anciennes négligées, dit-il, il m'a paru que l'irritabilité du canal avait progressivement augmenté, de manière à produire un état permanent de contracture. »

Le *diagnostic* présente en général moins de difficulté chez la femme que chez l'homme. Cependant il n'est pas toujours facile d'introduire un explorateur dans l'urèthre chez ces malades. J'ai vu des chirurgiens, dit Civiale, surpris, arrêtés même par cet obstacle.

Le *traitement* comprend, comme chez l'homme, le *traitement palliatif*, celui qui a pour but de faire cesser les troubles dus au rétrécissement spasmodique, et le *traitement de la cause* qui a provoqué le spasme de l'urèthre.

Lorsqu'il existe de la rétention d'urine, il faut bien entendu recourir au cathétérisme évacuateur.

Civiale a beaucoup insisté sur l'usage des bougies introduites régulièrement et pendant assez longtemps dans le canal pour faire cesser le spasme, mais il reconnaît lui-même que ce moyen ne réussit pas toujours.

Une large dilatation, une sorte de divulsion, comme l'a conseillé M. le professeur Le Dentu, rendrait peut-être des services dans certains cas, mais il est bon de ne recourir à tous ces moyens qu'après avoir employé, comme chez l'homme, l'anesthésie directe de la muqueuse uréthrale.

Au point de vue du *traitement de la cause*, on se rappellera que chez la femme l'hystérie joue un grand rôle dans l'étiologie des rétrécissements spasmodiques de l'urèthre. On aura donc souvent à traiter cette névrose si l'on veut obtenir une guérison durable du spasme de l'urèthre.

Telles sont les principales particularités que présentent chez la femme les diverses variétés de rétrécissements de l'urèthre.

CHAPITRE III

LÉSIONS TRAUMATIQUES DE L'URÈTHRE

Ces lésions comprennent : 1° les *contusions* et *plaies contuses*, plus souvent désignées sous le nom de *ruptures de l'urèthre*; 2° les *plaies proprement dites*.

Article 1ᵉʳ. — Ruptures de l'urèthre.

On désigne sous le nom de *ruptures* ou *déchirures* de l'urèthre la solution de continuité complète ou incomplète de cet organe sans plaie des parties molles périuréthrales.

Ces ruptures ont été divisées en *ruptures spontanées* et *ruptures traumatiques*.

Les ruptures spontanées se produisent ordinairement chez les malades atteints d'un rétrécissement de l'urèthre. Il est d'usage de les étudier avec l'infiltration d'urine. Il ne sera donc question ici que des ruptures traumatiques, qui doivent être étudiées séparément chez l'adulte et chez l'enfant.

§ Iᵉʳ. RUPTURES CHEZ L'ADULTE.

Etiologie et mécanisme. — Les *ruptures traumatiques* de l'urèthre sont assez fréquentes. Leurs causes et leur mécanisme varient suivant leur siège.

Au niveau de la *région pénienne*, il est rare que la rupture se produise lorsque la verge est à l'état de *flaccidité*. Dans les quelques cas signalés par les auteurs, la rupture a été causée par un coup de pied de cheval (Voillemier), par le passage d'une roue de voiture (Bollard), par un projectile (Labbé). Voillemier a encore cité le cas d'un individu qui en voulant fermer un tiroir de sa commode eut la verge prise dans l'entrebâillement du tiroir et écrasée.

A l'état *d'érection*, cette portion de l'urèthre est plus fréquemment le siège de ruptures. Une balle peut alors enlever une partie du canal (Dieffenbach); un choc, un coup de pincette (Voillemier) ont déterminé aussi parfois la rupture de l'urèthre pendant l'érection. Dans quelques cas, c'est à la suite d'une torsion brusque et énergique de la verge exercée avec la main que la rupture a eu lieu. Plus souvent la déchirure de l'urèthre est due à une pra-tique absurde qui consiste à *rompre la corde* dans la chaudepisse cordée et de la façon suivante. On sait que dans les cas d'uréthrite intense, la verge se recourbe pendant l'érection, parce que l'urèthre ne pouvant suivre le développement des corps caverneux forme corde. Or, certains individus placent alors la verge sur une table ou un objet résistant et frappent avec le poing sur sa face dorsale, d'où une rupture de la corde, c'est-à-dire de l'urèthre.

Il faut ajouter que dans les cas d'uréthrite dont il s'agit la rupture de l'urèthre peut se produire spontanément sous l'influence d'une violente érection. On a dit aussi que la rupture pouvait se produire par ce mécanisme au niveau d'un ancien rétrécissement traumatique par suite de la perte d'élasticité en ce point.

Mais ordinairement les ruptures de la région pénienne de l'urèthre se produisent pendant le coït dans certaines conditions, soit à la suite d'un violent effort d'intromission, soit par torsion brusque du pénis contre le pubis ou le périnée.

En général, l'urèthre seul est rompu et ordinairement sur sa paroi inférieure. Dans des cas plus rares, il existe à la fois une rupture de la région pénienne et une rupture

des corps caverneux, en un mot une *fracture* de la *verge,*
ou mieux une *pseudo-fracture* (Demarquay).

Les ruptures de la *région périnéo-bulbaire de l'urèthre*
présentent au point de vue clinique beaucoup plus d'intérêt que les précédentes. C'est là un chapitre important
de la pathologie de l'urèthre.

Les traumatismes qui frappent la région périnéo-bulbaire sont de deux ordres :

1° Un choc, un coup de pied d'homme ou de cheval est
appliqué sur la région périnéale, ou bien il s'agit du passage d'une roue de voiture sur le périnée;

2° Le sujet fait une chute sur le périnée.

La chute à califourchon est la cause la plus ordinaire.
Elle est fréquente chez les marins (Thompson). Ceux-ci
tombent assez souvent des agrès d'un vaisseau et arrivent, les jambes écartées, sur une barre, une poutre, etc.,
d'où rupture de l'urèthre. On l'observe également chez
des ouvriers qui tombent d'un échafaudage, chez des cava-
liers, dont le périnée est comprimé par le pommeau de
la selle (Desruelles), etc.

Ces différents corps produisent un traumatisme d'autant
plus grave que leur diamètre leur permet de pénétrer
plus facilement dans l'angle périnéal.

Qu'il s'agisse d'une chute ou d'un coup, le mécanisme
est sensiblement le même. D'abord, c'est toujours la
région périnéo-bulbaire de l'urèthre qui est intéressée;
les accidents immédiats et consécutifs ont donc toujours
leur siège anatomique dans la loge périnéale inférieure.
Tous les auteurs admettent également aujourd'hui que
l'urèthre et les parties molles qui l'entourent immédiatement sont pressés et écrasés contre l'arcade pubienne,
tandis que les téguments superficiels, plus souples et plus
élastiques, échappent à la violence extérieure et ne sont
qu'à peine intéressés. Cette intégrité de la peau, du tissu

cellulaire sous-cutané et souvent aussi de l'aponévrose superficielle, peut se rencontrer alors même que la violence du traumatisme a déterminé la fracture de l'une des branches du pubis.

Velpeau, Franc et la plupart des auteurs pensaient que la lésion uréthrale résultait tantôt d'un écrasement de la portion membraneuse de l'urèthre contre le bord inférieur de l'arcade pubienne, tantôt d'un écrasement de la portion bulbeuse sur la face antérieure du pubis.

En 1871, Ollier et Poncet adoptent cette opinion, mais ils admettent que les lésions de la région membraneuse sont dues à la section de l'urèthre contre le bord branchant du *ligament transverse de Henle*.

En 1876, Gras (de Brest), démontre dans un remarquable travail sur ce sujet : 1° que la portion membraneuse de l'urèthre n'est jamais intéressée dans cette variété de traumatisme ; 2° que l'agent de la rupture n'est presque jamais la face antérieure du pubis.

En effet, l'urèthre, fixé par le ligament de Carcassonne, se trouve à deux centimètres environ du bord inférieur de la symphyse, dont il ne peut se rapprocher. En second lieu, dans la station verticale, la face antérieure du pubis fait un angle de 30 à 35 degrés avec l'horizon. Si le corps contondant est volumineux, s'il agit directement sur la ligne médiane, il peut écraser l'urèthre sur la face antérieure du pubis, mais c'est l'exception (Gras). Le plus souvent le corps contondant repousse l'urèthre latéralement et cet organe se trouve *coincé* entre le corps contondant et la partie la plus élevée de la branche descendante du pubis. Il existe en ce point une arête vive que l'on sent à travers la peau et qui dépasse de plusieurs millimètres un plan tangent à la face antérieure du pubis (Gras). Ce mécanisme est constant si le corps contondant est peu volumineux, s'il peut s'enclaver facilement dans l'angle sous-pubien.

Depuis cette époque, les expériences de Terrillon (1878) ont confirmé la théorie de Gras, qui est aujourd'hui classique.

Les ruptures de la *région membraneuse* ou *sphinctérienne* de l'urèthre sont ordinairement dues au déplacement d'un fragment dans les fractures du bassin consécutives à une violente pression. En général, dans la fracture du pubis, le bord inférieur du fragment déplacé vient déchirer la portion membraneuse de l'urèthre, que le ligament de Carcassonne empêche de fuir. D'autres fois, une esquille osseuse détachée atteint directement l'urèthre et produit une plaie contuse. Parfois la rupture est produite par *traction*, par *déplacement* des parois uréthrales fixées par les aponévroses. Un fragment du pubis tiraille les parois de l'urèthre et les déchire en s'enfonçant dans le bassin et en entraînant avec lui l'aponévrose moyenne du périnée. Enfin, une simple *disjonction*, même momentanée, de la symphyse pubienne, avec chevauchement des os, peut déchirer le canal (cas de Thompson, de Voillemier, de Bouilly).

Il faut se rappeler que certaines fractures du pubis ne sont pas primitives mais secondaires à la lésion uréthrale, dans certaines chutes à califourchon. J'ai déjà signalé ce fait.

Les ruptures de la *région prostatique* de l'urèthre sont exceptionnelles. On ne les observe que dans les cas de désordres graves de toute la région, à la suite de traumatismes considérables.

Anatomie pathologique. — L'anatomie pathologique des ruptures de l'urèthre est assez bien connue. Les autopsies, les explorations faites sur le vivant au cours d'une opération et les expériences sur le cadavre ont permis d'en étudier les principales particularités.

Certains auteurs se basant sur ce fait que le corps

spongieux peut être considéré comme 'le squelette de l'urèthre et sur cet autre fait que le tissu érectile est entouré en dehors d'une gaîne fibreuse inextensible et limité en dedans par la paroi uréthrale proprement dite, ont admis trois degrés dans les ruptures de l'urèthre :

1er *degré* ou *rupture interstitielle* (Reybard), qui comprend la déchirure du tissu spongieux seul, sans lésion des enveloppes interne et externe. Dans le point où le sang contenu dans les vacuoles du tissu spongieux en a fait éclater les minces parois, il se forme une poche sanguine qui rétrécit la lumière du canal et parfois l'oblitère.

2e *degré : rupture de la muqueuse et du tissu sous-muqueux*, qui s'accompagne toujours de *rupture intersti-tielle*, d'où passage du sang dans l'urèthre et pénétration de l'urine dans les tissus. Tantôt il s'agit de simples érosions superficielles, transversales, siégeant surtout sur la paroi inférieure de l'urèthre, tantôt de lésions plus étendues, très rarement d'une déchirure de l'enveloppe interne sur toute sa circonférence (Gras).

3e *degré :* il existe une déchirure simultanée du *tissu spongieux et des membranes interne et externe.* La déchirure est transversale, toutes les couches de la paroi sont rompues au même niveau, d'où communication de la cavité uréthrale avec les tissus du périnée.

On constate dans ce degré deux variétés : la rupture est tantôt *incomplète,* tantôt *complète.*

La rupture *incomplète,* de beaucoup la plus fréquente, n'occupe qu'une partie plus ou moins étendue de la circonférence de l'urèthre. Parfois il ne persiste qu'une languette de tissu sain, qui siège généralement à la paroi supérieure. Par suite de l'élasticité des parois de l'urèthre, les bords de la solution de continuité s'écartent l'un de l'autre, d'où une plaie béante remplie de caillots.

Dans les cas de *rupture complète,* l'urèthre est divisé

transversalement. Les deux bouts, dont les bords sont plus ou moins déchiquetés, se rétractent et sont séparés l'un de l'autre par une distance qui peut varier de deux à quatre centimètres. Parfois ils sont situés latéralement l'un par rapport à l'autre. Entre eux existe une cavité pleine de caillots, qui contient bientôt de l'urine et qui communique avec les parties molles du périnée.

On a fait remarquer avec raison que cette distinction en degrés n'est applicable qu'aux ruptures de la région spongieuse de l'urèthre, la seule dont les parois présentent la disposition anatomique qui vient d'être rappelée. La division la plus importante au point de vue clinique, c'est la division en ruptures *complètes* et ruptures *incomplètes*.

Presque tous les points de la *région pénienne* peuvent être le *siège* de ruptures. Celles qui sont dues au redressement brusque de la verge dans la chaudepisse cordée seraient situées à la région scrotale. Lorsque la rupture est due simplement à l'érection dans la blennorrhagie, son siège serait ordinairement au niveau de la portion moyenne de la région pénienne, mais elle peut exister dans tous les points de la région pénienne, même très près du méat. Il en serait de même quand la rupture est due à un faux mouvement du coït ; mais ce serait au niveau de l'angle uréthral que siégerait le plus souvent la rupture dans ces cas.

J'ai déjà dit que Gras a montré que la rupture siège au niveau de la région bulbeuse, surtout à la partie *moyenne et antérieure du bulbe*, lorsque le traumatisme a porté directement sur le périnée, quand il s'agit d'une chute à califourchon, par exemple. Il reste toujours en avant de l'aponévrose moyenne du périnée un lambeau de canal d'un centimètre au moins. C'est un fait admis aujourd'hui par tous les auteurs.

Les ruptures de la *portion membraneuse de l'urèthre* s'accompagnent presque constamment de fracture ou de dislocation du bassin.

La connaissance de *l'étendue* de la rupture et de la partie respectée de la paroi uréthrale dans les ruptures incomplètes est d'une importance encore plus considérable que celle du siège des lésions. Au niveau de la région pénienne, il est extrêmement rare d'observer une rupture au troisième degré. En général, il y a simplement rupture de la membrane interne et d'une certaine étendue du tissu spongieux sous-jacent. D'autre part, les ruptures *complètes* seraient rares dans la région pénienne. Ordinairement la rupture est transversale et n'occupe que la paroi inférieure de l'urèthre.

Gras a bien montré que les ruptures de la *région périnéobulbaire* sont le plus souvent transversales et incomplètes, qu'il persiste sur la paroi supérieure une bande plus ou moins large de tissus sains. Parfois cependant la rupture est complète, les deux bouts de l'urèthre sont recroquevillés à la manière des artères sectionnées (Guyon), et ils ne tardent pas à contracter des adhérences avec les parties voisines. L'espace compris entre les deux extrémités de l'urèthre forme une anfractuosité à parois déchiquetées dans laquelle pénètrent et stagnent de l'urine et du sang ; souvent aussi on y trouve du pus.

Dans les ruptures de la *région membraneuse*, la paroi uréthrale est presque toujours déchirée dans toute son épaisseur, disent certains auteurs, qui admettent du reste que la rupture est tantôt complète et tantôt incomplète par rapport à la circonférence de l'urèthre. C'est la paroi supérieure qui est ordinairement atteinte dans ce dernier cas (Ollier). Suivant d'autres auteurs au contraire, le canal serait ici beaucoup moins intéressé que dans la chute sur le périnée. L'urèthre serait plutôt aplati, dévié, légèrement éraillé que franchement déchiré (Guyon). Quoi qu'il en soit, les accidents morbides ont ici leur siège dans la loge supérieure du périnée et non dans la loge inférieure, comme dans les cas précédents.

Parmi les *lésions des parties voisines*, la rupture d'un ou des deux corps caverneux est celle qui présente le plus d'intérêt à la région pénienne.

Au niveau de la région périnéo-bulbaire, au contraire, ces lésions sont nombreuses et importantes. Les parties qui avoisinent et entourent immédiatement l'urèthre sont très largement déchirées, d'où la formation d'une anfractuosité, d'une sorte de poche plus ou moins vaste avec laquelle communique la déchirure uréthrale. Très complexes sont les parois de cette cavité traumatique, qui ordinairement est à la fois ouverte et fermée : ouverte, parce qu'elle communique avec l'urèthre et par son intermédiaire, d'une part avec la vessie, d'autre part avec l'extérieur ; fermée, parce que la peau et parfois l'aponévrose superficielle sont respectées.

Il est à noter qu'il existe encore des décollements sous-cutanés ou sous-aponévrotiques parfois considérables et accompagnés d'épanchements sanguins plus ou moins abondants. En général, ces foyers ne communiquent pas avec la lésion uréthrale ; d'autres fois, ils communiquent avec elle. Dans ce dernier cas, le sang ou l'urine qui se verse dans cette poche traumatique pourra envahir les couches celluleuses voisines avec la plus grande facilité.

Il peut encore se produire des complications du côté des téguments. Parfois c'est une plaie contuse de la peau et du tissu sous-cutané ne communiquant pas avec la rupture de l'urèthre ; dans d'autres cas, la plaie contuse intéresse le périnée dans toute son épaisseur et communique avec la déchirure du canal, de sorte que la définition des ruptures de l'urèthre adoptée par les auteurs n'est pas absolument exacte.

L'arrachement du ligament de Carcassonne à ses insertions latérales avec épanchement sanguin dans le petit bassin, le décollement, l'arrachement de la racine des corps caverneux au niveau de son insertion ischio-pubienne, avec intégrité (Terrillon) ou déchirure de l'enveloppe fibreuse, ne s'observent guère que dans les cas de rupture de la région membraneuse de l'urèthre.

Quant aux fractures du pubis, je répète que certaines d'entre elles accompagnent les ruptures de la région périnéo-bulbaire et sont produites par le même traumatisme qui a causé la déchirure du canal. Tantôt le foyer de cette fracture communique avec la rupture de l'urèthre, tantôt cette communication manque : il s'agit dans ce dernier cas d'une fracture simple.

Symptômes. — Les auteurs indiquent généralement trois symptômes principaux : la *douleur*, *l'uréthrorrhagie*, les *troubles de la miction*. Au point de vue clinique, il serait peut-être préférable de dire, surtout quand on envisage les ruptures de la région périnéo-bulbaire de l'urèthre, de beaucoup les plus importantes, je le répète, que ces ruptures sont suivies de trois *phénomènes principaux*, qui sont : un *écoulement de sang par le méat*, des *troubles de la miction*, la formation d'une *tumeur*.

La *douleur* manque rarement au moment de l'accident. Son intensité est très variable. Dans les grands traumatismes, elle s'efface au milieu de l'ébranlement de toute l'économie. Parfois, dans les ruptures de la région pénienne pendant le coït par exemple, elle peut être assez vive pour déterminer une syncope. Dans d'autres cas, elle est assez légère pour permettre aux blessés de marcher et de continuer leurs travaux. Chez un malade du service de M. Péan dont j'ai publié l'observation, la douleur au moment de la rupture, qui eut lieu pendant le coït, fut même presque nulle.

Il en avait été ainsi chez un second malade de l'hôpital Saint-Louis que j'ai vu récemment et qui était atteint d'un rétrécissement de l'urèthre.

Cette douleur, qui a son maximum d'intensité au niveau du point lésé et de là irradie vers les parties voisines, diminue en général peu de temps après l'accident, mais dès la première miction le passage de l'urine ou les efforts en provoquent le retour.

L'uréthrorrhagie n'est pas moins variable que la douleur. Elle est subordonnée à l'étendue de la rupture, à la lésion du corps spongieux ou des artérioles de la région, à l'obturation de la plaie par des caillots ou des lambeaux membraneux. Elle manque si la rupture est simplement interstitielle et reste au premier degré, mais c'est bien rare. Tantôt il ne s'écoule que quelques gouttes de sang, tantôt il s'agit d'un suintement continu qui dure plus ou moins longtemps ; quelquefois plusieurs jours ; dans d'autres cas, l'écoulement se fait sous forme de jet de volume variable. Parfois il s'écoule brusquement un flot de sang, puis l'uréthrorrhagie cesse aussitôt.

Le siège de la lésion a également de l'influence sur l'aspect de l'hémorrhagie. Ainsi dans les ruptures de la région membraneuse, le sang peut refluer dans la vessie; on en a observé des exemples. Si le sphincter uréthral est intact, que la rupture siège en avant de ce sphincter, le sang s'écoule au contraire au méat et si parfois l'hémorrhagie cesse brusquement dans ces cas, il est probable que cela tient à ce que le canal est oblitéré par des caillots.

Il est exceptionnel que l'uréthrorrhagie soit assez abondante ou assez prolongée pour entraîner la mort. Il en existe néanmoins des exemples.

Parfois l'hémorrhagie n'apparaît qu'au bout de quelques

jours, par suite du sphacèle ou de la déchirure de la muqueuse et du tissu sous-muqueux au niveau d'une rupture primitivement interstitielle, déchirure qui peut se produire pendant l'introduction d'une sonde.

L'uréthrorrhagie augmente et souvent reparaît sous l'influence des efforts de miction et des tentatives de cathétérisme.

Les *troubles de la miction* sont à peu près constants, mais ils présentent les mêmes variabilités que les symptômes précédents. Parfois la miction est douloureuse et le jet est seulement un peu diminué. Dans d'autres cas, le jet est très fin ; enfin il n'est point rare de constater une *rétention* complète ou incomplète, qui tantôt se manifeste d'emblée, tantôt n'apparaît qu'au bout de quelques heures ou même d'un ou deux jours. Parfois la rétention d'urine est passagère ou bien intermittente, mais le plus souvent elle persiste et nécessite une intervention.

Ces variétés dans les troubles de la miction tiennent à la diversité des causes qui les produisent. Le spasme du sphincter uréthral est fréquent dans les cas de rupture de l'urèthre et il joue souvent un rôle important dans les troubles de la miction observés chez ces malades. Dans certains cas, le calibre de l'urèthre est diminué et parfois même effacé par un épanchement sanguin interstitiel du corps spongieux. Chez d'autres malades, c'est à un caillot intra-uréthral ou à l'écartement des deux bouts du canal qui ne correspondent plus et au recroquevillement de la muqueuse que sont dus les troubles de la miction. Dans les ruptures de la région périnéo-bulbaire, c'est une véritable tumeur périnéale qui cause souvent ces troubles. Enfin, lorsque la rétention est tardive, qu'elle ne survient qu'au bout de deux ou trois jours, elle résulte ordinairement d'une tuméfaction inflammatoire.

Certains auteurs (Mahot, Civiale) auraient observé dans

quelques cas une incontinence d'urine immédiate sans rétention.

La formation d'une *tumeur* plus ou moins volumineuse est fréquente, surtout dans les cas de rupture de la région périnéo-bulbaire. Elle est due aux lésions des parties voisines. La tumeur du début est une véritable bosse sanguine ; il ne faut pas la confondre avec une tuméfaction due à l'infiltration d'urine.

Au niveau de la région pénienne, la tuméfaction, quand elle existe, est en général peu étendue. C'est une nodosité, une sorte de virole entourant le canal ordinairement dans une faible longueur.

Dans les cas de ruptures de la région périnéo-bulbaire, la *tumeur périnéale* peut manquer si le traumatisme est léger, mais il existe une *ecchymose* qui peut s'étendre rapidement au scrotum et à la verge. Parfois l'ecchymose n'apparaît qu'un jour ou deux après l'accident, ce qui est dû à une lésion profonde des tissus du périnée.

Dans les cas plus graves, il existe une tumeur périnéale, qui siège d'ordinaire sur la ligne médiane et dont le volume varie depuis celui d'un œuf de pigeon jusqu'à celui d'un œuf de poule. Parfois elle acquiert le volume d'une tête de fœtus à terme (Voillemier), celui d'un chapeau (Demarquay). Cette tumeur mollasse, faussement fluctuante, oblongue, est limitée par la racine des bourses ; cependant Voillemier s'exprime ainsi au sujet des cas exceptionnels qui viennent d'être cités : « C'est un véritable épanchement sanguin. J'ai vu plusieurs fois le scrotum former une tumeur noirâtre plus grosse que la tête d'un fœtus à terme. »

Parfois cette tumeur s'affaisse en partie par la pression en laissant écouler du sang par le méat (Duplay).

L'ecchymose est constante au niveau de la tumeur périnéale, mais elle n'y apparaît pas toujours immédiatement.

Marche. — Complications. — Terminaisons. — La *marche* varie suivant l'importance de la rupture et l'état des voies urinaires. Les ruptures interstitielles peuvent guérir sans incident. L'épanchement sanguin se résorbe spontanément, mais il entraîne l'induration et la rétraction du tissu spongieux. Il se forme de la sorte une virole plus ou moins complète, qui produit un rétrécissement du canal d'autant plus marqué que la lésion embrasse une portion plus étendue de la circonférence de l'urèthre.

Si les voies urinaires sont infectées et que les microbes pathogènes pénètrent dans le foyer de la rupture, il en résulte ordinairement un abcès, qui s'ouvre soit dans l'urèthre, soit au dehors, soit par ces deux voies simultanément.

Dans les ruptures au deuxième degré, si la solution de continuité de la muqueuse est étroite et si les voies urinaires sont aseptiques et maintenues à l'état aseptique, la résolution peut se faire sans accidents, comme au premier degré, mais toujours il se produit un rétrécissement consécutif de l'urèthre.

Si la plaie de la muqueuse présente une certaine étendue, l'urine pénètre dans le foyer sous-jacent et elle détermine des accidents d'autant plus graves qu'elle est plus septique. Parfois l'urèthre est infecté secondairement, soit pendant un cathétérisme pratiqué avec un instrument septique, soit spontanément. Il faut ajouter que dans ces différents cas le phlegmon reste ordinairement limité.

Dans les ruptures complètes, dans les ruptures graves de la région périnéo-bulbaire, *l'infiltration d'urine* est à peu près constante, mais plus ou moins marquée. Cette infiltration se fait tantôt immédiatement ou peu après l'accident, tantôt après une rétention plus ou moins prolongée, sous l'influence des efforts que fait le malade pour vider sa vessie ; dans d'autres cas, cette infiltration se produit après le rétablissement de la miction. C'est la plus grave complication des ruptures de l'urèthre. « La gravité des plaies contuses de l'urèthre, a dit Voillemier, gît surtout dans l'infiltration d'urine. »

Cette gravité varie néanmoins avec le siège de la rupture. Dans la région pénienne, les accidents sont ordinairement assez limités. Dans la région périnéo-bulbaire, ils peuvent au contraire être très étendus : le scrotum, la verge, le tronc même, peuvent être graduellement envahis. Dans les ruptures de la région membraneuse, c'est la loge périnéale supérieure qui est envahie.

Cette gravité varie encore avec l'état des voies urinaires. Si elles sont aseptiques, les accidents dus à l'infiltration sont assez lents à se produire. Si les voies urinaires sont infectées, au contraire, tantôt les malades meurent d'infection générale, tantôt le sphacèle des téguments survient plus ou moins rapidement et peut être suivi d'un nombre variable de fistules. Parfois cependant il ne se produit qu'un *abcès urineux*.

Dans les ruptures complètes, le bout antérieur de l'urèthre se rétrécit peu à peu et parfois s'oblitère complétement. L'espace compris entre les deux bouts du canal se rétrécit graduellement et s'organise en tissu fibreux. Le trajet qui parcourt ce tissu est ordinairement filiforme, contourné, anfractueux et toujours dépourvu de muqueuse.

Lorsque le malade guérit, un rétrécissement consécutif est constant. Dans les ruptures au second et au troisième degré, ce rétrécissement est dû à la formation d'une véritable cicatrice.

Dans les cas de rupture de la région membraneuse, il existe parfois des désordres si considérables que la mort est inévitable. Dans les autres variétés, au contraire, ce mode de terminaison est rare, si l'on intervient à temps. Les principales causes de mort notées par les auteurs

sont : l'hémorrhagie uréthrale, l'urémie, l'infection urinaire, une infiltration et une suppuration abondante. Les
anciens auteurs ont cité également l'infection purulente.

Variétés. — Avec Gras, on admet généralement aujour-
d'hui trois variétés cliniques : 1° cas légers ; 2° cas moyens ;
3° cas graves.

Cas légers. — La *douleur* au moment de l'accident est
fréquente, mais elle peut manquer complétement quand
la rupture survient pendant le coït. Elle est à peu près
constante mais ordinairement peu vive pendant les premières *mictions*, qui sont en général faciles. Parfois
cependant il y a de la *dysurie* et même de la rétention
due au spasme du sphincter uréthral. *L'écoulement sanguin* qui se fait par le méat n'est pas abondant ; il peut
même manquer complétement, mais il peut aussi durer
plusieurs jours tout en restant très léger. On observe souvent une *ecchymose* sur la verge ou le périnée, mais il n'y
a pas ordinairement de *tumeur*. Le *cathétérisme* est facile :
la bougie exploratrice en gomme, à bout olivaire, pénètre
sans difficulté. Tous les symptômes diminuent rapidement
et la guérison spontanée est la règle. L'infiltration est
des plus rares. Il en est de même des abcès, parce que
les voies urinaires sont habituellement aseptiques ; mais
un rétrécissement du canal est à peu près fatal. Ces cas
légers s'observent très bien au niveau du périnée, mais
c'est le type des ruptures ordinaires de la région pénienne
survenant pendant le coït.

Cas moyens. — La miction est *douloureuse, difficile* et
nécessite des efforts ; la vessie ne se vide même qu'incomplétement. *L'uréthrorrhagie* est assez abondante ;
l'écoulement sanguin persiste en dehors des mictions et
s'exagère sous l'influence du passage de l'urine. La
tumeur, ordinairement *périnéale*, peut être à peine appréciable au début, mais elle ne tarde pas en général à aug-

menter de volume. Le *cathétérisme* est possible, mais il augmente notablement l'écoulement sanguin et il nécessite certaines précautions si l'on ne veut pas que l'instrument que l'on emploie s'égare. Sous l'influence du traitement, ces lésions peuvent se réparer sans qu'il y ait d'accidents, mais il n'est point rare de voir survenir *l'infiltration d'urine* et d'assister à la transformation des cas de moyenne intensité en cas graves. Si l'on ne maintient pas la cavité uréthrale à l'état aseptique, on voit survenir également des accidents infectieux locaux et généraux.

Cas graves. — Les symptômes sont très accusés : *l'écoulement de sang* par le méat est souvent très abondant ; la *tumeur*, en général *périnéale*, est volumineuse ; la *rétention d'urine* est complète et cette rétention domine toute la scène morbide, c'est elle qui oblige à agir vite et à agir chirurgicalement ; le *cathétérisme* est impossible ou très difficile. *L'infiltration d'urine* est à peu près inévitable et elle se produit en général dès les premières heures qui suivent l'accident.

Parfois, il existe des lésions osseuses du bassin ; le foyer de la fracture peut même être en communication avec la plaie. Si les voies urinaires sont en même temps infectées, on voit à quel degré de gravité peuvent atteindre certaines ruptures de l'urèthre.

Pronostic. — Le pronostic des ruptures de l'urèthre varie suivant la forme, les complications, le siège des lésions et suivant que les voies urinaires sont aseptiques ou au contraire infectées.

Les difficultés de l'intervention chirurgicale dans certaines ruptures de la région membraneuse, lorsqu'il existe une cellulite pelvienne par exemple ; la difficulté que présente le diagnostic des lésions, rendent parfois le pronostic très grave. Quand la rupture siège en avant de l'aponévrose moyenne du périnée, au contraire, si l'on sait appliquer une thérapeutique rationnelle, il est rare aujourd'hui que le malade succombe.

Lorsqu'il existe de la rétention et que l'on ne constate pas de distension vésicale, le pronostic devient grave; car dans ces cas il existe presque toujours de l'infiltration d'urine.

Mais le pronostic n'est pas seulement grave au point de vue des accidents immédiats, il l'est encore au point de vue des accidents éloignés. L'érection peut être gênée, douloureuse, incomplète, non seulement dans les ruptures de la région pénienne, mais aussi dans celles de la région périnéo-bulbaire, s'il y a eu, par exemple, une lésion concomitante de la racine d'un des corps caverneux. Parfois l'éjaculation se fait mal; la miction est également gênée; l'expulsion des dernières gouttes d'urine est imparfaite. Mais le grand accident éloigné, c'est le *rétrécissement* de l'urèthre, que les auteurs considèrent comme étant constant et dont l'apparition est ordinairement rapide. Cette complication, suivant certains auteurs, mettrait rarement plus de deux mois à manifester son existence. D'autres auteurs ont fait observer que l'on a signalé quelquefois une période de deux et trois ans avant le début de la stricture uréthrale. D'un autre côté, on aurait vu le rétrécissement se manifester le 24e jour (Le Fort), le 11e jour (Carbonnel).

A la suite des ruptures de la région périnéo-bulbaire, la diminution du calibre de l'urèthre n'est pas due seulement à une cicatrice; il existe presque toujours une masse fibreuse, dure, résultant de l'inflammation des tissus contusionnés, véritable tumeur comprimant le canal de dehors en dedans et pouvant atteindre le volume d'une orange (Horteloup).

Enfin, il n'est point rare de voir des fistules urinaires accompagner ces strictures uréthrales.

Diagnostic. — Le diagnostic des ruptures de l'urèthre est en général facile. Il s'appuie sur les commémoratifs et sur les symptômes qui viennent d'être décrits. L'écoulement de sang par le méat après l'accident est un signe de premier ordre. Les auteurs reconnaissent qu'il est bon de proscrire habituellement le cathétérisme pour faire le diagnostic. Son utilité est souvent contestable et il peut être dangereux. Du reste les causes d'erreur sont peu nombreuses.

La *contusion simple du périnée* accompagnée de rétention d'urine réflexe, due au spasme du sphincter uréthral, peut, il est vrai, faire croire à une rupture interstitielle de l'urèthre. Parfois on sera obligé de réserver le diagnostic dans ces cas.

Les *ruptures extra-péritonéales de la vessie* peuvent également faire commettre une erreur de diagnostic. La tumeur hypogastrique qui survient dans ces conditions spéciales ne se rencontre pas, disent les auteurs, dans les ruptures profondes de l'urèthre. Soit, mais il est bon d'ajouter qu'il faut différencier cette tuméfaction de celle causée par la vessie distendue.

Le diagnostic du *siège précis* de la rupture sera basé sur la symptomatologie et sur l'étiologie. Il est dangereux, en général, de recourir au cathétérisme pour faire ce diagnostic précis et immédiat, que les auteurs considèrent du reste comme absolument inutile.

Traitement. — Au point de vue du traitement, la division en cas légers, moyens et graves est d'une grande importance. Les indications thérapeutiques varient dans chacun de ces cas.

Cas légers. — Repos, éviter l'infection de l'urèthre, faire le lavage continu de l'urèthre antérieur avec une solution antiseptique appropriée *et très chaude* si les voies urinaires sont infectées. Pas de cathétérisme à moins qu'il n'y ait rétention d'urine. Si *l'uréthrorrhagie* est abondante, comme chez le malade de l'hôpital Saint-Louis dont j'ai publié l'observation, lavage continu de l'urèthre antérieur avec une solution très chaude d'acide borique et sonde à demeure.

Cas moyens. — Même traitement que dans la variété précédente, mais le *cathétérisme* est presque toujours *nécessaire*, parce que la miction est très pénible et ordinairement incomplète. Si le cathétérisme est facile, on le répète trois ou quatre fois dans les 24 heures; s'il présente des difficultés, on laisse une sonde à demeure, mais il faut avoir recours à une antisepsie rigoureuse.

Quel instrument choisir? Il faut se servir d'une sonde qui puisse suivre la paroi supérieure, habituellement intacte : sonde en caoutchouc vulcanisé munie d'un conducteur courbe (Gras), bougie armée, à courbure maintenue fixe au moyen d'une couche de collodion et qui sert de conducteur à une sonde à bout coupé (Guyon), sonde-béquille en gomme avec ou sans mandrin, sondes volumineuses (Symes, Reliquet), sondes métalliques à grande courbure (Civiale, Voillemier, A. Richet).

Il faut surveiller attentivement le malade, car la transformation des cas de moyenne intensité en cas graves n'est malheureusement point rare.

Cas graves. — Presque tous les chirurgiens rejettent aujourd'hui le cathétérisme dans la grande majorité de ces cas; il est en général trop difficile et trop dangereux.

Voici les principaux traitements proposés par les auteurs : ponction hypogastrique capillaire avec aspiration deux fois par jour pendant huit ou neuf jours, temps nécessaire pour que la limitation des parties mortifiées soit faite; alors incision du périnée, régularisation des bords de la plaie, suture sur une sonde à demeure des deux bouts de l'urèthre, puis suture du périnée (D. Mollière);

incision simple du périnée et au bout de quelques jours, recherche du bout postérieur et sonde à demeure (Civiale); incision périnéale avec recherche immédiate du bout postérieur et application d'une sonde à demeure pendant cinq ou six jours (Gras); uréthrotomie externe d'emblée, sonde à demeure, suture des lèvres de la plaie périnéale (Lucas-Championnière).

Lorsqu'on ne trouve pas le bout postérieur, certains auteurs conseillent de pratiquer le cathétérisme rétrograde. Il s'agit en général dans ces cas de rupture de la région membraneuse avec désordres considérables. D'autres auteurs ont conseillé, dans cette variété grave, de ne pas intervenir du côté du périnée, de recourir aux ponctions hypogastriques capillaires répétées (D. Mollière) ou à la ponction hypogastrique avec un gros trocart et canule à demeure (Guyon). Mais dans certains cas moins graves de ruptures de la région membraneuse, ce dernier chirurgien s'est montré partisan de l'emploi du cathétérisme à l'aide d'une sonde coudée dont le bec puisse suivre exactement soit la paroi inférieure, soit la paroi supérieure, suivant qu'il s'agit d'une fracture des branches horizontales ou des branches descendantes du pubis. Il rejette l'uréthrotomie externe, à moins qu'il n'y ait infiltration d'urine dans la loge supérieure du périnée.

Si, pour une raison quelconque, on ne peut intervenir qu'au bout d'un temps plus ou moins long et qu'il y ait une tumeur périnéale dure, plus ou moins volumineuse, on a recours au procédé suivant. On résèque tous les tissus cicatriciels du périnée et de l'urèthre, on suture sur une sonde à demeure les deux bouts du canal, à moins que la perte de substance ne soit trop considérable, puis on suture le périnée (D. Mollière, Dittel, Horteloup, etc...). Grâce à l'antisepsie, on peut aujourd'hui obtenir la réunion par première intention. Aussi ce procédé tend-il actuellement à se vulgariser.

Mais quel que soit le procédé employé, le malade n'en reste pas moins atteint d'un rétrécissement de l'urèthre plus ou moins grave, qu'il ne faudra pas oublier de traiter.

Parmi les divers modes de traitement qui viennent d'être indiqués, quel est celui qui mérite la préférence? On ne peut répondre d'une façon absolue à cette question. Il ne faut point oublier qu'il s'agit d'une chirurgie d'urgence, qu'il faut vider la vessie plus ou moins distendue, lutter contre la rétention. Si l'on n'est pas familiarisé avec la pratique chirurgicale, la méthode des ponctions répétées, préconisée par D. Mollière, me paraît excellente. Elle donne au médecin le temps de réfléchir et de prendre ses dispositions pour une intervention plus importante, à condition d'éviter l'infection de l'urèthre. On le débarrasse des caillots qu'il contient et l'on fait un pansement occlusif et antiseptique de la verge.

Quand on le peut, les chirurgiens s'accordent généralement aujourd'hui à préconiser l'intervention immédiate du côté du périnée. On place le malade dans la position de la taille périnéale, puis, après avoir rasé et désinfecté la région et avoir endormi le malade, la verge et les bourses étant attirées vers le ventre, on pratique sur la ligne médiane une incision comprenant toute l'étendue de la tumeur et en dépassant même largement les limites. Lorsque l'aponévrose est incisée, il s'écoule souvent sous forme de jet une grande quantité de sang mêlé de caillots: c'est la poche sanguine qui se vide. Il faut la nettoyer bien complétement. On met l'urèthre à nu; on introduit une sonde dans le canal et lorsque son bec arrive au niveau de la rupture on le soutient avec l'index et l'on pousse doucement la sonde, qui presque toujours s'engage dans le bout postérieur, si l'on opère dans les 24 ou 48

premières heures. Si on ne le trouve pas, il faut le chercher dans la plaie. On résèque ensuite les parties molles
qui ont été écrasées et l'on suture, suivant les cas, le
périnée seul ou bien à la fois l'urèthre et le périnée. On
conseille de ne pas drainer. En un mot, on s'efforce d'obtenir la réunion par première intention de toute la plaie
périnéale. Le calibre du canal est ensuite maintenu
comme dans tous les cas de rétrécissement de l'urèthre à
l'aide de cathétérismes plus ou moins fréquents.

§ II. Ruptures chez l'enfant

Les ruptures de l'urèthre seraient rares chez l'enfant.
Civiale, dans le cours de sa longue carrière, n'en avait
observé qu'un petit nombre de cas. Aussi cette affection
était-elle incomplètement connue en 1890, époque où j'en
publiai trois intéressantes observations dans le premier
volume de mes leçons, qui fut présenté à l'Académie de
Médecine par Monsieur le Secrétaire perpétuel.

D'après les faits que je connais, la rupture siège toujours chez l'enfant au niveau de la région périnéo-bulbaire
et elle est due dans presque tous les cas à une chute à
califourchon, sur le bord d'un lit de fer (Civiale, Mallez,
Lavaux), sur le bord d'un banc (Mallez, Lavaux), sur un
pâlis (Lavaux, observation inédite).

Comme chez l'adulte, moins le corps contondant est
volumineux, plus la rupture est grave. Le mécanisme
paraît être celui indiqué par Gras chez l'adulte.

Au point de vue *anatomo-pathologique*, il faut noter que
la rupture est toujours incomplète et siège sur la paroi
inférieure.

Les *symptômes* sont les mêmes que chez l'adulte et l'on
trouve également des *cas légers*, des *cas moyens*, et des
cas graves.

Une douleur vive au moment de l'accident, l'écoulement

par le méat de quelques gouttes de sang aussitôt après le traumatisme et à la suite des premières mictions, une sensation de cuisson en urinant, pendant 48 heures, peuvent être les seuls symptômes observés (Lavaux).

Les cas moyens et les cas graves ne présentent rien de spécial à noter.

Ce qui distingue les ruptures de l'urèthre chez l'enfant de celles que l'on observe chez l'adulte, c'est principalement la *marche* de l'affection. Tandis que chez l'adulte le rétrécissement de l'urèthre consécutif à la rupture est constant, il peut manquer chez l'enfant. Dans le cas que je viens de résumer, le blessé n'a jamais eu de troubles de la miction et j'ai constaté qu'il urinait très bien *vingt-deux ans après l'accident*. Aussi suis-je tenté de croire que les cas légers sont beaucoup plus fréquents qu'on ne le croit chez les enfants. Comme les symptômes sont bénins et qu'il n'y a pas de rétrécissement uréthral consécutif appréciable, un médecin n'est pas consulté ou s'il en est prévenu il n'attache aucune importance à ce qu'on lui raconte, il ne pense pas à la possibilité d'une rupture de l'urèthre, affection que l'on a l'habitude de considérer comme étant toujours grave, du moins au point de vue des accidents éloignés. C'est exact pour l'adulte, mais c'est inexact chez l'enfant.

Dans les cas plus graves, analogues à celui qui fait l'objet de l'observation III publiée dans mes leçons (1), un rétrécissement se manifeste au bout de quelques mois, mais on peut le dilater facilement et le maintenir dilaté. Bien plus, le calibre de l'urèthre augmente spontanément au bout de plusieurs années.

Dans deux cas graves, même résultat. L'un de ces

---

(1) Lavaux, *Leçons pratiques sur les mal. des voies urinaires*, Paris, 1890.

malades (Mallez, Thompson, Lavaux) ne suit aucun traitement depuis 1884 et urine toujours bien.

Cette marche différente de l'affection suivant l'âge du
blessé me paraît facile à expliquer. On sait que les parois
uréthrales ne sont détruites qu'en partie par le traumatisme. Or, le tissu cicatriciel conserve toujours les mêmes
dimensions, chez l'enfant comme chez l'adulte. Mais,
tandis que les tissus sains sont également invariables
chez ce dernier, chez l'enfant au contraire ils s'accroissent comme dans les autres organes. Il n'y a aucune raison
pour que dans ces points les tissus subissent un arrêt de
développement. Le calibre du canal uréthral doit donc
augmenter en même temps que les autres organes se
développent ; mais, dans les cas graves, comme une
partie de la circonférence des parois est sclérosée, ce
calibre reste inférieur à celui qu'il aurait présenté s'il n'y
avait pas eu de traumatisme.

Rien de particulier à noter au point de vue du *diagnostic*.

Le *pronostic*, au point de vue des accidents immédiats,
présente la même gravité chez l'enfant que chez l'adulte.
Cependant les cas bénins et de moyenne intensité me
paraissent relativement plus fréquents chez l'enfant que
chez l'adulte.

D'autre part, dans les cas graves, le pronostic, au point
de vue des accidents éloignés, est le même, pendant les
premiers mois, chez l'enfant que chez l'adulte. En effet,
les modifications heureuses qui se produisent dans le
calibre du canal ne s'effectuent que très lentement, tandis
que le tissu cicatriciel diminue ce calibre avec une extrême
rapidité.

Au bout de quelques années, au contraire, le pronostic
devient bénin chez l'enfant, tandis que chez l'adulte on
éprouve souvent les plus grandes difficultés pour main-

tenir dilatée la stricture uréthrale consécutive à la rupture de l'urèthre.

Le *traitement* est le même que chez l'adulte. Dans le cas bénin que je viens de citer on ne prescrivit aucun traitement, mais simplement le repos pendant 24 heures.

Dans l'un des cas graves que j'ai publiés (obs. I), Mallez pratiqua des ponctions vésicales pendant quelques jours, puis il eut recours au cathétérisme. Il ne fit pas d'incision périnéale. Pendant quatre mois, l'état général serait resté grave chez cet enfant. Plus tard on lui passa des bougies à des intervalles de plus en plus longs. Actuellement, il reste parfois six mois sans passer de bougie et néanmoins le calibre du canal se maintient.

Chez un autre enfant (obs. II), M. Thompson aidé par Mallez pratiqua l'uréthrotomie externe (1). C'est le malade qui ne suit aucun traitement depuis 1884. A cette époque, six ans après l'opération, on pouvait introduire facilement une bougie n° 18.

Chez la femme, en dehors des *plaies contuses* de l'urèthre produites pendant un accouchement laborieux, soit par les parties fœtales, soit par le forceps ou un autre instrument, je ne connais qu'une observation de plaie contuse accidentelle. Il s'agit d'une malade de M. Péan que j'ai vue à l'hôpital Saint-Louis, en 1888. Elle avait été opérée d'un rétrécissement consécutif à une chute sur une tige de bois, qui avait déchiré la partie antérieure de l'urèthre.

Articles II. — Plaies de l'urèthre.

Les *plaies proprement dites* de l'urèthre peuvent être produites de *dehors en dedans* ou de *dedans en dehors*.

(1) Loc. cit.

§ Ier. PLAIES DE DEHORS EN DEDANS.

Grâce à ses rapports anatomiques, l'urèthre échappe assez facilement à l'action vulnérante des instruments piquants et tranchants. Aussi les plaies de cet organe sont-elles assez rares.

Piqûres. — Les piqûres de l'urèthre ne sont pas graves. Elles s'accompagnent d'un léger écoulement sanguin par le méat urinaire et souvent d'une ecchymose qui se fait sous la peau au niveau de la piqûre. Elles guérissent en général d'elles-mêmes au bout de quelques jours. Si l'instrument qui a produit la piqûre est septique, des complications peuvent se produire, mais elles n'offrent ici rien de spécial.

Plaies par instruments tranchants. — Ces plaies sont plus ou moins graves suivant leur étendue, leur siège et leur nature. Ainsi les plaies des portions membraneuse et prostatique de l'urèthre qui sont le résultat d'une opération (taille, uréthrotomie externe) guérissent en général facilement, à condition que l'on prenne les précautions antiseptiques nécessaires. Les plaies accidentelles de ces régions sont extrêmement rares (Voillemier). Une *hémorrhagie* plus ou moins abondante et *l'issue de l'urine* par la plaie au moment de la miction permettent d'en faire facilement le diagnostic. Si la plaie est petite et régulière, elle se cicatrise spontanément et assez vite. Il suffit de placer un pansement antiseptique sur le périnée et de veiller à ce que la cavité uréthrale soit et reste aseptique. Mais si la plaie est anfractueuse, comme l'infiltration d'urine est à craindre, il faut régulariser la plaie par des débridements. Si la section intéresse une grande partie de la circonférence du canal, on peut suturer les lèvres de la plaie. C'est une pratique qui tend aujourd'hui à se généraliser. Mais elle présente ici de grandes difficultés d'exécution.

Au lieu de placer une sonde à demeure, on préfère également sonder le malade quand il éprouve le besoin d'uriner, maintenir la cavité uréthrale aseptique et faire un pansement occlusif de la verge. On obtient en général la réunion par première intention ; mais lors même que celle-ci n'est pas obtenue il n'y a pas ordinairement de rétrécissement. Les plaies chirurgicales ou accidentelles de cette région ne sont pas habituellement suivies d'une diminution du calibre de l'urèthre, même dans les cas où l'on a laissé l'urine passer par la plaie pendant plusieurs jours, comme après certaines tailles périnéales. C'est un fait important à retenir.

Les plaies de la région pénienne ou scrotale diffèrent notablement des précédentes par leurs suites et le traitement qu'elles réclament.

Les plaies longitudinales ou légèrement obliques guérissent en général facilement et ne sont pas suivies de rétrécissement si l'on obtient la guérison par première intention, par conséquent *sans écartement des lèvres de la plaie*. Mais les plaies de ce genre sont très rares ; presque toujours elles sont transversales ou très obliques. Elles sont complètes ou incomplètes et s'accompagnent ordinairement d'une solution de continuité des corps caverneux, d'où une hémorrhagie plus ou moins abondante qui se fait par la plaie plutôt que par le méat urinaire. Cet accident n'est pas habituellement grave ; l'hémorrhagie s'arrête d'elle-même ou à la suite d'une légère compression.

La paroi uréthrale divisée se rétracte en se recroquevillant, même lorsque la section est incomplète ; l'écartement est assez considérable si elle est complète. Cependant la rétention d'urine est rare, parce que le bourrelet intra-uréthral est peu prononcé.

La mobilité des téguments détruit souvent le parallélisme entre la plaie uréthrale et la plaie cutanée, surtout lorsque la section de l'urèthre a eu lieu pendant l'érection. Aussi l'infiltration d'urine est-elle à craindre. Néanmoins les dangers immédiats de ces plaies ne sont pas très grands. Il n'en est malheureusement pas ainsi des accidents éloignés. Le *rétrécissement* de l'urèthre serait constant et une *fistule* est beaucoup à craindre. Ce dernier accident peut être cependant évité dans beaucoup de cas. Pour atteindre ce but, il faut s'efforcer d'obtenir la réunion par première intention.

Suivant le conseil de Voillemier, il faut intervenir le plus tôt possible, autrement le gonflement inflammatoire des parties gêne ; il peut mettre promptement obstacle par exemple au passage d'une sondé.

Il faut d'abord rechercher les deux bouts de l'urèthre divisé et, si l'on peut, en pratiquer de suite la suture au catgut. On suture les téguments ; on fait le lavage continu de l'urèthre antérieur avec une solution antiseptique appropriée et très chaude, après avoir vidé la vessie ; on fait un pansement antiseptique à l'extérieur et l'occlusion de la verge. Pas de sonde à demeure ; on pratique le cathétérisme autant de fois qu'il est nécessaire, à chaque besoin d'uriner ou bien on laisse le malade uriner spontanément, mais on renouvelle le pansement après chaque miction.

Souvent on serait obligé d'introduire une sonde, de rapprocher les téguments à l'aide d'une suture à points séparés et très rapprochés (Voillemier, Péan) ou d'une suture enchevillée (Duplay) et de fixer la sonde, qu'on retire au bout de 48 heures.

Si l'on ne réussit pas à introduire une sonde dans le bout postérieur de l'urèthre, Voillemier conseille de recourir à un procédé employé une fois avec succès par

Reybard et qui consiste à suturer la plaie superficielle sans renouveler les tentatives de cathétérisme. C'est une pratique hardie, qui oblige à surveiller avec soin l'urèthre. Au moindre signe d'infiltration, il faudrait lever les points de suture.

Les plaies de la portion libre de l'urèthre étant toujours suivies à bref délai, suivant les auteurs, d'un rétrécissement très dur, lorsque la solution de continuité est transversale ou très oblique, ce qui est la règle, il faut pratiquer le cathétérisme à intervalles plus ou moins rapprochés dès que la cicatrisation est complète.

§ II. Plaies de dedans en dehors.

Ces plaies sont produites par des causes diverses. Les plus fréquentes sont dues à des manœuvres maladroites pendant l'introduction d'un instrument de cathétérisme et sont ordinairement désignées sous le nom de *fausses routes*. D'autres ont pour origine un corps étranger, un fragment de calcul ou un calcul venu de la vessie, ou bien elles se produisent pendant le retrait d'une sonde dans l'œil de laquelle un fragment calculeux était engagé ou pendant le retrait d'un lithotriteur dont les mors n'ont pas été suffisamment rapprochés et entre lesquels se trouve un fragment de calcul. Enfin, il s'agit parfois d'une plaie chirurgicale : uréthrotomie interne, électrolyse linéaire, divulsion, etc.

Fausses routes. — Les perforations de l'urèthre produites pendant le cathétérisme se terminent le plus souvent en cul-de-sac et sont dites *incomplètes*; quelquefois elles vont jusque dans la vessie et on les appelle *complètes*. Dans certains cas, on a vu la sonde pénétrer dans le rectum ou perforer le péritoine. Tantôt les fausses routes sont courtes, tantôt elles pénètrent dans les tissus à une profondeur de dix centimètres et davantage (Voillemier). Dans ces derniers cas, il s'agit fréquemment d'un simple décollement de la muqueuse.

Leur *siège* est variable; on en a vu dans toutes les parties de l'urèthre, depuis la fosse naviculaire jusqu'au col de la vessie. Lorsque l'urèthre et la prostate sont *sains*, le lieu d'élection des fausses routes est le *cul-de-sac du bulbe*. Quelquefois la perforation se produit au niveau des lacunes de Morgagni (Voillemier).

A l'état pathologique, les perforations de l'urèthre, qui sont beaucoup plus fréquentes, siègent souvent dans l'urèthre antérieur, en avant d'un rétrécissement, exceptionnellement en arrière de l'obstacle. Dans l'urèthre postérieur, elles siègent au niveau des déformations prostatiques. Ces dernières fausses routes sont celles que l'on observe le plus souvent. La sonde pénètre tantôt dans des lacunes qui ne sont que des orifices glandulaires dilatés, tantôt au milieu des saillies prostatiques, dont le tissu est assez friable dans l'affection désignée sous le nom d'hypertrophie de la prostate.

Les fausses routes occupent presque toujours la paroi inférieure de l'urèthre. Parfois cependant un instrument engagé dans la portion sphinctérienne et dont le bec est relevé trop brusquement déchire la paroi supérieure du canal et passe derrière la symphyse du pubis.

Parfois l'instrument refoule devant lui la muqueuse du cul-de-sac du bulbe et creuse simplement une dépression à ce niveau. Plus tard, il peut s'y produire une véritable fausse route, parce que les sondes s'engagent facilement dans cette dépression.

Un chirurgien expérimenté, dit Voillemier, reconnaît assez facilement qu'il fait une fausse route. Il éprouve tout à coup une sensation de résistance vaincue, une sensation de déchirure dont le malade l'avertit souvent lui-même, car la douleur est d'ordinaire assez vive. S'il retire un peu la sonde, il ne la trouve pas serrée comme elle le serait par un rétrécissement, tandis que sa progression en avant se fait très difficilement et par saccades. Si la sonde est introduite assez profondément pour être sentie par le doigt introduit dans le rectum, on trouve que le bec de l'instrument est séparé du doigt par une faible épaisseur de tissu.

Dans certains cas de fausses routes, on peut avoir mis la sonde tout entière dans l'urèthre sans avoir donné issue aux urines et quand on l'a retirée, il se fait par le méat urinaire un écoulement sanguin d'abondance variable, qui ne persiste longtemps que dans les cas de blessures très graves, quand le bulbe a été déchiré par exemple. Toute manœuvre intra-uréthrale augmente ou rappelle l'hémorrhagie.

Les *troubles de la miction* sont variables. La *rétention* est fréquente après l'accident, ce qui est dû à des causes diverses : caillots, gonflement inflammatoire, irrégularité de la plaie, spasme du sphincter uréthral. Elle peut céder au bout de peu de temps, persister ou reparaître par intermittences, ce qui tient plus à la maladie qui a nécessité le cathétérisme qu'à la fausse route. Lorsque la miction est possible, le malade éprouve une cuisson plus ou moins vive en urinant.

Assez souvent les fausses routes ne sont pas suivies d'accidents : il n'y a ni infiltration d'urine, ni fièvre uréthrale. Parfois cependant il survient une inflammation vive qui se termine par suppuration. De là des accidents immédiats et plus tard des troubles graves dans la miction, des fistules urinaires (Voillemier).

L'infiltration manque ordinairement parce que l'ouverture de la perforation uréthrale est dirigée en avant et que sa paroi interne forme une sorte de valvule que l'urine, en passant, tend à appliquer contre la paroi apposée.

Quant aux autres accidents, ils sont dus à l'infection de l'urèthre, et leur gravité varie avec la variété de microbes qui cause cette infection. Certains microorganismes, l'uro-bacillus de Krogius par exemple, peuvent déterminer des *gangrènes à marche rapide* (Folet, Guyon) et une infection générale qui parfois guérit, mais souvent est mortelle.

Le *diagnostic* est en général facile lorsque le chirur-gien est présent au moment même de l'accident, mais le plus souvent il n'est appelé qu'une fois la fausse route faite et il est alors plus difficile de reconnaître la perfo-ration de l'urèthre. Une douleur plus ou moins vive, suivie d'une abondante *hémorrhagie* et survenue pendant le cathétérisme chez un malade qui se sonde habituellement sans accident, présente une grande valeur au point de vue du diagnostic. Si l'on introduit dans le canal un *explo-rateur à boule*, celui-ci tombe ordinairement dans la cavité accidentelle et indique le siège de la fausse route. Le toucher rectal permet également de préciser le siège de la fausse route chez un grand nombre de malades.

Chez un malade de l'hôpital de la Pitié, dont j'ai publié l'observation en 1887, je pus faire le diagnostic d'une fausse route ancienne à l'aide des injections intra-vési-cales pratiquées sans sonde. Comme la paroi uréthro-rectale avait été perforée, une partie du liquide injecté pénétrait dans le rectum et déterminait un besoin pres-sant d'aller à la selle. A l'aide d'une bougie je pus con-firmer le diagnostic. Ce fait est d'autant plus intéressant à signaler qu'il n'existait chez ce malade aucun symptôme fonctionnel. L'urine ne pénétrait point dans le rectum et réciproquement aucun corps solide, liquide ou gazeux ne pénétrait du rectum dans l'urèthre. Mais les voies uri-naires inférieures avaient été infectées.

Pour éviter les fausses routes, il faut se rappeler que le cathétérisme est toujours une opération délicate, qui doit être pratiquée avec prudence, lenteur et avec la plus grande douceur. Enfin on ne saurait mettre trop de rigueur dans l'exacte application des règles du cathétérisme.

Le *traitement* varie suivant que le calibre de l'urèthre est normal ou rétréci et suivant que la fausse route est récente ou ancienne.

Si l'urèthre est normal, comme la fausse route siège presque toujours sur la paroi inférieure du canal, il faut sonder le malade avec un instrument qui suive la paroi supérieure ; une sonde-béquille en gomme n° 17 est l'instrument de choix. Il faut tendre assez fortement la verge et l'attirer sur le ventre pendant ce cathétérisme. La sonde est laissée à demeure.

Une sonde-bougie passe facilement si la fausse route siège sur la paroi supérieure de l'urèthre. Il en est de même d'un explorateur à boule en gomme dans la plupart de ces cas.

Parfois on ne peut introduire qu'une bougie tortillée, que l'on choisit armée d'un pas de vis. On y fixe ensuite un conducteur et on introduit dans la vessie une sonde à bout coupé que l'on fixe.

Si rien ne passe et qu'il y ait de la rétention d'urine, il faut pratiquer la *ponction hypogastrique capillaire avec aspiration*. Ordinairement le cathétérisme devient facile dans ces cas assez vite, au bout de quelques jours.

Lorsqu'il existe *un rétrécissement de l'urèthre*, les tentatives de cathétérisme doivent être modérées et de courte durée. Les *bougies tortillées* rendent souvent des services chez ces malades. Quand l'une de ces bougies a pénétré dans la vessie, on la fixe. Du reste, une fausse route incomplète et produite par une bougie très fine constitue un accident ordinairement insignifiant et qui ne réclame aucun traitement particulier, si l'on a fait préalablement l'antisepsie de l'urèthre.

Si le cathétérisme est impossible et que la miction soit trop difficile, il faut recourir à la ponction hypogastrique. L'uréthrotomie externe sans conducteur constitue une dernière ressource. Il ne faut pas trop se hâter d'y recourir, parce que le plus souvent on arrive très vite à introduire dans la vessie une petite bougie, que l'on fixe.

Dans tous les cas, il faut s'efforcer de maintenir la cavité uréthrale à l'état aseptique.

Les fausses routes anciennes ne réclament ordinairement par elles-mêmes aucun traitement. Cependant quand elles sont compliquées d'un rétrécissement très étroit les rapports des parties peuvent être tels qu'elles gênent le traitement de la stricture uréthrale. Voillemier a cité un cas dans lequel la fausse route rendait le rétrécissement infranchissable. L'uréthrotomie externe est alors indiquée. On incise le rétrécissement et l'on profite de la section faite à l'urèthre pour guérir la fausse route (Hunter, Voillemier).

Les *fausses routes* ne sont pas habituellement suivies de rétrécissement.

Un mot maintenant des autres *variétés de plaies uréthrales produites de dedans en dehors.*

Lorsque l'urèthre est lésé par un calcul ou un fragment de calcul venu de la vessie, la plaie est ordinairement de petites dimensions et n'intéresse que la muqueuse, mais comme la solution de continuité a son orifice qui regarde du côté de la vessie, l'infiltration d'urine est fréquente (Maisonneuve) et si les voies urinaires sont infectées on peut observer des accidents de la plus haute gravité. J'en ai publié un cas fort intéressant. Le malade, qui était atteint de cystite, expulsa après un accès violent de coliques néphrétiques, un petit calcul très dur, à parois irrégulières qui déchirèrent l'urèthre au niveau de la région prostatique, d'où prostatite suppurée et phlegmon péri-

prostatique grave; néanmoins le malade guérit et aujour-
d'hui il va bien. J'ajoute qu'il n'a pas de rétrécissement.

Les *plaies chirurgicales* n'offrent pas moins d'intérêt.
Les plaies produites par l'uréthrotomie interne sont celles
qui présentent le plus de gravité au point de vue des accidents immédiats et des accidents éloignés. Ce sont celles
qui favorisent le plus les hémorrhagies, l'infiltration
d'urine et la fièvre urineuse. Si l'on fait l'antisepsie
directe des voies urinaires inférieures et que l'on puisse
mettre une sonde à demeure, le pronostic immédiat est
en général bénin; mais dans les conditions opposées on a
vu des malades mourir d'infection générale au bout de
douze heures.

Au point de vue des accidents éloignés, le pronostic des
plaies produites par l'uréthrotomie interne est grave, car
ces plaies sont toujours suivies d'un rétrécissement cicatriciel, contrairement à ce que l'on a cru pendant longtemps. Les plaies longitudinales de l'urèthre, disait-on,
ne sont pas suivies de rétrécissement. C'est exact, en
général, mais à une condition, c'est que les lèvres de la
plaie ne s'écartent pas et que la cicatrisation ait lieu par
première intention. Dans l'uréthrotomie interne, il n'en
est point ainsi. Les deux lèvres de la plaie sont largement étalées pour augmenter le calibre de l'urèthre rétréci
et chacune d'elles se cicatrise séparément, d'où une
large cicatrice rétractile qui diminue bientôt le calibre
du canal, si l'on ne pratique pas régulièrement le cathétérisme.

En étudiant l'étiologie des rétrécissements de l'urèthre,
j'ai montré que l'électrolyse linéaire et surtout la divulsion progressive produisent des plaies moins graves que
celles dues à l'uréthrotomie interne. Je n'y reviens pas.

CHAPITRE IV

INFILTRATION D'URINE

On donne le nom d'infiltration d'urine à la pénétration dans l'épaisseur des tissus de ce liquide sorti de ses voies naturelles par une ouverture accidentelle.

Cet accident peut se produire sur toute l'étendue de l'appareil urinaire, mais on l'observe rarement au-dessus de l'urèthre. Aussi a-t-on l'habitude de décrire avec les traumatismes de la vessie, des uretères, etc... l'infiltration d'urine due à une solution de continuité de ces organes et de ne décrire sous ce nom que l'infiltration d'urine qui a son siège au niveau de l'étage inférieur ou supérieur du périnée.

Quand il s'agit de l'effusion d'une petite quantité d'urine en dehors des voies urinaires, les lésions sont ordinairement limitées et l'on donne en général à l'affection le nom *d'abcès urineux*. La sortie brusque d'une grande quantité d'urine qui envahit toutes les parties voisines de la solution de continuité constitue au contraire *l'infiltration d'urine proprement dite*.

Article Iᵉʳ. — Abcès urineux

Les abcès urineux sont habituellement contigus à l'urèthre. Ils se montrent très rarement dans d'autres régions, à l'hypogastre, au pli de l'aine par exemple. On en décrit ordinairement deux variétés : l'une, *aiguë*, l'autre, *chronique*.

§ Ier. ABCÈS AIGUS

Etiologie. — Toute perforation, éraillure ou ulcération siégeant sur un point quelconque de l'urèthre, qu'elle soit due à un calcul, à un corps étranger, au cathétérisme, etc... peut être suivie d'un abcès urineux. Mais la cause de beaucoup la plus fréquente, c'est le rétrécissement organique de l'urèthre.

Pathogénie. — La pathogénie des abcès urineux consécutifs aux rétrécissements organiques de l'urèthre présente une grande importance, ainsi que je l'ai prouvé dans un travail publié en mai 1891 sur la pathogénie et le traitement de cette affection (1).

On sait que dans presque tous les cas ces abcès siègent au début en arrière de la stricture uréthrale. Or, les chirurgiens ont fait remarquer depuis longtemps que la muqueuse de la portion de l'urèthre située en arrière du rétrécissement, portion ordinairement dilatée, est souvent enflammée. Une ulcération suivant les uns, une déchirure de la paroi uréthrale suivant les autres, permettrait, à un certain moment, à l'urine de suinter pour ainsi dire à travers les parois du canal et de pénétrer lentement dans le tissu cellulaire périuréthral. « Derrière les rétrécissements uréthraux, disait Gosselin, la muqueuse est non seulement congestionnée, mais amincie et parfois ulcérée ou fissurée dans ses couches superficielles. A un certain moment, dans un effort de miction, la fissure se creuse davantage, dépasse les limites du derme et permet à une gouttelette d'urine de franchir la paroi uréthrale et de séjourner dans le tissu cellulaire extérieur. Après la miction, le fond de la petite brèche se cicatrise et la fissure redevient superficielle, si bien

(1) *Chirurgie contemporaine des organes génito-urinaires,* 1891.

qu'aux mictions suivantes l'urine ne sort plus du tout de sa voie normale; mais la quantité échappée dont j'ai parlé provoque une inflammation du tissu cellulaire périuréthral, inflammation vive si la quantité de liquide sorti a été un peu considérable, modérée et subaiguë si cette quantité a été minime. Le plus souvent cette inflammation se termine au bout de dix, douze, quinze jours par suppuration et c'est alors qu'au phlegmon succède l'abcès urineux, ainsi nommé, d'abord parce qu'il est d'origine urineuse et ensuite parce qu'une fois ouvert il laisse souvent passer de l'urine au moment des mictions. »

Gosselin admettait donc le mécanisme indiqué par Voillemier : pour ces auteurs c'était l'urine qui causait les abcès dont il s'agit.

Mais Civiale avait fait remarquer avec raison que dans certains cas, très rares il est vrai, l'abcès siège en avant du rétrécissement et que même dans les cas où il siège en arrière de la stricture il est parfois difficile d'admettre la pénétration de l'urine dans le tissu cellulaire périuréthral. L'habile chirurgien ajoutait : « Ces abcès paraissent avoir lieu de deux manières, soit que l'urine transsude à travers les parois uréthrales, quoi qu'il n'existe aucune solution de continuité appréciable et que le canal présente seulement les traces d'un travail inflammatoire, soit qu'une irritation prolongée de la membrane muqueuse uréthrale et des tissus qu'elle recouvre se propage au loin par voie de continuité ou seulement de sympathie. »

On sait aujourd'hui que l'urine normale peut très bien se résorber, surtout s'il en pénètre une petite quantité seulement dans le tissu cellulaire. En tout cas, elle ne jouerait que le rôle d'un irritant atténué, elle ne provoquerait pas la suppuration. Mais si l'urine aseptique contient une substance irritante, l'essence de térébenthine entre autres, il est possible qu'elle détermine alors la suppuration. On sait en effet combien cette substance, quoique modifiée à son passage dans l'appareil urinaire, peut irriter la muqueuse uréthro-vésicale si elle a été absorbée à dose élevée. C'est là une particularité importante à retenir. Parfois, en effet, on prescrit encore aujourd'hui l'essence de térébenthine à dose élevée dans certaines maladies des voies urinaires. Dans quelques cas même, comme je l'ai fait remarquer en 1891, elle n'est nullement indiquée. Il est donc bon de se rappeler que cette substance est loin d'être inoffensive, que chez les rétrécis entre autres elle peut contribuer à produire la suppuration du tissu cellulaire périuréthral.

On sait également que les poisons bactériens s'éliminent en grande partie par l'urine. Or, certains de ces poisons font du pus au point où ils sont injectés. Si l'urine en contenait une quantité suffisante, elle pourrait donc produire la suppuration en pénétrant dans le tissu cellulaire périuréthral.

Mais les cas dont il s'agit sont exceptionnels. Habituellement les abcès urineux sont dus à la pénétration dans le tissu cellulaire périuréthral de microbes pathogènes contenus dans les voies urinaires. Le plus souvent, ces microorganismes y pénètrent brusquement avec une faible quantité d'urine. Parfois, au contraire, c'est lentement qu'ils franchissent les limites des parois de l'urèthre; comme l'avait fait remarquer Civiale, il y a propagation de l'inflammation des parois uréthrales au tissu cellulaire voisin. Enfin, dans certains cas, c'est un traumatisme des parois du canal, en avant du rétrécissement par exemple, qui permet aux microbes pathogènes contenus dans les voies urinaires de pénétrer dans le tissu cellulaire périuréthral et de déterminer un abcès dit urineux, bien que l'urine ne joue encore dans ces cas aucun rôle dans la pathogénie de la suppuration périuréthrale.

Quels sont les microbes qui peuvent produire un abcès urineux ? Parmi les nombreuses variétés de microorganismes que l'on aurait rencontrées dans les urines pathologiques, on a cité des *microcoques* pyogènes, le *streptococcus pyogenes*, le *staphylococcus aureus*, l'*urobacillus septicus* de Krogius, qui provoquerait très rapidement des accidents gangréneux, et surtout la *bactérie urinaire*, qui ne serait autre que le *bacterium coli commune*. Tous ces microorganismes peuvent produire du pus. Suivant M. le professeur Bouchard, la fonction pyogène, en effet, n'appartient pas exclusivement à certains microbes, comme on l'avait cru tout d'abord ; elle n'est pas pour eux une fonction essentielle. Les microbes pathogènes, en général, peuvent faire tantôt l'infection générale, tantôt l'inflammation locale.

Les deux infections peuvent aussi se manifester successivement. On aurait vu, par exemple, la *bactérie urinaire* produire seule d'abord un abcès urineux, c'est-à-dire l'infection locale, puis, à la suite d'un traumatisme, l'uréthrotomie interné entre autres, produire l'infection générale avec élévation considérable de la température. La mort peut même survenir dans ces cas au bout de quelques heures.

Le même fait peut être noté avec le streptocoque ; mais ici se présente une particularité importante sur laquelle j'ai insisté en 1891. « J'ai établi, dit M. Bouchard, que la résistance plus grande de l'organisme favorise le développement do la lésion locale et que, à son tour, la lésion locale augmente la résistance à l'infection générale. L'inflammation, l'inflammation suppurative surtout, serait une protection contre cette infection. Parmi leurs sécrétions, à côté des matières toxiques ou nuisibles, certains microbes fabriquent des matières vaccinantes. Ce que je sais de ces matières, c'est que pendant leur séjour dans l'organisme, elles impressionnent les cellules animales au point de changer la nutrition d'une façon durable. Le milieu vivant désormais n'est plus chimiquement ce qu'il était avant, il peut devenir plus défavorable aux microbes : c'est l'état bactéricide, c'est la caractéristique des vaccinés, aujourd'hui démontrée pour sept microbes, en particulier pour le streptocoque ; c'est la condition qui crée l'immunité acquise. »

Lorsque l'abcès urineux est dû exclusivement au streptocoque, il est donc possible qu'à un certain moment il y ait immunité acquise et par suite qu'il n'y ait aucun danger d'infection générale. La guérison de l'infection locale pourrait même survenir spontanément dans ces cas. « Dans ce milieu bactéricide, dit M. Bouchard, le microbe s'atténue, sécrète en moindre quantité la substance qui s'oppose à la diapédèse. Désormais les vaisseaux cèdent à la sollicitation locale, laissent sortir plus abondamment les leucocytes, qui triomphent définitivement des bactéries. C'est le cas pour le streptocoque.

« Quand la maladie est arrêtée, quand les bactéries sont mortes, quand leurs produits ont été résorbés et éliminés, il ne reste plus dans le tissu malade que les cellules nées de la prolifération des éléments conjonctifs, cellules qui pourront ou s'atrophier ou s'organiser en éléments définitifs. Il reste aussi des cellules venues du sang : les unes, encore vivantes, gagneront les voies lymphatiques ; les autres, mortes, constituant le pus, seront évacuées mécaniquement. Mais il se peut faire aussi qu'elles soient englobées et dissoutes par d'autres phagocytes qui, cette fois, ne périront pas. »

Dans ce dernier cas, ce serait la guérison absolument spontanée, sans aucune intervention. J'ai recueilli, en 1888, à l'hôpital Saint-Louis, dans le service de M. Péan et publié, en 1891, une observation fort intéressante à ce point de vue.

La pathogénie des abcès urineux consécutifs aux rétrécissements organiques de l'urèthre peut donc être résumée de la façon suivante :

Exceptionnellement, ces abcès peuvent être causés par la pénétration dans le tissu cellulaire périuréthral d'une urine normale contenant certaines substances *aseptiques* irritantes, par exemple l'essence de térébenthine plus ou moins modifiée à son passage dans l'appareil urinaire, ou d'une urine ne contenant pas de microbes mais certains poisons bactériens.

Dans l'immense majorité des cas, il s'agit d'une *infection locale*, qui peut être produite par plusieurs variétés de microbes, mais qui présente certaines particularités suivant la variété de ces microorganismes à laquelle est dû l'abcès urineux et probablement suivant leur association lorsqu'il en existe à la fois deux ou plusieurs variétés. C'est dans l'urine, dans la paroi uréthrale enflammée, en arrière du rétrécissement surtout, que siègent primitivement ces microbes. Leur pénétration dans le tissu cellulaire périuréthral peut être consécutive à un cathétérisme, en avant d'une stricture par exemple, ou bien avoir lieu spontanément, sans effusion d'urine en dehors des voies urinaires dans l'un et l'autre cas ; mais en général elle se produit brusquement au moment de la miction ; elle se fait à travers une solution de continuité de la paroi du canal, en arrière du rétrécissement uréthral et elle est accompagnée de l'issue d'une quantité ordinairement très faible d'urine.

La pathogénie est la même dans les autres variétés d'abcès urineux, c'est-à-dire lorsque le calibre de l'urèthre est normal et qu'il existe une des lésions indiquées à l'étiologie. C'est encore *l'infection* qui joue dans ces cas le principal rôle. L'urine ne sert guère que de véhicule.

Anatomie et physiologie pathologiques. — Si l'urine sort par une déchirure étroite, dit Voillemier, et suinte pour ainsi dire à travers les parois éraillées du canal, au lieu de distendre mécaniquement ou de déchirer les mailles du tissu cellulaire, elle les pénètre lentement et détermine une inflammation adhésive autour des parties qu'elle occupe, elle se crée à elle-même une barrière. Cependant, ajoute cet auteur, les tissus qui sont en contact direct avec l'urine s'enflamment et suppurent; le plus souvent ils sont frappés de gangrène et ainsi se forment les collections purulentes auxquelles on a donné le nom d'*abcès urineux*.

Lorsque la solution de continuité de l'urèthre siège au-dessus de l'aponévrose de Carcassonne, l'abcès urineux se développe dans la loge supérieure du périnée. Il se creuse ordinairement un foyer assez vaste dans le bassin, mais il se porte rarement vers les parties supérieures de cette cavité: il gagne surtout les fosses ischio-rectales et vient se manifester au dehors par de l'empâtement et, plus tard, par des plaques gangréneuses très rapprochées de l'anus. Parfois, il détruit l'aponévrose moyenne et il apparaît au périnée.

Mais ces cas sont exceptionnels; le plus souvent, c'est en avant de l'aponévrose moyenne que siège la lésion uréthrale et l'abcès urineux occupe la loge périnéale inférieure. Dans la majorité des cas, il se développe dans la région périnéo-bulbaire, immédiatement en arrière d'un rétrécissement. A mesure qu'il grossit, il se porte en même temps vers l'anus et du côté des bourses, surtout dans cette dernière direction, car en arrière il rencontre bientôt l'aponévrose moyenne, très résistante, qui s'oppose à sa progression du côté de l'étage supérieur du périnée.

Parfois il existe un vaste foyer et des désordres considérables au niveau de la loge périnéale inférieure. Hunter, Voillemier, entre autres, en ont publié des observations remarquables. Dans l'un des cas cités par Voillemier l'urèthre était comme disséqué dans l'étendue de plus de cinq centimètres.

Symptômes. — Les symptômes varient suivant que les abcès urineux siègent au niveau de l'étage supérieur ou de l'étage inférieur du périnée. Je m'occuperai d'abord de ces derniers, qui sont, je le répète, de beaucoup les plus fréquents et qui occupent presque toujours la région périnéo-bulbaire.

Au début, il se forme au niveau du périnée, sur la ligne médiane en général, au-dessous de l'urèthre, une tumeur peu volumineuse, arrondie, dure, indolente et sans changement de couleur à la peau. Quelquefois elle semble accolée à l'urèthre. Plus souvent, en saisissant la verge à sa base avec les doigts, on trouve que celle-ci fait corps avec la tumeur dans laquelle on la croirait enchâssée (Voillemier). Cette tumeur augmente de volume, se ramollit, pendant que la peau rougit, s'œdématie et que la région devient le siège d'une douleur vague d'abord, puis plus ou moins aiguë et accompagnée de battements, d'un sentiment de tension, de pesanteur, de chaleur. La sensibilité à la pression est parfois très vive. Ces changements se produisent en général rapidement, mais la *fluctuation* est souvent *tardive* et difficile à percevoir.

Pendant les premiers jours, il n'y a pas habituellement d'autres troubles de la miction que ceux dus à l'affection uréthrale qui a précédé l'abcès urineux ou à l'infection des voies urinaires inférieures; mais bientôt la compression du canal par la tumeur cause une dysurie plus ou moins accusée, parfois même une rétention d'urine incomplète mais très rarement complète.

Les urines, disent certains auteurs, « restent normales. » C'est là une erreur. En décrivant la pathogénie des abcès urineux, j'ai montré que les voies urinaires inférieures sont presque, toujours infectées chez ces malades. Les urines sont donc septiques et elles restent septiques si l'on ne se hâte pas de désinfecter la cavité uréthro-vésicale et parfois même les voies urinaires supérieures.

Les symptômes généraux qui accompagnent la formation de ces abcès présentent une intensité variable. Ils sont ordinairement en rapport avec les dimensions de ces abcès. En général, ils sont peu prononcés : ce sont des frissons légers, à répétition irrégulière et quelques mouvements de fièvre de courte durée (Voillemier). Parfois un violent accès de fièvre urineuse se manifeste peu de temps après la pénétration dans le tissu cellulaire périuréthral de l'urine septique qui cause l'abcès urineux.

Au niveau de la fosse naviculaire et de la région péno-scrotale, les abcès urineux sont rares et les symptômes qu'ils présentent ont en général la plus grande analogie avec ceux que j'ai décrits en étudiant les phlegmons périuréthraux consécutifs aux uréthrites. Ce sont de petites tumeurs dures, faisant corps avec l'urèthre, indolentes et non adhérentes à la peau. Ce n'est parfois qu'au bout de plusieurs semaines que celle-ci rougit au niveau de la tumeur, qui devient plus sensible, se ramollit et s'ouvre au dehors.

Les abcès urineux qui siègent dans la loge supérieure du périnée sont très rares. Les symptômes généraux qui accompagnent la formation de ces abcès sont ordinairement plus accusés que dans les deux variétés précédentes. Les symptômes locaux au contraire sont peu marqués au début. Le toucher rectal ne fait souvent reconnaître aucun signe précis et parfois c'est un empâtement près de l'anus qui constitue le premier symptôme local observé.

Dans d'autres cas, on constate à l'aide du toucher rectal les symptômes habituels des suppurations périprostatiques.

Marche. — Durée. — Terminaison. — La *marche* des abcès urineux aigus est en général assez rapide. Elle varie néanmoins suivant le degré de virulence du microbe ou de l'association de microbes qui a produit l'abcès urineux. L'urobacillus de Krogius, par exemple, produit très rapidement des plaques de gangrène et cause parfois en quelques jours des désordres considérables.

Quand l'abcès a pris un certain volume, si l'on n'intervient pas, il peut s'ouvrir dans l'urèthre. Il s'écoule alors par le méat urinaire, dans l'intervalle des mictions, comme dans l'uréthrite, un pus jaunâtre et épais, souvent mélangé de sang pendant les premiers jours. Ce pus sort en plus grande abondance si l'on presse doucement la racine de la verge entre les doigts (Voillemier). L'urine, au début de la miction, expulse également une certaine quantité de pus; parfois, lorsqu'il existe une poche volumineuse, ce liquide se déverse même dans cette poche et entraîne pendant toute la miction du pus et des produits de désorganisation.

Dans les cas heureux, la tumeur diminue peu à peu de volume et, au bout d'un temps souvent assez long, il ne reste plus au-dessous de l'urèthre qu'un petit noyau dur qui finit lui-même par disparaître. Mais dans la majorité des cas le pus ne pouvant sortir librement du côté de l'urèthre, continue à marcher vers la peau, qu'il finit par ulcérer, et l'on a une fistule urinaire (Voillemier).

Dans d'autres cas, il se produit des décollements profonds et parfois même une véritable infiltration d'urine. Gosselin a beaucoup insisté sur ce mode de *terminaison* de certains abcès urineux.

Presque toujours, disent les auteurs, l'abcès abandonné

à lui-même vient aboutir au périnée. La peau s'amincit, devient violacée et une ou plusieurs ouvertures donnent issue à une quantité variable de pus et d'urine, ouvertures habituellement suivies de fistules et précédées de désordres assez étendus. Parfois ces désordres sont même considérables : les corps caverneux sont disséqués, les testicules sont mis à nu, des taches gangréneuses existent également au niveau de la verge, qui est augmentée de volume. Il n'est point rare de voir alors les malades succomber à l'infection générale.

Lorsque l'abcès siège dans la loge supérieure du périnée, c'est en général près de l'anus que l'on observe des plaques gangréneuses et que le pus se fait jour. Parfois c'est encore au niveau de la région périnéale inférieure que l'abcès abandonné à lui-même vient aboutir. Il s'écoule alors une quantité de matière considérable qui n'est nullement en rapport avec le gonflement qui existait au périnée.

Les petits abcès de la région pénienne s'ouvrent au dehors ; mais très souvent ils communiquent à la fois avec l'urèthre et laissent à leur suite une fistule.

S'il existe une fièvre plus ou moins intense, elle cesse ordinairement aussitôt que l'évacuation du pus est assurée. Mais si cette évacuation est incomplète, ce que l'on observe surtout dans les cas où l'abcès siège dans la loge périnéale supérieure, la température reste élevée et parfois l'on observe tous les accidents de la forme grave de la fièvre urineuse, accidents qui peuvent occasionner une mort rapide.

Il faut ajouter qu'un traitement rationnel permet en général de modifier la marche des abcès urineux et d'éviter les accidents cités par les auteurs.

Diagnostic. — Le diagnostic des abcès urineux qui siègent au niveau de la loge périnéale inférieure est ordinairement facile. La constatation d'un rétrécissement de l'urèthre ou de l'une des autres causes indiquées, le fait qu'il existe une infection des voies urinaires, l'examen local, qui permettra de reconnaître l'existence d'une tumeur ayant ordinairement son siège au niveau du périnée, enfin les symptômes généraux permettront de reconnaître facilement un abcès urineux.

La cowpérite et surtout la péricowpérite peuvent cependant faire hésiter dans quelques cas. On se rappellera qu'en général la tuméfaction périnéale est unilatérale dans ces affections, tandis que l'abcès urineux siège sur la ligne médiane.

Au niveau du scrotum, l'abcès urineux est souvent difficile à reconnaître, dit Voillemier, à moins qu'il ne se porte en arrière, du côté du périnée. Cependant, ajoute cet auteur, on doit soupçonner son existence quand les bourses sont volumineuses et œdématiées. On peut les soulever et les déplacer un peu en avant, quoiqu'elles ne soient plus aussi mobiles qu'à l'ordinaire. S'il existe de l'empâtement et si l'urèthre se perd au milieu des tissus indurés, il ne reste plus de doute sur la présence d'un abcès.

Lorsque l'abcès urineux siège au niveau de la loge supérieure du périnée, le diagnostic présente souvent de réelles difficultés, surtout au début. Les commémoratifs, les symptômes généraux ne fournissent pas toujours des données extrêmement exactes et ce n'est que lorsqu'on constate une tuméfaction près de l'anus ou au niveau de la région périnéale inférieure que l'abcès urineux peut être reconnu. Néanmoins il faudra rechercher s'il ne s'agit pas d'un abcès de l'espace ischio-rectal ou d'une suppuration périprostatique due à une autre cause. Le chirurgien ne sera donc, dans un certain nombre de cas, en droit de porter un diagnostic rigoureux que lorsqu'il verra, après avoir ouvert le foyer, s'écouler du pus mélangé à l'urine (Nélaton, Horteloup).

Pronostic. — Banal par lui-même, l'abcès urineux n'est grave que par les complications auxquelles sont exposés les malades atteints de cette variété d'infection locale. Or, parmi ces complications, il en est surtout trois importantes : 1° l'infection générale ; 2° l'infiltration d'urine ; 3° les fistules urinaires.

Ces complications sont en général faciles à éviter si l'on sait recourir à un traitement rationnel. Le traitement a en effet une importance considérable au point de vue du pronostic de cette affection. Les auteurs ont insisté également sur la cause de l'abcès urineux au point de vue du pronostic. Un rétrécissement de l'urèthre très serré était considéré autrefois comme une cause grave. J'ai montré que grâce à l'antisepsie directe des voies urinaires inférieures, le pronostic a perdu aujourd'hui toute sa gravité à ce point de vue. L'infection générale, l'infiltration d'urine, les fistules urinaires peuvent être évitées si l'on a recours en temps opportun à une thérapeutique rationnelle. En général, les pertes de substances parfois considérables que l'on observe au niveau du périnée se réparent même assez vite dès que l'on emploie les procédés que j'ai décrits et la guérison est obtenue dans un espace de temps relativement court.

Le pronostic est plus grave quand l'abcès urineux siège au niveau de l'étage supérieur du périnée que lorsqu'il existe dans la loge inférieure, parce que l'intervention est plus tardive et plus difficile.

Le pronostic varie encore avec les microbes qui ont produit l'abcès urineux. Je répète que certains de ces microorganismes présentent une virulence extrême. On en a vu déterminer la mort par infection générale douze heures après une intervention chirurgicale pratiquée suivant les anciens procédés.

Aujourd'hui, nous possédons des moyens simples et très efficaces qui permettent d'éviter de pareilles catastrophes. On peut dire que le pronostic des abcès urineux convenablement traités est actuellement bénin.

Traitement. — Le traitement des abcès urineux comprend : le *traitement préventif* et le *traitement curatif*.

Au point de vue du *traitement préventif*, il existe deux grandes indications à remplir chez les rétrécis : 1° Eviter l'infection des voies urinaires; 2° Rendre au canal son calibre normal dès que l'on a reconnu la stricture uréthrale.

La première indication est capitale, puisque l'abcès urineux est presque toujours dû à des microbes contenus d'abord dans les voies urinaires et à certaines de leurs sécrétions. Si les voies urinaires sont infectées lorsque le malade vient consulter, il faut les rendre aseptiques le plus tôt possible, ce qui est facile aujourd'hui grâce aux procédés que j'ai décrits.

La seconde indication présente également une grande importance, car plus le rétrécissement de l'urèthre est serré, plus les lésions de la paroi du canal en arrière de la stricture sont accusées et par suite plus il y a de chances de voir cette paroi se rompre sous l'influence de la pression de l'urine pendant les efforts que fait le malade pour vider sa vessie. Il faut donc dilater le rétrécissement aussitôt qu'il est diagnostiqué.

Lorsque le calibre de l'urèthre est normal, la grande indication au point de vue du traitement préventif est encore d'éviter l'infection des voies urinaires ou de rendre ces organes aseptiques si l'infection existe. Chez les malades dont les voies urinaires contiennent un calcul, un corps étranger ou qui sont obligés de se sonder, il faut également ment s'efforcer de supprimer ces causes prédisposantes.

Le *traitement curatif* doit avoir pour but non seulement

de guérir l'abcès urineux mais surtout d'éviter les trois complications déjà signalées : l'infection générale, l'infiltration d'urine et les fistules urinaires. Or, la première complication est surtout sous la dépendance de l'infection des voies urinaires, tandis que les deux dernières sont principalement causées, chez les rétrécis, par la stricture uréthrale. On retrouve donc ici les deux indications déjà notées à propos du traitement préventif : 1° Réaliser l'asepsie des voies urinaires; 2° Rendre au canal son calibre normal.

Pour répondre à ces deux indications, il faut recourir au lavage continu de l'urèthre antérieur, au lavage de la vessie sans sonde et à la dilatation permanente pratiquée à l'aide de bougies, puis de sondes. Il ne faut pas recourir d'emblée aux procédés de force pour traiter la stricture uréthrale.

J'ai prouvé que l'on peut obtenir la guérison chez certains rétrécis sans inciser l'abcès urineux, en ayant recours simplement au traitement pathogénique que je viens de rappeler et qui est le plus logique, le plus simple, le plus rapide, le plus efficace et le plus inoffensif.

Lorsque l'incision de l'abcès est nécessaire, on ne doit la pratiquer qu'après avoir donné au canal un certain calibre, à moins qu'il n'y ait absolument urgence à intervenir. Dans les deux cas, on continue la dilatation en prenant des précautions antiseptiques rigoureuses, et si elle est insuffisante on a recours à la divulsion progressive ou à l'électrolyse linéaire. J'ai insisté sur tous ces faits dans le travail que j'ai publié, en 1891 (1), sur la pathogénie et le traitement des abcès urineux consécutifs aux rétrécissements de l'urèthre. J'ai montré que l'ancien traitement classique de ces abcès est illogique et dangereux, que

(1) Loc. cit.

l'uréthrotomie interne surtout ne doit jamais être pratiquée chez ces malades. Je n'y reviens pas.

Qu'il s'agisse d'un rétréci ou d'un malade dont le calibre de l'urèthre est normal, l'incision de l'abcès, quand elle est nécessaire, se pratique de la façon suivante. Comme ces abcès siègent habituellement au niveau du périnée, dans la loge périnéale inférieure, c'est sur le raphé médian du périnée que doit se faire l'incision. Les auteurs conseillent de faire cette incision large. « Le malade, dit Voillemier, étant couché en travers de son lit, les membres inférieurs fléchis et les bourses relevées comme pour subir la taille périnéale, le chirurgien doit faire sur le milieu de la tumeur une incision verticale assez grande pour ouvrir largement le foyer. Mais celui-ci est souvent placé si profondément qu'on n'y arrive pas du premier coup. Ici deux erreurs sont à éviter. Après avoir divisé les parties dans une épaisseur de 3 à 4 centimètres sans trouver de pus, on serait tenté de croire qu'on s'est trompé et qu'il n'y a pas d'abcès ; ou bien, en voyant le tissu cellulaire gorgé d'urine et de pus, on pourrait s'imaginer qu'il s'agit d'une simple infiltration. Cependant si l'on enfonce le bistouri plus avant, si avec une sonde ou le doigt on déchire le tissu cellulaire, qui ne présente aucune résistance, on pénètre bien vite dans une cavité d'où s'écoule une quantité considérable de matière purulente et urineuse ayant une odeur très fétide. Il faut profiter alors de la présence du doigt dans le foyer pour glisser sur lui un bistouri boutonné et agrandir l'incision, principalement en arrière, car on ne saurait trop faciliter l'écoulement des liquides. »

Ces dernières remarques s'adressent surtout à l'intervention dans les cas d'abcès urineux ayant leur siège primitif dans la loge périnéale supérieure et qui ont ensuite fusé dans la loge inférieure. Mais le plus souvent c'est du côté de la fosse ischio-rectale qu'il faut intervenir dans cette variété rare d'abcès urineux. Le procédé de choix à employer dans ces cas sera décrit en étudiant les abcès de la prostate et les phlegmons périprostatiques. Ce procédé s'applique en effet à toutes les collections purulentes de la fosse ischio-rectale dont le point de départ est une infection de l'urèthre ou de la prostate.

Desault, Chopart, J.-L. Petit, Thompson, Voillemier, ont fait remarquer que dans certains cas il ne s'écoule pas d'urine par le périnée aussitôt après l'incision; ce n'est qu'au bout de quelques jours, sept ou huit jours parfois, disent ces auteurs, qu'il sort de l'urine par la plaie. Dans ces cas, le traitement pathogénique que je viens de rappeler permettrait, je crois, d'éviter cette complication chez les rétrécis.

Lorsque l'abcès siège au niveau de la région scrotale, il faut se hâter de l'ouvrir, dit Voillemier, en pratiquant une grande incision qui intéressera le scrotum en arrière et s'étendra jusqu'au canal. Si l'on tardait à agir, le pus se creuserait un vaste foyer dans le scrotum, dont il amènerait la gangrène.

Le foyer doit être bien lavé avec une solution de sublimé au millième, puis avec une solution saturée d'acide borique, pour éviter toute intoxication. Un peu de gaze iodoformée est placée entre les lèvres de l'incision. Quelques compresses imprégnées d'une solution sursaturée d'acide borique et de l'ouate hydrophile complètent le pansement. Le drain « *au plafond* », conseillé par M. Guyon est inutile si l'on a soin d'appliquer rigoureusement le traitement pathogénique. Les observations que j'ai publiées montrent combien la guérison est relativement rapide lorsqu'on applique ce mode de traitement, au lieu de suivre le procédé indiqué jusque dans ces dernières années par les auteurs classiques.

§ II. — Abcès chroniques.

Ces abcès sont beaucoup moins fréquents que les précédents. Leur *étiologie* et leur *pathogénie* sont les mêmes,
disent les auteurs, que celles des abcès aigus. Ce n'est
pas tout à fait exact. L'urine et les principes septiques
qu'elle contient présentent ici une virulence moins grande
que dans les cas d'abcès urineux aigus. Peut-être même
l'urine est-elle normale dans certains cas. On sait en effet
que ce liquide joue le rôle d'un irritant atténué.

Au point de vue *anatomo-pathologique*, il faut noter une
prolifération considérable du tissu conjonctif, d'où, pendant la période initiale, une tumeur d'une dureté presque
pierreuse et présentant quelquefois une crête saillante.
Certains auteurs désignent même cette induration inflammatoire sous le nom de *tumeur urineuse*, expression qui
prête à la confusion, car d'autres auteurs la considèrent
comme synonyme de *poche urineuse*, affection qui ne doit
pas être confondue avec les abcès urineux.

Lorsque l'abcès est formé, ses parois restent épaisses,
indurées et anfructueuses. Souvent cet épaississement
des tissus augmente même après l'ouverture spontanée
de l'abcès.

Le *début* des abcès urineux chroniques est ordinairement insidieux et leur *marche* lente. Lorsqu'ils occupent
le périnée, ils se présentent sous la forme d'une tumeur
peu volumineuse, arrondie ou légèrement allongée, dure
et adhérente à l'urèthre. Elle est si indolente que le plus
souvent elle n'est pas aperçue par le malade. Les parties
molles qui la recouvrent sont exemptes d'inflammation et
souples (Voillemier). Les symptômes fonctionnels sont
ordinairement peu accusés ; il n'y a pas de dysurie due à
la tumeur.

La résolution est considérée par les auteurs comme

exceptionnelle. En général, la tumeur se ramollit, suppure et l'on a un abcès qui affecte alors le plus souvent une marche aiguë, mais qui peut évoluer comme un abcès froid et aboutir d'une façon insidieuse à la formation d'une fistule.

Dans quelques cas, suivant les auteurs, les abcès urineux chroniques succèdent à des abcès chauds. On observerait aussi des symptômes indiquant qu'il existe une poche urineuse. Je reviendrai sur ces faits en étudiant cette dernière affection.

La seconde variété d'abcès urineux chroniques décrite par Voillemier comprend les abcès qui siègent sur la partie libre de la verge, en avant du scrotum. « Quelquefois multiples, dit cet auteur, ils forment de petites tumeurs dures, indolentes, adhérentes au canal et recouvertes d'une peau mobile. Ils peuvent rester longtemps dans cet état. Si l'on ne fait rien pour amener leur résolution, ils se ramollissent, deviennent sensibles au toucher et finissent par s'ouvrir du côté de la peau. » Ces abcès, ajoute Voillemier, diffèrent de ceux décrits dans l'uréthrite en ce qu'une fistule en est presque toujours la conséquence.

Le *diagnostic* des abcès urineux chroniques est ordinairement facile. La cowpérite et la péricowpérite chroniques pourraient cependant faire commettre une erreur de diagnostic. J'ai dit comment on peut éviter cette erreur en étudiant les abcès aigus.

Les véritables poches urineuses diffèrent des abcès chroniques en ce qu'elles ne contiennent pas de pus, mais de l'urine normale.

Un abcès symptomatique d'une altération osseuse ou d'une affection du rectum est plus difficile à différencier d'un abcès urineux chronique. J'en ai observé un cas intéressant qui a été publié dans le tome huitième des *Leçons de clinique chirurgicale* de M. Péan (1).

Les anciens auteurs, Voillemier entre autres, reconnaissaient que l'on peut guérir un certain nombre d'abcès urineux chroniques sans les inciser. Ce résultat est obtenu encore plus souvent aujourd'hui, si l'on a soin de recourir au *traitement pathogénique* que j'ai décrit en étudiant les abcès aigus.

Je rappelle que l'électrolyse appliquée suivant le procédé de R. Newmann peut contribuer, après la dilatation de la stricture uréthrale, à maintenir cette dilatation et à rendre au périnée sa souplesse primitive.

L'incision, lorsqu'elle est nécessaire, doit être pratiquée comme dans les cas d'abcès aigus ; mais en général les auteurs conseillent de détruire les parois de la poche purulente et tous les diverticules soit à l'aide du grattage avec une curette tranchante, soit avec le thermo-cautère.

On trouve parfois une épaisseur considérable de tissus indurés et lardacés. L'extirpation de tout ce tissu pathologique appartenant au périnée et à l'urèthre suivie de restauration immédiate et totale est admise aujourd'hui. Je reviendrai sur ces différents procédés en étudiant les fistules urinaires ; mais je dois dire dès à présent que le *traitement pathogénique* et *l'électrolyse* permettent aujourd'hui de guérir presque tous les malades atteints d'abcès urineux chroniques. Parfois cependant il faut y ajouter l'incision de l'abcès.

Article II. — Infiltration d'urine proprement dite.

Je ne décrirai ici, comme c'est l'usage, que l'infiltration d'urine ayant son siège au niveau de l'étage inférieur ou supérieur du périnée.

(1) Paris, 1892.

Etiologie. — L'infiltration d'urine, comme l'abcès urineux, peut se produire après toute perforation, éraillure ou ulcération siégeant sur un point quelconque de l'urèthre. Ces lésions peuvent être dues, au niveau de l'urèthre postérieur, à un corps étranger, à un calcul engagé dans le canal ou au cathétérisme (fausses routes); parfois il s'agit d'incisions chirurgicales (taille périnéale) ou de déchirures de la région sphinctérienne consécutives à une fracture ou à une disjonction du pubis, etc. Dans tous ces cas, l'infiltration se fait dans la loge médiane de l'étage supérieur du périnée.

Parfois elle est due à une lésion des parois de la vessie siégeant près du col.

Au niveau de l'urèthre antérieur, il faut citer les ruptures traumatiques de l'urèthre, l'uréthrotomie interne, la divulsion brusque et surtout la rupture spontanée de l'urèthre en arrière d'un rétrécissement, cause de beaucoup la plus fréquente. L'infiltration d'urine siège dans ces cas dans la loge périnéale inférieure.

Pathogénie. — Toutes les remarques que j'ai faites en étudiant la pathogénie des abcès urineux sont applicables à la pathogénie de l'infiltration d'urine. Ce sont les microbes pathogènes contenus dans les voies urinaires et les produits de leurs sécrétions qui jouent le principal rôle dans les accidents observés chez ces malades. Les auteurs, M. le professeur Verneuil entre autres, avaient fait remarquer que certaines urines ammoniacales sont surtout à craindre. On sait aujourd'hui qu'il s'agit dans ces cas d'urines contenant l'urobacillus septicus de Krogius, microbe qui produit très rapidement des accidents gangréneux. D'autres urines ammoniacales sont au contraire bien moins dangereuses que certaines urines acides.

Quant au rôle joué par l'urine elle-même, il a ici une certaine importance. Lorsque ce liquide est épanché en grande quantité dans le tissu cellulaire, il a une action mécanique fâcheuse; il produit de véritables désordres en distendant et déchirant les mailles du tissu cellulaire, en comprimant les vaisseaux de la région; enfin il joue le rôle d'un irritant atténué. Si donc l'urine normale est beaucoup moins dangereuse que ne le croyaient les anciens auteurs, on aurait tort de la croire tout à fait inoffensive dans les cas d'infiltration de ce liquide dans le périnée.

Le mécanisme de l'infiltration d'urine qui se manifeste chez les rétrécis, variété clinique de beaucoup la plus fréquente, a été décrit par Voillemier de la façon suivante. « Dès qu'un rétrécissement est arrivé à un certain degré, dit cet auteur, les urines ne pouvant sortir librement tendent à dilater l'urèthre en arrière de l'obstacle qu'elles rencontrent. Plus le rétrécissement devient étroit, plus cette dilatation du canal augmente. Après chaque miction, une petite quantité d'urine s'arrête dans cette sorte de poche; elle y séjourne et s'y altère; sa présence ne tarde pas à en enflammer les parois, qui deviennent plus friables et moins résistantes. Si, dans cet état de choses, le malade, dont la dysurie est chaque jour plus grande, se livre à des contractions violentes pour débarrasser sa vessie, le flot des urines faisant effort contre les parois de l'urèthre finit par les déchirer en arrière du rétrécissement. On comprend alors que l'urine s'épanche en grande quantité et qu'elle s'infiltre plus ou moins loin dans l'épaisseur des tissus, car elle n'est retenue par aucun obstacle. Encore faut-il qu'elle ait produit une déchirure du canal assez considérable. Autrement elle filtre peu à peu dans le tissu cellulaire; malgré ses propriétés éminemment toxiques, elle détermine au devant d'elle une inflammation adhésive qui limite ses progrès; et il se forme..... un abcès urineux et non une véritable infiltration. »

Boyer et un certain nombre d'auteurs admettaient

comme mécanisme de l'infiltration urineuse chez les rétrécis l'ulcération des parois de l'urèthre, ulcération assez
étendue pour ouvrir un large passage aux urines hors de
leurs voies naturelles. Voillemier, tout en reconnaissant
que ces ulcérations sont en effet souvent très nombreuses,
a fait remarquer qu'elles sont ordinairement petites, superficielles, bornées à la muqueuse et qu'elles reposent
sur un fond induré, imperméable aux liquides.

L'an dernier, un auteur, incompétent il est vrai, qui a
étudié la question dans les bulletins de la Société anatomique et qui a fait sur le cadavre des expériences qui
n'ont aucune valeur au point de vue qui nous occupe, a
prétendu que tout ce qui avait été écrit jusqu'à présent
sur ce sujet était inexact, que le nom d'infiltration d'urine
était tout à fait impropre, qu'il s'agit simplement de phlegmons œdémateux ou œdémato-gangréneux diffus. Si je
cite cette opinion bizarre, c'est que l'auteur en question
est aujourd'hui agrégé à la Faculté de Paris. Il est évident que cet auteur n'a pas lu les observations publiées
par Voillemier et le professeur Gosselin. Ces distingués
chirurgiens ont eu bien soin de différencier l'infiltration
d'urine des phlegmons dont parle l'auteur en question,
phlegmons presque toujours consécutifs à un abcès urineux. Gosselin surtout a beaucoup insisté sur ce point.
Quant aux observations d'infiltration d'urine qu'il a publiées, il en est une des plus intéressantes au point de
vue du mécanisme de cette infiltration. A la suite d'une
miction, le malade éprouve une douleur très vive, le périnée, le scrotum et le pénis se tuméfient. Pas de fièvre
et Gosselin y insiste. Enfin, des incisions sont pratiquées
moins de douze heures après l'accident et le liquide qui
s'écoule présente une odeur urineuse. Aussi Gosselin
admet-il le mécanisme décrit par Voillemier. L'anatomie
pathologique des rétrécissements organiques de l'urèthre,

les lésions du corps spongieux, l'amincissement de la paroi uréthrale en arrière du rétrécissement, dans les cas dont il s'agit, expliquent en effet très bien la possibilité du passage de l'urine de la cavité uréthrale dans le tissu cellulaire voisin. Il est donc inexact de dire que la théorie de Voillemier se heurte à des « impossibilités anatomiques. »

Physiologie et anatomie pathologiques. — L'infiltration d'urine est ordinairement assez bien limitée par les aponévroses au début de l'accident, mais bientôt elle les détruit et franchit les loges que limitent ces aponévroses. Lorsque la solution de continuité de l'urèthre siège au-dessus de l'aponévrose moyenne du périnée, l'urine, arrêtée en bas par cette aponévrose, en haut par le muscle releveur de l'anus et l'aponévrose supérieure du périnée, ne tarde pas à s'étendre en arrière sur les côtés du rectum, dans les fosses ischio-rectales et jusque dans le tissu cellulaire sous-cutané de la marge de l'anus. On sait, en effet, que de tous les plans aponévrotiques qui limitent la loge moyenne de l'étage supérieur du périnée, c'est le plan postérieur qui est le moins résistant. Assez souvent, l'urine, profitant de quelque éraillure des plans fibreux ou suivant le trajet des nerfs et des vaisseaux, traverse encore tantôt l'aponévrose moyenne et s'épanche entre celle-ci et l'aponévrose superficielle, tantôt l'aponévrose supérieure et gagne les fosses illiaques, ainsi que le tissu cellulaire sous-péritonéal, qu'elle infiltre parfois jusqu'à une très grande hauteur, le long de la colonne vertébrale. Parfois elle infiltre le tissu cellulaire du petit bassin et sort par l'échancrure sciatique pour aller former une collection au voisinage du grand trochanter (Péan, Hartwig).

Lorsque la rupture siège immédiatement en avant de l'aponévrose moyenne ou en un point quelconque de l'urèthre antérieur, ce qui, je le répète, est le cas de beaucoup le plus commun, l'urine, retenue en haut et en arrière par l'aponévrose moyenne, en bas et en avant par l'aponévrose superficielle, commence par s'épancher dans la loge périnéale inférieure comprise entre ces deux plans fibreux, c'est-à-dire dans le périnée, puis dans le fourreau de la verge. Ensuite, elle envahit le scrotum, remonte dans l'aine, au-dessus de l'arcade crurale, et elle se répand dans le tissu cellulaire sous-cutané de la paroi abdominale. L'urine gagne parfois le pubis et la paroi abdominale très vite, alors que la verge et le scrotum ne sont pas encore infiltrés. Il est encore à noter qu'elle peut envahir non seulement l'hypogastre, mais aussi les côtés du tronc, les lombes et s'étendre jusque dans l'aisselle. Parfois elle contourne l'épine iliaque antérieure et supérieure, gagne les fesses et la partie supérieure des cuisses.

Dans certains cas de rupture de l'urèthre, l'urine peut s'infiltrer d'emblée dans la partie supérieure et interne de l'une des cuisses, le périnée ne paraissant pas envahi ou l'étant peu (Péan, Lavaux). La fosse ischio-rectale peut aussi être envahie.

Chez les rétrécis, la solution de continuité de l'urèthre est située immédiatement en arrière de la stricture, quelque éloignée qu'elle soit de la vessie. Elle siège le plus souvent à l'union de la région bulbaire et de la région sphinctérienne, par suite en avant de l'aponévrose moyenne du périnée.

La déchirure, dit Voillemier, se produit ordinairement sur les côtés de l'urèthre. D'autres auteurs pensent au contraire que c'est sur la paroi inférieure qu'on la rencontre le plus souvent. Elle est dirigée d'arrière en avant, longue de 4 à 10 millimètres et large de 3 à 4 millimètres. Ses bords sont épais, irréguliers et souvent déchiquetés. Parfois il existe une ouverture considérable avec perte de substance et le rétrécissement, cause première de la rupture du canal, n'existe plus : l'urine s'infiltrant dans l'épaisseur même des parois de l'urèthre en a mortifié une partie (Voillemier). Si ce liquide, ainsi qu'on l'a fait remarquer, ne pénètre pas plus souvent dans les lacs veineux du corps spongieux, c'est que ceux-ci sont comblés par l'hyperplasie conjonctive qui accompagne et constitue les rétrécissements anciens et serrés. Or, dans les cas d'infiltration d'urine, c'est presque toujours cette variété de strictures que l'on observe. Il est bien rare que le rétrécissement, avant la rupture spontanée de l'urèthre, admette un numéro 8 ou 9.

La muqueuse qui avoisine la déchirure de l'urèthre est grise ou noirâtre, ramollie et souvent détruite.

Au-dessous du canal, il existe ordinairement un foyer anfractueux, rempli d'un pus brun ayant une odeur d'urine très prononcée et dans lequel nagent des lambeaux de tissu cellulaire gangrené.

Symptômes. — Il s'agit habituellement d'un rétréci qui urinait difficilement depuis un certain temps et qui souffre d'une rétention d'urine presque complète. La déchirure de l'urèthre se produit pendant de violents efforts de miction. Parfois le malade n'éprouve aucune douleur vive, il se trouve soulagé au contraire, il ne sent plus le besoin d'uriner, bien qu'il ait rendu peu d'urine; quelquefois il ne s'en est même pas écoulé une seule goutte par le méat.

D'autres malades éprouvent au moment de l'accident une sensation de déchirure au niveau du canal.

Dans l'un et l'autre cas, le malade éprouve bientôt une sensation de gêne, une tension pénible au niveau du périnée. On constate alors que la tumeur hypogastrique qui était due à la vessie distendue a disparu et qu'il existe au contraire une tumeur périnéale.

Sous l'influence de nouveaux efforts de miction, le gonflement du périnée augmente, puis la verge et les bourses se tuméfient elles-mêmes et peuvent acquérir un volume énorme en peu de temps. La peau ne présente pas de changement de couleur. C'est un œdème mou, gardant l'impression du doigt après une pression faite pendant quelques instants, pression qui n'est pas douloureuse. L'urine se comporte donc, dans les premières heures, comme le ferait tout autre liquide ; mais elle ne tarde pas en général à agir comme un irritant et à développer une inflammation plus ou moins violente dans les tissus. L'œdème devient alors douloureux et plus résistant au toucher : c'est une rénitence semblable à celle du phlegmon. La peau est luisante, tendue et présente une coloration d'un rouge sombre. Bientôt on voit apparaître des plaques irrégulières de sphacèle au niveau desquelles on détermine par la pression une crépitation fine. Dans ces points, la peau est d'un rouge cuivré, puis violacée et noirâtre. Ces taches se montrent dans plusieurs points à la fois. A ce niveau, il se forme des phlyctènes remplies d'un liquide séreux et brun. Une fois ouvertes, elles laissent voir le derme mortifié et d'un rouge noirâtre. Celui-ci se détache à son tour et livre passage à un mélange de pus sanieux, d'urine, de gaz et de lambeaux de tissu cellulaire dont la chute met à nu certains organes, surtout le testicule. Ce mélange présente une odeur horriblement fétide.

Lorsque l'infiltration s'est faite dans la loge médiane de l'étage supérieur du périnée, l'urine, cachée derrière une couche de tissus plus épaisse et renfermée dans une loge fibreuse mieux circonscrite, surtout inférieurement, met plus de temps à se manifester au dehors. Elle se dirige encore du côté du périnée, mais plus en arrière : on constate au-devant de l'anus et sur ses côtés de l'empâtement plutôt qu'une véritable tumeur et plus tard des taches gangréneuses qui ne laissent aucun doute sur la nature de la maladie. Il est rare que l'urine se dirige vers les fosses iliaques et que l'on ait des signes de ce côté. Mais l'aponévrose moyenne est assez souvent détruite et la loge périnéale inférieure est envahie. On observe alors les mêmes phénomènes que ceux dont je viens de parler à propos de l'infiltration primitive dans cette loge du périnée.

Les *symptômes généraux* sont à peu près constants; mais ils présentent une intensité variable. Le bien-être qu'éprouve le malade après la déchirure de l'urèthre et qui est dû la cessation des douleurs causées par la rétention d'urine est en général de courte durée : bientôt un ou plusieurs frissons apparaissent; le malade a des claquements de dents, des horripilations, il est glacé. Ensuite arrive une réaction plus ou moins vive et la crise s'achève par des sueurs abondantes. C'est un accès de fièvre urineuse dû à l'absorption des produits septiques contenus dans l'urine infiltrée. Si l'on n'intervient pas, ces accès se répètent et le malade ne tarde pas en général à succomber.

Dans d'autres cas, l'accès de fièvre urineuse est précédé d'un frisson, ordinairement court et peu intense, qui apparaît très peu de temps après la rupture du canal et parfois au moment même de la rupture.

Dans un certain nombre de cas, la réaction fébrile pendant les premiers moments est insignifiante. La fièvre n'apparaît guère qu'au bout de quelques jours, quelquefois beaucoup plus tôt cependant, au moment où se produisent les accidents gangréneux. Ce sont alors les symptômes ordinaires des phlegmons diffus : frissons irréguliers, transpirations abondantes, surtout état d'adynamie profonde qui se termine par la mort.

Une complication grave notée par les anciens auteurs

au cours de ce processus gangréneux, c'est la *pyohémie*.

Grâce à l'intervention chirurgicale et à l'antisepsie, tous ces cas graves sont actuellement rares. En général les symptômes généraux sont peu accusés si l'on applique de bonne heure une thérapeutique rationnelle. Ils peuvent du reste manquer si l'urine infiltrée est aseptique.

Marche. — Durée. — Terminaison. — Le début de l'infiltration d'urine est toujours subit chez les malades atteints d'un rétrécissement de l'urèthre, mais parfois l'infiltration est précédée d'un abcès urineux (Gosselin).

La *marche* des accidents est subordonnée à l'étroitesse du rétrécissement, à l'étendue de la déchirure uréthrale, aux contractions plus ou moins énergiques de la vessie, aux efforts que fait le malade, à la quantité d'urine infiltrée et surtout à sa nature. Lorsque ce liquide s'échappe rapidement de l'urèthre, il déchire le tissu cellulaire et se creuse une sorte de foyer auquel on donne le nom *d'épanchement d'urine*. S'il coule lentement, il pénètre dans les mailles du tissu cellulaire et les distend sans les rompre.

La marche de l'affection varie encore suivant que le chirurgien intervient ou non. Dans le premier cas, on voit cesser rapidement les accidents généraux. S'il existe déjà de vastes pertes de substances, elles se réparent très bien en général et assez vite, grâce à l'élasticité des téguments du voisinage.

Si l'on n'intervient pas, au contraire, les accidents locaux ont ordinairement une marche rapide. C'est alors que l'on voit l'infiltration envahir les régions voisines et parfois s'étendre jusqu'à l'aisselle. Les phénomènes généraux ne font également que s'accroître et le malade ne tarde pas en général à succomber.

La *durée* de l'affection est presque toujours très courte, qu'il y ait mort ou guérison. La réparation même des pertes de substance se fait dans un temps relativement assez court.

Aujourd'hui, la *terminaison* est le plus souvent heureuse, si l'on sait appliquer une thérapeutique rationnelle. La mort, quand elle survient, est presque toujours due à l'infection générale; elle peut être très rapide, survenir quelques heures seulement après l'infiltration, pendant le frisson, avant que la réaction se soit produite. On voit quel rôle considérable joue la nature de l'urine dans l'évolution de cette affection. Si elle est aseptique, il n'y a pas d'accidents généraux et les accidents locaux sont bénins. Si elle contient l'urobacillus septicus de Krogius, elle produit très rapidement des accidents gangréneux; enfin si elle contient certains microbes, ou certaines associations de microbes et les produits de leurs sécrétions, les accidents locaux et surtout généraux peuvent présenter la plus haute gravité.

Lorsque l'infiltration se fait dans la loge supérieure du périnée, les symptômes généraux se montrent plus tôt, tandis que les signes locaux au contraire sont plus tardifs.

Diagnostic. — Les commémoratifs, les symptômes qui viennent d'être décrits, le début brusque et la marche rapide de l'affection, rendent le diagnostic ordinairement facile. L'odeur fétide et urineuse qui s'échappe des incisions est pathognomonique. Lorsque l'infiltration succède à un traumatisme et que l'urine s'échappe par la plaie, le diagnostic est évident.

L'érysipèle des bourses, avec œdème, n'a pas une marche aussi rapide que l'infiltration et il ne vient pas sans fièvre (Gosselin). Cet auteur fait les mêmes remarques à propos du phlegmon diffus.

Certains abcès urineux à marche rapide prennent un grand développement et peuvent faire hésiter dans certains cas, d'autant plus que l'infiltration d'urine peut succéder à un abcès urineux limité. Gosselin a fait remarquer que le phlegmon urineux conduit bien plus souvent à l'infiltration d'urine qu'au phlegmon diffus simple et que dans ce dernier cas ce n'est pas immédiatement après des efforts de miction et dans l'espace de quelques heures que la maladie prend un accroissement considérable, que l'on observe surtout cette tuméfaction notable et profondément fluctuante du périnée due à l'infiltration. Du reste, en admettant que certains microbes pathogènes puissent déterminer une marche aussi rapide et faire commettre une erreur de diagnostic, cette erreur ne nuirait pas au malade, car le traitement est le même dans les deux cas.

Chez d'autres malades, c'est l'inverse qui peut tromper. Je me rappelle en avoir opéré un chez lequel on avait fait le diagnostic d'orchite. Un examen attentif fit reconnaître facilement, j'en conviens, l'erreur commise ; mais l'aspect extérieur, la lenteur de l'évolution de la maladie dans ce cas, lenteur due à ce que l'urine était à peu près normale, n'éveillaient pas du tout l'idée d'une infiltration d'urine.

On évitera à tout prix, disent les auteurs classiques, d'introduire un instrument dans le canal pour compléter le diagnostic. C'est une exagération, puisque on peut pratiquer aujourd'hui chez les rétrécis une antisepsie directe de la cavité uréthro-vésicale. J'y reviendrai à propos du traitement.

Lorsque l'infiltration se fait dans la loge périnéale supérieure, il est plus difficile de la reconnaître au début : l'état général, les commémoratifs, la soudaineté des accidents, permettront cependant de faire ce diagnostic, qui deviendra bientôt évident du reste par suite de l'apparition des symptômes locaux.

Pronostic. — L'infiltration d'urine est toujours une affection grave, car l'infection générale est bien plus à craindre que dans les cas d'abcès urineux. En dehors de ces chances de mort, il faut se rappeler que le malade est exposé à conserver une fistule urinaire, surtout s'il s'agit d'un rétréci. Néanmoins une thérapeutique rationnelle permet aujourd'hui d'éviter cette complication dans presque tous les cas. Toute la gravité du pronostic dépend donc de l'infection générale, par suite de l'état septique de l'urine, de la virulence des microbes qu'elle contient. Si l'urine est au contraire aseptique et si le malade est convenablement traité, le pronostic perd toute sa gravité.

Le pronostic est toujours plus grave lorsque l'infiltration s'est faite dans la loge supérieure du périnée que lorsqu'il s'agit de l'infiltration ordinaire dans la loge périnéale inférieure, parce que le chirurgien, dans le premier cas, intervient forcément beaucoup plus tard.

Traitement. — Le *traitement préventif* chez les rétrécis est le même que celui des abcès urineux. Il se résume en ces quelques mots : éviter l'infection des voies urinaires ou la faire disparaître si elle existe et traiter le rétrécissement de l'urèthre dès le début, aussitôt qu'il a pu être diagnostiqué.

Le *traitement curatif* diffère au contraire notablement du traitement des abcès urineux. Ici il faut se hâter de pratiquer de longues et profondes incisions, afin d'évacuer l'urine épanchée dans le tissu cellulaire périuréthral et dans les parties voisines. Peut-être pourrait-on faire quelques réserves dans les cas où l'urine est aseptique et l'infiltration très limitée, à condition d'intervenir immédiatement du côté du rétrécissement uréthral. Mais en général, même dans ces cas, il sera bon de suivre le conseil donné par les anciens auteurs, de pratiquer une incision au niveau du périnée.

Dans les formes graves, on fait habituellement une incision au niveau du périnée et plusieurs incisions au niveau de tous les points où la rougeur et l'empâtement indiquent l'infiltration par l'urine du tissu cellulaire : verge, bourses, région hypogastrique, etc...

C'est Gosselin qui a le mieux montré toute l'importance que présente l'incision périnéale. « Quand il y a infiltration urineuse du scrotum, dit-il, il s'est fait un épanchement préalable d'urine et de pus dans le périnée. » Et il conseille, après avoir placé le malade dans la position de la taille périnéale, d'ouvrir toujours largement le périnée, de faire sur la ligne médiane une longue incision allant de la racine des bourses jusqu'à l'anus d'une part et jusqu'au foyer même de l'infiltration d'autre part. On est parfois effrayé de la profondeur de cette incision. Il faut cependant aller jusqu'au foyer afin de le vider. Lorsque l'aponévrose superficielle du périnée est incisée, un flot de pus et d'urine s'échappe et avertit qu'on est bien dans le foyer. Le doigt introduit au fond de la poche détruit les brides et les cloisons et peut ramener parfois de larges lambeaux de tissus sphacélés.

Au niveau du prépuce et du corps de la verge, il suffit, comme l'a fait remarquer Voillemier, de pratiquer de larges mouchetures. Sur le scrotum, il ne faut inciser que la peau et le tissu cellulaire sous-cutané et ne point trop multiplier ces incisions.

Lorsque l'urine s'est épanchée primitivement dans la loge supérieure du périnée et n'est arrivée dans la loge périnéale inférieure qu'après avoir traversé l'aponévrose moyenne, si l'on déchire profondément les tissus avec une sonde cannelée, on voit sortir brusquement un flot d'urine mélangée de pus. Il faut alors agrandir l'incision en bas et en arrière, dans la même direction que l'on donne à la plaie dans la taille latéralisée.

Dans d'autres cas, c'est du côté des fosses ischio-rectales qu'il faut directement intervenir.

Au point de vue de l'antisepsie, il faut savoir que la solution de sublimé au millième peut très bien être employée à condition d'irriguer ensuite les plaies avec une solution saturée d'acide borique.

Les auteurs, M. Thompson entre autres, ont fait remarquer que ces incisions saignent d'ordinaire abondamment. Si l'on suit le conseil de M. Péan, si l'on applique des pinces sur chaque vaisseau aussitôt qu'il a été sectionné, on évite les grandes pertes de sang dont parlent ces auteurs.

Mais il ne suffit pas de traiter l'infiltration d'urine; il faut également en faire disparaître la cause. Or, cette seconde partie du traitement varie suivant que l'infiltration d'urine est due à un rétrécissement de l'urèthre, à un corps étranger, à une rupture du canal, etc... Je tiens à insister sur le traitement de la première de ces causes, de beaucoup la plus fréquente, je le répète. Les auteurs classiques conseillent de ne pas pratiquer le cathétérisme *pendant les premiers jours*. Certains disent même qu'il faut attendre 3 à 4 semaines avant d'intervenir et que le traitement de choix est alors l'uréthrotomie interne, parce que la dilatation, dans ces cas, est souvent l'occasion d'accès de fièvre. Tout ceci est inexact. Si l'on pratique l'antisepsie directe des voies urinaires inférieures d'après les procédés que j'ai décrits, on peut intervenir en général au bout de 24 heures et même plus tôt. La dilatation permanente est ici le procédé de choix. L'uréthrotomie interne est inutile. Si la dilatation ne suffit pas pour rendre au canal son calibre normal, c'est à la *divulsion progressive* qu'il faut recourir. Les observations que j'ai recueillies à l'hôpital Saint-Louis et qui ont été publiées ont montré que l'on obtient ainsi très rapidement la guérison des malades.

Quant au traitement général, il n'est autre que le traitement de *l'infection générale*. Je le décrirai lorsque je m'occuperai de cette question.

CHAPITRE V

FISTULES URINAIRES DE L'URÈTHRE

Il ne sera question ici que des fistules de l'urèthre chez l'homme. Chez la femme, elles seront étudiées plus tard, avec les fistules vésico-vaginales. Je ne m'occuperai également que des *fistules acquises*. Les *fistules uréthrales congénitales vraies* sont extrêmement rares. Elles doivent être considérées comme des vices de conformation. Elles seront étudiées avec ces affections.

Avec Voillemier, Louis et la plupart des auteurs, je ne décrirai que les *fistules complètes*. Les *fistules borgnes internes* ne sont en général autre chose que des foyers purulents communiquant avec le canal ou des fausses routes (Voillemier). Quant aux *fistules borgnes externes*, Louis a fait remarquer qu'une fistule ne saurait être considérée comme urinaire par le seul fait qu'elle siège sur la verge. Chez un malade de l'hôpital Saint-Louis, dont l'observation a été publiée, la fistule siégeait au niveau du périnée. J'en obtins très facilement la guérison.

Les *fistules juxta-uréthrales du méat* (Jamin) sont parfois complètes ; mais le plus souvent ce sont des fistules borgnes. Il existe sur une des lèvres du méat un orifice plus ou moins étroit ; un stylet introduit par cet orifice est ordinairement arrêté à 5 ou 6 millimètres. Parfois il s'agit d'une petite poche urineuse qui siège au niveau du gland et où l'urine s'accumule pendant la miction. Si l'on exerce une pression légère sur cette poche, on voit l'urine s'écouler à l'extérieur par un orifice très étroit placé sur une des lèvres du méat. Ces dernières lésions sont consécutives à une blennorrhagie, à l'inflammation d'un follicule clos compris dans l'épaisseur de la muqueuse.

Les vraies fistules urinaires de l'urèthre ont été divisées en fistules *uréthro-cutanées* et en fistules *uréthro-rectales*.

Les fistules *uréthro-cutanées* ont été elles-mêmes subdivisées en fistules *uréthro-périnéo-scrotales* et en fistules *uréthro-péniennes*.

Article 1er. — Fistules uréthro-périnéo-scrotales.

C'est la variété de beaucoup la plus fréquente, la seule que l'on rencontre d'une façon courante en clinique.

Etiologie. — Ces fistules s'observent presque toujours chez des rétrécis et elles succèdent soit à une infiltration d'urine, soit à un abcès urineux aigu ou chronique.

Dans un certain nombre de cas, elles sont consécutives à un abcès périuréthral survenu dans le cours d'une uréthrite ou à une cowpérite suppurée due à la même cause. Je rappelle que ces dernières sont parfois des fistules uréthrales non urinaires (Reliquet) : un liquide coloré injecté dans la fistule pénètre dans l'urèthre, mais l'urine ne sort pas par la fistule.

Dans certains cas, l'abcès urineux qui précède la fistule est dû à un calcul de l'urèthre ou bien il s'agit d'un abcès de la prostate ouvert à la fois dans le périnée et dans l'urèthre.

Les traumatismes de la région périnéo-scrotale sont des causes rares de fistules, qu'il s'agisse de plaies accidentelles ou de plaies chirurgicales, telles que celles dues à la taille, à l'uréthrotomie externe, à une boutonnière périnéale, etc. Seules les ruptures de l'urèthre au niveau de cette région sont assez fréquemment suivies de fistules, parce que l'infiltration d'urine est fréquente après cette variété de traumatisme et qu'il se développe rapidement un rétrécissement de l'urèthre après les ruptures de cet organe.

Les auteurs citent encore deux causes très rares : les suppurations périuréthrales dues à des lésions *tuberculeuses* (English) et des gommes syphilitiques (Fournier). J'ai observé depuis six mois deux cas de gommes syphilitiques périuréthrales, mais j'ai pu, grâce à un traitement approprié, éviter la perforation de la paroi de l'urèthre. C'est donc une cause qui mérite d'être retenue, surtout au point de vue du traitement préventif.

Anatomie pathologique. — Qu'il s'agisse de fistules *uréthro-périnéales* ou de fistules *uréthro-scrotales*, elles peuvent occuper tous les points de ces régions. On les rencontre tout aussi bien sur la ligne médiane que sur les parties latérales, à la marge de l'anus qu'à la partie inférieure du scrotum. Celles du scrotum se montrent dans toute l'étendue de cet organe ; celles qui sont situées à la partie supérieure appartiennent par leur caractère plutôt aux fistules uréthro-périnéales (Nélaton).

Dans la plupart des cas, il existe plusieurs orifices cutanés. Civiale en a compté jusqu'à cinquante-deux sur le même sujet. Parfois ces trajets multiples s'établissent d'emblée, mais en général ils se multiplient de la façon suivante. Lorsqu'un abcès urineux s'est ouvert à l'extérieur, dit M. Thompson, si le malade n'est pas secouru, un nouvel abcès ne tarde pas à se former, bientôt suivi de plusieurs autres, soit parce que le trajet primitif plus ou moins sinueux, anfractueux, retient à chaque miction une petite quantité d'urine qui enflamme les tissus voisins, soit parce que l'orifice cutané de ce trajet se rétrécit ou même s'oblitère momentanément, d'où rétention du pus et de l'urine dans le trajet, puis formation d'abcès et de

décollements qui viennent s'ouvrir au périnée ou au scrotum.

Il n'est point rare de voir également ces fistules s'accompagner de trajets secondaires s'ouvrant à l'aine, à la
partie supérieure de la cuisse et même jusqu'au voisinage
du genou, ou bien à la fesse, à la région hypogastrique, à
l'ombilic, à la région lombaire et même à l'angle inférieur
de l'omoplate. Bien plus, le trajet primitif peut s'oblitérer
très vite, alors que certains trajets secondaires, à la partie supérieure et interne de la cuisse, par exemple (Péan,
Lavaux) persistent pendant des mois et n'ont aucune tendance à guérir spontanément.

Les orifices cutanés, de dimensions variables, sont
situés au sommet d'une végétation rouge, arrondie, en
cul-de-poule, ou ils font suite à un décollement sous-cutané.

L'orifice interne est habituellement unique, infundibuliforme et siège en arrière d'un rétrécissement, sur la paroi
inférieure du canal, un peu en dehors de la ligne médiane
(Voillemier). Parfois on trouve au niveau de l'urèthre
postérieur plusieurs petites ouvertures se réunissant dans
un même trajet, à une petite distance du canal, ou aboutissant à une poche d'où partent plusieurs trajets.

La longueur du trajet fistuleux varie de 3 ou 4 centimètres à 8 ou 10 centimètres. Rarement rectiligne, il est en
général irrégulier, tortueux, anfractueux. Il présente
surtout des culs-de-sac où stagnent le pus et l'urine.

La paroi interne du trajet est souvent molle, fongueuse
et fournit une sécrétion purulente abondante. Mais à la
longue cette surface interne se recouvre en totalité ou en
partie d'une couche épithéliale (E. Monod), *épidermisation*
que l'on a comparée à celle des fistules anales. On a alors
une membrane lisse, très adhérente aux tissus sous-jacents, présentant l'apparence d'une muqueuse.

Dans ces trajets, on trouve parfois des corps étrangers (fragments de sonde, balles, séquestres) et surtout des calculs, sur lesquels Louis a attiré l'attention. Tantôt ces calculs proviennent de la vessie, tantôt, ce qui est plus rare, ils se forment de toutes pièces au niveau de la fistule.

L'infiltration calcaire des parois est très rare. On voit parfois cette incrustation se prolonger au niveau de l'urèthre, en arrière de l'orifice interne de la fistule, jusqu'au col vésical.

L'altération commune à tous les trajets fistuleux de l'urèthre est l'induration et le gonflement des tissus traversés par le trajet fistuleux, induration dont l'action est de le maintenir béant, d'en empêcher l'oblitération (Reliquet). Mais il existe à ce point de vue de grandes variations. Aussi M. Thompson a-t-il divisé les fistules uréthro-périnéo-scrotales en trois catégories : 1° fistules simples ; 2° fistules compliquées d'induration ; 3° fistules avec perte de substance.

M. Guyon admet également trois formes :

1° Il n'existe qu'une seule fistule ; le périnée est presque normal ;

2° Il existe un ou plusieurs orifices fistuleux ; le périnée présente une tuméfaction plus ou moins épaisse et dure, qui modifie la consistance des parties, mais il n'y a pas de véritable tumeur périnéale.

3° Il existe des fistules multiples en arrosoirs, avec des proliférations nombreuses, dures et irrégulières développées autour des fistules et formant une véritable tumeur périnéale.

Les *fistules simples* sont celles que l'on rencontre le plus souvent. L'orifice uréthral est toujours unique. L'orifice cutané est également unique dans beaucoup de cas ; parfois cependant, il existe plusieurs trajets fistuleux,

mais ces trajets sont toujours assez directs. Leurs parois
sont relativement souples ; néanmoins on les sent sous la
peau former une corde appréciable au toucher.

Les *fistules compliquées d'induration* présentent plusieurs orifices cutanés. Les trajets fistuleux sont souvent
longs et très sinueux. Chez certains malades, la région
périnéale tout entière est disséquée et perforée de nombreux orifices. Tous ces trajets et l'urèthre sont plongés
dans une gangue de tissus épaissis. Sous l'influence du
contact de l'urine, il se produit en effet un travail d'inflammation chronique, de sclérose des tissus, d'où une tuméfaction et une induration des parties généralement diffuses,
mal limitées et inégales, ce qui amène la production de
bosselures et de dépressions.

Parfois cette tuméfaction est considérable : le scrotum,
par exemple, peut être triplé de volume et la verge peut
disparaître au milieu de cette énorme tumeur. Dans
d'autres cas, il s'agit de véritables tumeurs isolées qui se
sont développées dans le voisinage des trajets fistuleux,
myôme fibreux (Voillemier, Cocteau), fibrome éléphantia-
sique (Ch. Monod). Quant à la *transformation épithélio-
mateuse* de tout le trajet signalée par quelques auteurs,
elle est exceptionnelle. On peut même se demander s'il ne
s'agit pas là de faits complexes.

Ces tissus sont blancs, peu vasculaires, d'aspect lardacé
à la coupe ; ils crient sous le scalpel. Ils jouent un grand
rôle dans la persistance des trajets fistuleux, à parois
calleuses.

Dans cette variété de fistules, les trajets aboutissent
presque toujours à une poche, à un clapier central, reste
d'un abcès ou d'un épanchement urinaire, poche située
sur une des faces latérales de l'urèthre (Voillemier), immédiatement sous le canal, dont elle n'est séparée que
par les parois de ce conduit. Parfois, cette cloison a même

été complétement détruite. Aussi faut-il un travail de réparation assez puissant pour combler cette perte de substance.

Cette poche contient un pus sanieux et mal lié. Elle est revêtue d'une sorte de membrane granuleuse grisâtre, souvent tapissée de fongosités. Elle constitue une particularité importante de l'anatomie pathologique de ces fistules compliquées d'induration. Les auteurs (Voillemier, Thompson, Guyon) ont beaucoup insisté sur cette particularité.

Les *fistules avec une perte de substance étendue* sont rares au périnée. Voillemier en a cité deux cas. Chez ces deux malades, la paroi inférieure de l'urèthre était détruite dans la longueur de 4 centimètres, en arrière des bourses. Ces fistules succèdent à une infiltration d'urine ou à des opérations chirurgicales dirigées contre des fistules préexistantes.

Symptômes. — Si l'on examine le périnée ou le scrotum, on constate les différentes particularités qui viennent d'être indiquées. On y trouve un ou plusieurs orifices tantôt cachés sous un pli ou dans un froncement de la peau, tantôt bordés par une végétation rouge, ferme au toucher présentant la forme déjà décrite. La peau des régions avoisinant ces pertuis est parfois saine, mais en général elle est plus ou moins rouge, enflammée, excoriée par le contact de l'urine et du pus. Au moment de la miction, ces orifices donnent passage à de l'urine. C'est là le symptôme caractéristique ; mais cet écoulement présente des différences notables, en rapport avec le degré de perméabilité de l'urèthre et avec les diverses conditions anatomiques de la fistule. Ordinairement l'urine s'écoule à la fois par le méat et par la fistule. Assez souvent on ne voit sourdre au contraire que quelques gouttes d'urine au périnée soit pendant, soit après la miction ; parfois le

malade est même obligé de pincer les lèvres du méat
pendant la miction pour que l'urine s'engage dans le trajet fistuleux et qu'on puisse la voir s'écouler par l'orifice
cutané (Dieffenbach). Enfin, dans des cas exceptionnels, le
produit de toute la miction passe par la fistule. Il en était
ainsi chez le malade du service de M. Péan que j'ai opéré
récemment et dont l'observation a été publiée. De temps
en temps, il sortait également des graviers par les orifices
cutanés des fistules.

Parfois les trajets fistuleux donnent passage au liquide
spermatique.

Dans l'intervalle des mictions, il existe un écoulement
purulent plus ou moins abondant. S'il existe un clapier
central assez étendu, la pression sur le périnée en détermine l'évacuation et fait sourdre par l'orifice cutané de la
fistule du liquide purulent. Il n'est point rare d'en voir
sortir également par le méat urinaire.

Quand l'orifice externe siège près de l'anus, que le trajet est situé sous des plis cutanés, on ne le découvre
parfois que pendant la miction.

Chez presque tous ces malades il existe de la dysurie,
qui est due en général à l'affection uréthrale qui a précédé
la fistule, c'est-à-dire à un rétrécissement de l'urèthre
dans la grande majorité des cas. Mais chez un certain
nombre de malades, la dysurie est produite également
par la compression de l'urèthre due à la sclérose des tissus
périuréthraux, aux véritables tumeurs qui ont été décrites
dans le chapitre précédent. Enfin, si l'urèthre est oblitéré,
la dysurie peut être la conséquence du rétrécissement de
l'orifice externe ou de l'obstruction du trajet fistuleux par
des graviers (Péan, Lavaux).

Les *signes physiques* fournis par l'exploration sont les
suivants. Lorsque le trajet fistuleux a une certaine longueur, on sent dans l'épaisseur des tissus un cordon dur,

arrondi, qui, partant de la peau, se dirige vers l'urèthre, auquel il est adhérent. Ce signe, qui fait défaut si les parties voisines de la fistule sont indurées, se rencontre plus particulièrement au scrotum.

Le meilleur moyen d'investigation, dit Voillemier, consiste à sonder la fistule. On introduit par son orifice externe un stylet boutonné droit ou courbe, que l'on dirige doucement et en tâtonnant à la rencontre d'un cathéter métallique qu'on a préalablement introduit dans l'urèthre. Si les deux instruments viennent à se toucher, il ne reste plus de doute sur la perforation du canal. On peut ainsi apprécier jusqu'à un certain point la direction, l'étendue et la largeur du trajet fistuleux, s'assurer s'il existe des clapiers ou constater la présence de quelque corps étranger.

Les renseignements fournis par ce mode d'exploration sont rarement aussi complets. L'exploration de l'urèthre, qui doit précéder celle du trajet, fait reconnaître dans la majorité des cas un rétrécissement serré qui empêche la progression d'un instrument métallique jusqu'au niveau de l'orifice interne de la fistule. On ne peut introduire dans le canal qu'une petite bougie en gomme. Parfois le rétrécissement est infranchissable; dans des cas exceptionnels, l'urèthre est même oblitéré (Ladroitte, Péan, Lavaux).

D'autre part, le stylet introduit dans le trajet est souvent arrêté par une anfractuosité, dans un clapier, et surtout par l'état sinueux du trajet de la fistule. Dans ces cas, il ne faut pas insister, car on risquerait de produire quelques déchirures.

On a proposé, dit Voillemier, d'injecter soit dans la fistule, soit dans l'urèthre, un liquide coloré qui, en sortant par le méat urinaire ou par l'orifice fistuleux, ne laisserait aucun doute sur la nature de la maladie. Ces manœuvres, ajoute cet auteur, sont au moins inutiles, car si la fistule est assez étroite pour ne pas laisser passer l'urine, l'injection faite par son orifice cutané refluerait au dehors; d'un autre côté, poussée par l'urèthre, elle irait directement dans la vessie. Ceci n'est pas exact : M. Reliquet a prouvé que certaines fistules périnéales consécutives à une cowpérite ne laissent point passer l'urine et cependant communiquent avec l'urèthre, puisqu'une injection faite par l'orifice cutané pénètre dans l'urèthre et sort par le méat. J'ai montré également qu'en faisant le lavage de la vessie sans sonde on peut voir le liquide sortir en partie par une fistule qui ne laisse point passer l'urine pendant la miction.

Diagnostic. — Le diagnostic des fistules uréthro-périnéo-scrotales est en général facile. Lorsqu'on peut constater un écoulement d'urine par les trajets, il n'y a que les fistules vésico-périnéales qui puissent prêter à confusion. Or, dans cette dernière variété, l'écoulement de l'urine est continu, tandis que dans les cas de fistules uréthro-périnéales, il est intermittent.

S'il ne passe pas d'urine par la fistule, une injection pratiquée sans sonde dans la cavité uréthro-vésicale permettra souvent de constater que le trajet communique avec l'urèthre. Dans d'autres cas, c'est l'exploration de la fistule qui lèvera tous les doutes en permettant de constater les signes que je viens de rappeler. S'il s'agissait d'une fistule rectale, au contraire, le doigt introduit dans le rectum rencontrerait l'extrémité du stylet dans la cavité de cet organe ou venant buter contre la muqueuse.

Dans les cas de fistules ossifluentes, le stylet arrive en général directement sur l'os malade.

Enfin, il peut exister des fistules périnéales simples. J'en ai cité un cas. Ce sont les antécédents, les résultats négatifs fournis par les différents modes d'exploration qui

permettent de les différencier des fistules uréthro-périnéales.

Pronostic. — Les fistules uréthro-périnéo-scrotales
constitu nt une affection fâcheuse (Nélaton). La peau qui
entoure les fistules est le siège d'érythème et l'on constate, ajoutent les auteurs, les inconvénients sans nombre
qu'entraîne l'écoulement à l'extérieur de l'urine et du pus
qui souillent les vêtements du malade. D'un autre côté, la
guérison, dans certains cas, est difficile à obtenir et parfois
ces fistules entraînent des accidents sérieux. Il ne faut pas
oublier qu'elles favorisent l'infection des voies urinaires
inférieures. Si l'urèthre est oblitéré et que des graviers
viennent à obstruer les trajets fistuleux, il en résulte une
rétention d'urine avec tous les accidents qui en sont la
conséquence (Péan, Lavaux).

Le pronostic de ces fistules varie d'ailleurs suivant leur
cause, leur direction, leur étendue, leurs complications
et l'état général du malade (Voillemier). Ainsi que l'a fait
remarquer cet auteur, les fistules qui résultent d'une
plaie du périnée, d'un calcul de l'urèthre, sont moins
graves que celles qui succèdent à une infiltration d'urine
ou à un abcès urineux, parce que dans les premières les
tissus ont conservé leur épaisseur et leur souplesse tandis
que dans les secondes ils ont été plus ou moins détruits
ou modifiés.

Quant aux fistules consécutives au ramollissement des
tubercules de la prostate, il est inutile d'insister sur la
gravité qu'elles présentent.

La direction oblique du trajet fistuleux, son étroitesse,
sont des conditions favorables, tandis qu'un trajet direct
et une perte de substance un peu étendue sont des obsta-
cles sérieux à la guérison.

Une des complications les plus fréquentes et qui aggravent le plus le pronostic, disent les auteurs, c'est l'exis-

tence d'un rétrécissement de l'urèthre. Les progrès réalisés dans ces dernières années dans le traitement des strictures uréthrales a beaucoup diminué la gravité du pronostic dans ces cas.

Si le rétrécissement est infranchissable, a dit Nélaton, et si la fistule est la seule voie par laquelle l'urine puisse s'échapper, non seulement la fistule est incurable, mais encore il faudrait se garder de rien tenter pour la guérir. Ceci n'est plus exact. Le malade que j'ai opéré récemment dans le service de mon maître M. Péan a parfaitement guéri. Du reste, l'intervention chirurgicale, comme dans ce cas, peut être imposée par des accidents de rétention d'urine chez les malades dont il s'agit.

Quelques sujets, a dit Voillemier, par suite de l'âge, de quelque maladie générale ou d'un mauvais état des voies urinaires, sont tombés dans un tel état d'épuisement qu'on ose à peine recourir à une opération qui, sans avoir de grandes chances de succès, pourrait compromettre la vie. Il faut donc avouer, ajoute cet auteur, que certaines fistules sont incurables ou tout au moins qu'il est prudent de ne pas chercher à les guérir. L'antisepsie directe des voies urinaires inférieures permet actuellement d'intervenir sans danger dans la plupart de ces cas, à condition d'agir avec prudence. Le pronostic, chez les malades en question, a donc beaucoup perdu aujourd'hui de sa gravité.

Traitement. — Je ne dirai qu'un mot du *traitement préventif*. En étudiant les phlegmons périuréthraux, les ruptures de l'urèthre, les abcès urineux et l'infiltration d'urine, qui sont les principales causes des fistules urinaires, j'ai indiqué les précautions à prendre pour éviter cette fâcheuse affection. Je tiens cependant à revenir sur certains points. Je viens de publier l'observation fort intéressante d'un malade atteint d'un vaste abcès de la région périnéale et de la fosse ischio-rectale droite consécutif à une chute à califourchon sur le périnée et chez lequel j'ai obtenu une rapide guérison. Chez ce malade — que j'ai opéré dans le service de mon maître M. Péan — après avoir incisé l'abcès d'après le procédé classique et avoir nettoyé cette vaste poche purulente, j'ai fait la suture immédiate du périnée et j'ai obtenu la réunion par première intention.

Cet heureux résultat montre que, grâce à l'antisepsie, on peut aujourd'hui, même dans des cas graves, non seulement éviter une fistule urinaire, mais encore obtenir la guérison de l'abcès avec une grande rapidité. C'est là un fait important sur lequel il était bon d'insister.

Après l'uréthrotomie externe, on n'hésite pas aujourd'hui à faire immédiatement de toutes pièces la partie manquante du canal avec les parties molles du périnée et l'on obtient ainsi d'excellents résultats (Guyon). La guérison est bien plus rapide et l'on évite plus sûrement les fistules urinaires.

Dans les cas d'infiltration d'urine chez les rétrécis, si la dilatation ne suffit pas pour rendre au canal son calibre normal, l'électrolyse linéaire peut rendre actuellement de réels services. A la septième session du *Congrès français de chirurgie*, je viens de prouver que si l'on pratique deux sections, l'une sur la paroi supérieure de l'urèthre, l'autre sur la paroi inférieure, ce qui est facile maintenant avec les nouveaux uréthrotomes électrolytiques que nous avons, on obtient d'excellents résultats et en quelques minutes, ce qui est précieux ici, car le meilleur moyen d'éviter une fistule urinaire chez ces malades, c'est de rendre immédiatement au canal un calibre normal ou presque normal.

M. Gaiffe a réalisé un progrès sérieux et a fait faire un grand pas à l'électrolyse linéaire en modifiant d'une façon aussi heureuse l'instrument de Jardin. On sait combien

il a toujours été difficile d'agir sur la paroi inférieure du
canal, qui est cependant le siège principal des lésions
dans presque tous les cas de rétrécissements de l'urèthre.
L'uréthrotomie interne, même pratiquée avec les instruments de Civiale, était une opération souvent très grave
quand on faisait la section sur la paroi inférieure du canal.
Aussi cette opération a-t-elle toujours été peu pratiquée
et avec des craintes trop souvent justifiées. Grâce à la modification apportée par M. Gaiffe à l'instrument de Jardin,
on peut au contraire agir aujourd'hui sur la paroi inférieure de l'urèthre d'une façon très simple et très efficace.
On a donc avec cet uréthrotome électrolytique un double
avantage : on agit directement sur le point le plus malade
et en pratiquant deux sections sur deux points diamétra-
lement opposés on peut donner au canal un calibre suffisant pour introduire facilement une bougie en gomme n°
18, 19 ou 20.

En résumé, si l'on sait appliquer un traitement préventif rationnel, les fistules urinaires de l'urèthre seront désormais très rares.

Le *traitement curatif* des fistules uréthro-périnéo-scrotales, disent certains auteurs, doit répondre à trois indications : la première consiste à *supprimer la cause*; la
deuxième à détourner le cours de l'urine de la fistule; la
troisième, à agir directement sur la fistule. C'est vrai
dans certains cas, mais chez un grand nombre de malades
la guérison peut être obtenue d'une façon beaucoup plus
simple. D'autre part, il est des cas dans lesquels il ne
saurait être question de supprimer la cause, par exemple
lorsque la fistule est due à une plaie de l'urèthre avec
perte de substance. Lorsqu'il s'agit de fistules consécutives au ramollissement des tubercules de la prostate,
souvent on ne peut guère que se borner, ainsi que l'a fait
remarquer M. Reliquet, à empêcher la rétention d'urine

et de pus dans les clapiers par de fréquentes irrigations de l'urèthre et de la vessie.

Mais dans l'immense majorité des cas, il est vrai, c'est un rétrécissement de l'urèthre qui a été le point de départ de tous les accidents. Néanmoins il est bon de ne pas encore adopter ici la classification que je viens de rappeler. Il est préférable, plus clinique, de faire comme M. Thompson, d'étudier séparément au point de vue thérapeutique chacune des variétés de fistules décrites à propos de l'anatomie pathologique de cette affection.

Les *fistules simples* guérissent spontanément neuf fois sur dix lorsque le rétrécissement a été dilaté (Civiale). Aussitôt que le canal admet facilement et d'une façon constante une bougie des n°ˢ 17 à 21, l'urine cesse de passer par les fistules et celles-ci guérissent d'elles-mêmes (Thompson). Si la dilatation ne permet pas de donner à l'urèthre un calibre suffisant, il faut recourir à la divulsion progressive ou mieux à l'électrolyse linéaire, à condition de pratiquer, je le répète, deux sections, l'une sur la paroi supérieure de l'urèthre, l'autre sur la *paroi inférieure*, au niveau de la saillie ou valvule formée par le rétrécissement en avant de l'orifice interne de la fistule. L'uréthrotomie interne ne doit pas être employée.

Il est très important de faire chez ces malades une antisepsie rigoureuse des voies urinaires inférieures et des trajets fistuleux, ce qui est facile aujourd'hui à l'aide du lavage continu de l'urèthre antérieur et des injections intra-vésicales pratiquées sans sonde. Pendant ces injections, une partie du liquide antiseptique pénètre en effet dans les trajets et les clapiers, les lave et ressort au dehors.

Parfois on obtient ainsi en quelques jours la guérison de fistules qui persistaient depuis des mois. J'en ai observé plusieurs exemples ; chez quelques-uns de ces malades, je n'avais employé que la solution saturée et bouillie d'acide borique. Il ne faut donc pas oublier que l'infection des trajets fistuleux joue un grand rôle dans la persistance de ces trajets. Aussi doit-on traiter cette infection en même temps que l'on dilate le rétrécissement.

Les *fistules compliquées d'induration* peuvent aussi guérir spontanément lorsque le rétrécissement a été dilaté ou sectionné à l'aide du courant électrique; mais il faut parfois donner à l'urèthre un gros calibre pour obtenir ce résultat. Dans un cas, que j'ai publié, je n'obtins la guérison que lorsque je fus arrivé à passer facilement une bougie Béniqué n° 55.

Dans quelques cas, les altérations des tissus du périnée donnent au rétrécissement les caractères des strictures dites élastiques, ce qui retarde et parfois empêche la guérison de la fistule. J'ai montré que l'électrolyse suivant le procédé de R. Newmann peut rendre dans ces cas de réels services. Je répète que ce procédé est un procédé de dilatation spécialement indiqué dans ces cas. Je vais du reste entrer dans quelques détails, car au dernier Congrès français de chirurgie un électricien de profession, en traitant cette question, a fait preuve d'une naïveté étonnante due sans doute à une ignorance complète de l'anatomie pathologique des rétrécissements uréthraux. Il a prétendu que ce procédé permettait de dilater *tous les rétrécissements*. Or, au point de vue des lésions proprement dites du rétrécissement, il agit comme agirait l'introduction d'une simple bougie dans le canal. J'en ai eu la preuve en employant le procédé de R. Newmann dans plusieurs cas de rétrécissements élastiques ordinaires, siégeant au niveau de la région pénienne et ne s'accompagnant pas de suppuration des tissus périuréthraux. Dans tous ces cas, les résultats ont été les mêmes qu'après l'usage d'une simple bougie et nullement supérieurs.

Lorsqu'il existe une fistule et une inflammation des tissus périuréthraux, les résultats sont au contraire bien meilleurs qu'après la dilatation ordinaire, parce que la bougie n'agit que sur le rétrécissement, tandis que le procédé d'électrolyse en question agit à la fois sur le rétrécissement et sur les tissus périuréthraux. On utilise ici l'action *résolutive* de l'électrode négative, ce que cherchaient dès 1841 Crusell et plus tard Wertheimber. Mais si l'on peut amener ainsi la régression des éléments embryonnaires qui infiltrent le périnée, il n'y a plus aucune chance de succès lorsque le tissu fibreux est organisé, surtout au niveau de la paroi uréthrale proprement dite.

Il est encore des cas dans lesquels le procédé de R. Newmann serait insuffisant ou exigerait un temps beaucoup trop long. J'ai opéré le 10 mai 1893, dans le service de mon maître M. Péan, un malade chez lequel on avait fait, en 1881, l'uréthrotomie externe et, en décembre 1891, l'uréthrotomie interne, qui fut suivie d'un écoulement uréthral assez abondant, puis, en juin 1892, d'un abcès urineux et de fistules uréthro-périnéales, bien que l'opération eût été pratiquée par un ancien interne de M. Guyon. Chez ce malade, la face inférieure de l'urèthre, dans l'étendue de trois centimètres environ, au niveau de la région périnéo-bulbaire, présentait de nombreux nodules fibreux. On parvenait difficilement à franchir le dernier rétrécissement avec une bougie conductrice, mais celle-ci une fois introduite on pouvait passer la bougie métallique n° 18 de M. Le Fort. C'était un rétrécissement tortueux et élastique avec un peu de spasme du sphincter uréthral. Les fistules périnéales persistaient. Dans ce cas, le procédé de R. Newmann n'aurait pas permis de détruire les nodules fibreux et de rendre facile le cathétérisme. Aussi ai-je fait sur la paroi inférieure de l'urèthre l'électrolyse linéaire avec l'uréthrotome électrolytique de Jardin modifié par M. Gaiffe, puis j'ai fait l'électrolyse circulaire avec une olive de Mallez munie d'une bougie conductrice spéciale due à M. Gaiffe, parce que la paroi supérieure du canal, sur laquelle avait été pratiquée, en 1891, l'uréthrotomie interne, était également le siège de lésions scléreuses. Le résultat a été excellent : au bout de 8 jours les fistules étaient guéries et une bougie n° 19 pouvait être introduite facilement et sans conducteur.

Si le rétrécissement est infranchissable, l'uréthrotomie externe est indiquée. On peut encore recourir à l'électrolyse circulaire (Mallez); mais en général on préfère aujourd'hui extirper tous les tissus indurés et cicatriciels appartenant à l'urèthre et au périnée. Je reviendrai bientôt sur ce sujet.

Enfin, il est des cas exceptionnels dans lesquels l'urèthre est complétement oblitéré dans une certaine étendue. Chez le premier malade dont je viens de rappeler l'observation, je dus recourir à l'uréthrotomie externe et au cathétérisme rétrograde pour créer un nouveau canal.

Quand la fistule persiste après la dilatation du rétrécissement, il suffit parfois de comprimer le périnée au moment de la miction pour en obtenir l'oblitération (Diday). Mais pour détourner le cours de l'urine de la fistule et obtenir sa guérison il faut ordinairement recourir soit à la *sonde à demeure*, soit au *cathétérisme répété*, surtout préconisé par M. Thompson, qui a fait remarquer que lorsqu'on laisse une sonde à demeure, l'urine parvient presque toujours à s'insinuer entre la sonde et les parois uréthrales. Velpeau, Mercier, M. Reliquet ont également insisté sur ce point. Ils ont montré que parfois il suffit même d'enlever une sonde à demeure pour obtenir la guérison spontanée de la fistule en quelques jours. On ne saurait nier cependant l'efficacité de la sonde à demeure dans un grand nombre de cas, surtout si l'on a soin de la changer fréquemment, de faire une antisepsie rigoureuse de l'urèthre et de désinfecter le mieux possible les trajets fistuleux.

Le *siphon vésical* (Panas), véritable sonde à demeure prolongée au moyen d'un long tube constamment ouvert et aboutissant à un vase placé au-dessous du lit du malade, présente les mêmes inconvénients que la sonde à demeure ordinaire : l'urine parvient toujours à s'insinuer entre la sonde et les parois uréthrales et arrive, par une sorte d'attraction capillaire, jusque dans la fistule (Thompson).

D'autre part, il faut bien reconnaître que le *cathétérisme répété*, comme on l'a fait remarquer avec raison, exige de la part des malades des soins et une intelligence qu'on ne rencontre pas toujours. Pendant cinq ou six semaines, dit M. Thompson, le malade, auquel on aura appris à s'introduire lui-même une sonde de gomme n°ˢ 15 ou 16, devra se sonder chaque fois qu'il aura besoin d'uriner, aussi bien la nuit que le jour, et immédiatement avant d'aller à la garde-robe.

Comme dans le cas précédent, il faut avoir soin de faire une antisepsie rigoureuse de l'urèthre et de désinfecter les trajets fistuleux.

M. Reliquet pense qu'il est nécessaire d'intervenir directement contre les trajets fistuleux et il insiste principalement sur les injections pratiquées dans les fistules. Dès 1868, cet habile chirurgien faisait ces injections soit par l'urèthre, soit par les orifices extérieurs avec une solution d'acide phénique au millième. « J'ai toujours été étonné, dit-il, de la rapidité avec laquelle disparaissent les masses indurées du périnée sous l'influence de ces injections d'eau phéniquée. »

Aujourd'hui, on emploie des solutions plus antiseptiques, des solutions de nitrate d'argent au millième ou à

1,50/1000 et on lave plus largement les clapiers et les trajets fistuleux grâce au procédé que je viens de rappeler. On débride, s'il est nécessaire, l'orifice externe de la fistule pour mieux assurer la sortie du liquide, ce qui ne nuit point à la guérison.

S'il existe des incrustations et surtout des corps étrangers, il faut en débarrasser soigneusement les trajets fistuleux.

Lorsque ces différents moyens, qui peuvent se combiner et être substitués alternativement l'un à l'autre, ont échoué, on doit recourir à des moyens plus énergiques.

La *cautérisation* du trajet fistuleux à l'aide du nitrate d'argent fondu déposé dans la cannelure et à la surface d'un stylet fin (Thompson), de la teinture d'iode, du thermo-cautère (Verneuil), est peu employée aujourd'hui. On préfère se servir de *l'anse galvanique*, qui peut être conduite à froid dans les sinuosités et produit des délabrements moins considérables.

Si, en pressant sur le périnée avec le bout des doigts, on fait sortir de l'urine ou du pus en assez grande quantité, la guérison, dit M. Guyon, ne peut être obtenue que par l'ouverture du clapier. Il conseille donc de pratiquer une incision médiane et d'avancer progressivement dans l'épaisseur du périnée jusqu'à ce que l'on ait découvert ce clapier. On incise alors les trajets fistuleux soit de la poche centrale à la peau, soit de la peau à la poche. On détruit les surfaces suppurantes des trajets et les parois de la poche par le râclage à l'aide d'une curette tranchante. La perte de substance est parfois considérable, mais en général elle est vite comblée.

Voillemier, au contraire, disséquait les trajets fistuleux de dehors en dedans en se dirigeant également vers le clapier central, c'est-à-dire vers l'urèthre.

Lorsque les masses indurées sont volumineuses, qu'elles

forment de véritables tumeurs périnéales, on n'hésite pas
aujourd'hui à les exciser et à pratiquer la résection ordinairement partielle de l'urèthre périnéal suivie de restauration immédiate et totale à l'aide de la suture à étage du
périnée. Il en est de même en général dans les cas de
rétrécissement infranchissable.

L'excision a été pratiquée par Ledran, Voillemier, Nélaton, Horteloup et bien d'autres chirurgiens. La résection de l'urèthre, indiquée et pratiquée par Bourguet
(d'Aix), puis par Dittel et Daniel Mollière (de Lyon), en
1880, a été surtout vulgarisée par ce dernier chirurgien.
D. Mollière a insisté sur ce fait qu'il faut se borner à
extirper les tissus indurés et cicatriciels appartenant soit
à l'urèthre, soit au périnée, c'est-à-dire pratiquer presque
toujours une résection *partielle* de l'urèthre. Il suturait les
deux bouts du canal ainsi avivés, quand il le pouvait, mais
il suturait toujours la plaie périnéale. Mon regretté maître
M. Horteloup avait recours au même procédé, qui a été
également adopté, en 1891, par M. Guyon. Ce dernier chirurgien a insisté sur les particularités suivantes : ne pas
drainer et ne point craindre d'utiliser les parties molles
du périnée pour reconstituer l'urèthre, si cela est nécessaire. Voici du reste le manuel opératoire qu'il a conseillé.
« La résection partielle de l'urètre peut se faire avec
ou sans conducteur, dit-il. Les parties molles à enlever
seront circonscrites par une double incision et disséquées
à petits coups ou bien excisés après section cruciale de la
partie malade du canal. C'est peut-être ce procédé qui
permet le mieux, *de visu* et par le toucher, de s'assurer
de ce qu'il convient de retrancher, d'aller jusqu'aux limites nécessaires et pas au-delà. Il est ensuite facile de
se rendre compte de l'état de la paroi supérieure, d'explorer l'urèthre antérieur et postérieur........ On ne pro-
cédera à la réunion des deux bouts de l'urètre que s'ils

sont faciles à rapprocher et sains. S'il fallait, pour mettre les bouts en contact, tirer sur l'urèthre, on solliciterait son élasticité, l'on exposerait les points de suture à subir une tension qui ne pourrait leur être que préjudiciable.

« La suture de l'urèthre doit être transversale, à un seul plan et ne pas comprendre la muqueuse. Celle du périnée sera longitudinale et à trois étages. Les feuillets lamelleux qui entourent l'urètre sont adossés par des points séparés, mais très rapprochés. Je les passe en procédant comme pour la suture de Lembert, c'est-à-dire de façon à adosser des surfaces et non pas un bord. Les points restent ainsi cachés dans les parties molles entièrement isolées du canal. On aura eu soin de saisir dans le premier et dans le dernier la partie correspondante de la lèvre uréthrale. Des fils profonds sont alors disposés; ils pénètrent à un bon centimètre de la surface de section et doivent passer à travers l'étage qui vient d'être constitué; ils sont séparés d'environ un demi-centimètre. Enfin, des points intermédiaires assez superficiels pour bien affronter la peau complètent la suture. Ces deux derniers plans sont faits avec le crin, le premier avec le catgut............ Avant de commencer la suture, une sonde en gomme n° 20 ou 21 a été placée dans le canal; cette sonde restera à demeure, et l'expérience nous a montré qu'il suffit de la laisser en place de deux à quatre jours. »

Enfin, il est des cas, heureusement exceptionnels, très complexes et qui exigent des procédés spéciaux. On a conseillé parfois de détourner le cours de l'urine au moyen d'une boutonnière périnéale ou hypogastrique. Je suis convaincu que c'est grâce à cette double boutonnière que j'ai pu obtenir aussi rapidement la guérison du malade que j'ai opéré il y a quelques mois dans le service de mon maître M. Péan et dont j'ai déjà parlé. Je rappelle que la miction s'effectuait complétement chez ce malade par des fistules qui siégeaient à la partie supérieure et interne de la cuisse droite. Ces deux boutonnières avaient été pratiquées à un double point de vue : pour guérir les fistules et pour rétablir le canal uréthral oblitéré. Si je n'ai pas fait la suture du périnée après l'uréthrotomie externe, c'était pour répondre à la première indication. Bientôt la boutonnière hypogastrique seule suffit : la sonde à demeure put être supprimée et la guérison fut très rapidement obtenue. C'est donc la boutonnière hypogastrique qui, dans ces cas, exceptionnels je le répète, paraît rendre le plus de service.

Dans les cas de *fistules avec perte de substance*, dit M. Thompson, « si la fistule est petite vous pouvez très bien provoquer le recollement de ses parois à l'aide du fer rouge, du cautère électrique ou de tout autre moyen capable d'amener la rétraction des tissus. » Dans les cas graves, ajoute cet auteur, une restauration autoplastique est nécessaire. Or, au périnée, « vous trouvez des chairs de plusieurs centimètres de profondeur, aux dépens desquelles il vous est loisible de tailler des lambeaux aussi larges et aussi épais que vous les désirez. »

Si un traumatisme violent, dit M. Reliquet, a entraîné une perte de substance et que l'on introduise une sonde dans l'urèthre, on la voit au périnée par l'orifice fistuleux très large. Dans ces cas, on aura recours, ajoute ce chirurgien, selon la disposition des tissus voisins, à l'un des procédés suivants : « 1° On avive les bords de l'orifice ; puis, de chaque côté, on fait une incision longitudinale destinée à permettre le rapprochement des lèvres de la fistule. Celles-ci sont rapprochées par des points de suture..........

« 2° L'autoplastie périnéale, en raison de l'étendue de la perte de substance qui ne permet pas une autre opération ; en raison aussi du peu d'étendue de la région anatomique sur laquelle on opère, limitée latéralement par les deux plis qui séparent le périnée des cuisses, offre des difficultés très grandes, même souvent insurmontables. Il est difficile de dire quel est le procédé autoplastique le plus favorable; car il varie avec la disposition de la lésion uréthrale et les altérations des tissus circonvoisins. »

Après l'autoplastie, M.Thompson ne laisse pas de sonde à demeure. L'opéré se sonde chaque fois qu'il éprouve le besoin d'uriner. Cet habile chirurgien a beaucoup insisté sur ce fait, qu'il considère comme étant d'une importance capitale.

Article 2. — Fistules uréthro-péniennes.

Beaucoup plus rares que celles du périnée et du scrotum, les fistules uréthro-péniennes peuvent occuper tous les points intermédiaires au méat urinaire et aux bourses (Voillemier). Elles siègent ordinairement sur la paroi inférieure de l'urèthre.

Etiologie. — Presque toujours accidentelles, les fistules uréthro-péniennes succèdent le plus souvent à une plaie avec perte de substance, comme celle qui est produite par un projectile de guerre. Les plaies simples ou contuses, celles faites par le chirurgien pour retirer un corps étranger ou un calcul arrêté dans cette région de l'urèthre, le sphacèle localisé consécutif à la constriction prolongée de la verge par un lien circulaire, ainsi qu'on l'observe parfois chez les enfants, sont encore des causes relativement fréquentes de cette variété de fistules urinaires.

Certaines de ces fistules sont consécutives à un chancre phagédénique ou à une ulcération syphilitique (Voillemier): gommes du fourreau de la verge, du gland, du prépuce, du corps caverneux (Fournier), qui ont produit, après ulcération, une perte de substance de l'urèthre.

La folliculite (kyste suppuré de Morgagni) et les phlegmons périuréthraux que l'on observe parfois dans le cours des uréthrites sont aussi des causes de fistules uréthro-péniennes qui doivent être notées.

L'étroitesse congénitale du méat, son obstruction par un épithélioma de la verge et même un rétrécissement organique de la région pénienne sont au contraire des causes rares des fistules dont je m'occupe. Il en est de même de la plupart des causes que j'ai citées en étudiant l'étiologie des fistules uréthro-périnéo-scrotales. M. ·Reliquet a insisté sur la rupture spontanée de l'urèthre ou son incision au niveau d'une poche urineuse située en arrière d'un rétrécissement pénien. Mais c'est encore là une cause rare.

Anatomie pathologique. — Le trajet fistuleux, toujours unique, sans prolongements ni diverticules, direct, ordinairement oblique d'arrière en avant, de telle sorte que l'orifice externe est plus rapproché du gland, est presque toujours très court; il dépasse rarement un centimètre. « Il n'y a pas dans les fistules uréthro-péniennes de véritable trajet fistuleux, dit Nélaton ; la peau, le tissu cellulaire et le tissu propre de l'urèthre, solidement accolés au niveau de la solution de continuité, ne présentent plus qu'une épaisseur fort minime ; aussi existe-t-il seulement un simple orifice, et les seuls cas dans lesquels on trouve une épaisseur notable sont ceux dont les bords de la fistule sont entourés de callosités. »

Par suite de l'oblitération et de l'atrophie du corps spongieux de l'urèthre dans le voisinage de la fistule, souvent la peau et la muqueuse se continuent presque immédiatement l'une avec l'autre. S'il existe un véritable trajet, ces lésions donnent à l'orifice interne de la fistule la forme d'un entonnoir, disposition considérée à tort par certains auteurs comme tout à fait particulière aux fistules uréthro-péniennes. Les bords de l'orifice interne de ces fistules sont constitués par du tissu fibreux.

Dans un cas d'oblitération du méat urinaire, Lallemand aurait constaté la présence d'un grand nombre de petites fistules au niveau du gland, qui ressemblait à une pomme d'arrosoir.

Jobert aurait vu un trajet fistuleux mesurer six centimètres de longueur.

L'orifice externe des fistules uréthro-péniennes se confond avec les tissus voisins. Il n'est jamais bordé d'une végétation, si ce n'est quand la fistule se trouve dans le pli scrotal (Voillemier). Il est tapissé par une membrane lisse, unie, peu épaisse, très adhérente aux tissus sous-jacents. Il est parfois enfoncé, déprimé et caché par un repli de la peau sous lequel il est difficile de le découvrir. Cet orifice est parfois très étroit, presque capillaire, admettant à peine une soie de sanglier. Dans d'autre cas, au contraire, ses dimensions atteignent un centimètre, un centimètre et demi. Nélaton a fermé une solution de continuité ayant trois centimètres et demi de longueur et deux centimètres de largeur. Dans ces formes graves, la fistule représente souvent une large fente dirigée d'arrière en avant et dans son fond on distingue la paroi dorsale du canal.

Dans la plupart des cas, du tissu cicatriciel ou fibreux fait saillie dans l'urèthre au niveau de l'orifice interne, formant une barrière et parfois un véritable rétrécissement en aval de la fistule (Toulmouche). Si la fistule est ancienne et donne passage à la totalité des urines, souvent la portion de l'urèthre comprise entre le méat et la fistule est notablement rétrécie (Voillemier); elle peut même être complétement oblitérée dans une certaine étendue (Demarquay), mais ce fait est exceptionnel.

Symptômes. — Les symptômes fonctionnels sont les mêmes que dans les fistules uréthro-périnéo-scrotales : issue anormale de l'urine et du sperme par l'orifice cutané situé sur le trajet de l'urèthre pénien. Lorsque la fistule est large il ne sort aucun liquide par le méat urinaire. Il faut ajouter à ces symptômes fonctionnels les caractères extérieurs de l'ouverture fistuleuse qui viennent d'être décrits.

Diagnostic. — Le diagnostic de ces fistules est en général très facile. Si la fistule est étroite et donne à peine passage à un léger suintement d'urine, les injections intra-vésicales pratiquées sans sonde lèvent habituellement tous les doutes : une partie du liquide injecté s'écoule par la fistule. Ce moyen simple, que j'ai signalé il y a quelques années, m'a réussi dans plusieurs cas.

Pronostic. — L'infection des voies urinaires inférieures est plus rare chez ces malades que chez ceux dont la fistule urinaire siège au niveau du périnée ou du scrotum. Le pronostic des fistules uréthro-péniennes est néanmoins sérieux, en raison des difficultés que l'on éprouve pour les guérir. Si en général les fistules larges sont d'une guérison plus difficile que les fistules étroites, cependant on voit souvent de très petites fistulettes résister à tous les modes de traitement et ne s'oblitérer qu'après de longs et patients efforts (Duplay).

Il faut encore se rappeler que les fonctions de la génération sont ordinairement impossibles. « J'ignore quelle valeur vous attachez à cette fonction, dit M. Thompson ; tout ce que je puis dire, c'est qu'elle peut acquérir une importance considérable lorsque de son intégrité dépend la transmission d'un grand nom ou d'un titre de noblesse. »

Traitement. — Les fistules uréthro-péniennes sont difficiles à guérir, ce qui explique le grand nombre de procédés opératoires imaginés pour les traiter.

S'il existe un rétrécissement de l'urèthre ou une saillie notable du tissu cicatriciel ou fibreux au niveau de la partie antérieure de l'orifice interne de la fistule, il faut préalablement rendre à l'urèthre son calibre normal. L'électrolyse linéaire permet, au besoin, de sectionner la barrière fibreuse située en aval de la fistule.

Suivant un grand nombre d'auteurs, la méthode de choix à employer pour traiter directement la fistule c'est l'*uréthrorrhaphie* ou suture des parois, à moins qu'il ne s'agisse de larges pertes de substance. Dans ces cas, il faut recourir à l'autoplastie ou *uréthroplastie*. Quant à la *cautérisation* avec l'acide nitrique, le nitrate d'argent, le chlorure de zinc, la teinture de cantharides concentrée, le fer rouge, le thermo-cautère, le galvano-cautère, etc..., bien qu'elle ait été employée avec succès dans les cas de fistules petites, lorsque la surface cutanée n'était pas adhérente aux parties profondes ni à la muqueuse, on ne doit y recourir qu'avec prudence, car elle peut produire un agrandissement de l'orifice et rendre plus difficile le traitement ultérieur.

L'*urétrhorrhaphie* exige un avivement sur de larges surfaces cutanées. On fait porter cet avivement sur la peau et les tissus sous-cutanés qui entourent l'orifice fistuleux dans une étendue d'un demi-centimètre et on prolonge longitudinalement la plaie en haut et en bas, de façon à ce que, la suture faite, les angles de la plaie soient bien en contact (Reliquet). D'autres auteurs conseillent un avivement oblique. « Le chirurgien, dit Voillemier, armé d'une pince à érigne à mors très fins, d'un bistouri droit ou de petits ciseaux courbes, enlève une bande étroite de tissus sur le pourtour de la perforation. Il fait éponger la plaie avec soin pour s'assurer qu'il n'a épargné aucun point ; car si l'avivement n'était pas complet, l'opération échouerait nécessairement. Cela fait, il réunit la plaie au moyen d'une suture entortillée, en ayant soin de faire passer les fils ou les épingles à trois millimètres en dehors des bords de la fistule, et de traverser ces bords obliquement dans toute leur épaisseur, afin que leur affrontement soit aussi exact que possible. » Les fils doivent pénétrer jusqu'à la muqueuse, mais rester en dehors d'elle ; ils ne doivent pas la comprendre dans la suture. Pour celle-ci, on emploie encore la suture enchevillée à un seul fil (Duplay), la suture métallique à points séparés (Verneuil). M. Péan se sert de crin de Florence, qui donne de bons résultats.

L'*uréthroplastie*, dit Voillemier, est la règle dans le traitement des fistules uréthro-péniennes. Elle comprend de nombreux procédés. *Celui de Nélaton* est un des principaux ; il a donné des succès remarquables. Dans ce procédé, on avive les bords de la fistule, puis on pratique deux incisions transversales, l'une en avant, l'autre en arrière de l'ouverture uréthrale. Ces incisions doivent être distantes de la fistule d'environ deux centimètres et demi et intéresser la peau ainsi que le tissu sous-cutané de la verge. On dissèque alors de chaque côté les lambeaux en passant un bistouri à pointe mousse sous la peau, qu'on décolle tout autour de la fistule et au niveau de ses bords. On rapproche ces téguments longitudinalement en mettant en contact les surfaces saignantes, que l'on maintient au moyen de points de suture.

Le *procédé de M. Duplay* est aujourd'hui le plus employé. Il est analogue à celui qu'il a décrit pour la restauration de l'urèthre dans l'hypospadias. Ce procédé consiste à tailler de chaque côté de l'ouverture fistuleuse deux petits lambeaux suffisants pour recouvrir celle-ci par leur renversement en dedans, puis à décoller sur les côtés la peau de la verge de manière à l'amener en avant des lambeaux précédents.

M. Le Fort a employé avec succès l'*autoplastie par la face externe de la peau*.

Qu'il s'agisse de l'uréthrorrhaphie ou de l'uréthroplastie, M. Thompson conseille de ne pas laisser de sonde à demeure. Le malade doit se sonder chaque fois qu'il éprouve le besoin d'uriner. Il attache à ce fait, je le répète, une grande importance.

Nélaton ne laissait pas non plus de sonde à demeure. Il conseillait le cathétérisme répété.

Il semble au contraire que Voillemier ait préféré recourir à la sonde à demeure ; car à propos de la suture, il dit : « On commence par introduire dans l'urèthre une sonde de cinq millimètres pour assurer la miction et pour repousser en dehors les bords de la fistule, qui tendent à se renverser du côté du canal. »

Quelle que soit la pratique que l'on adopte, il faut avoir soin de maintenir l'urèthre antérieur aseptique en faisant le lavage de cet organe avec des solutions antiseptiques.

Suivant les auteurs, dans certains cas, il est indispensable d'obtenir une dérivation complète des urines. J'ai déjà dit, m'appuyant sur un fait, que la boutonnière hypogastrique me paraît préférable à la boutonnière péririnéale pour atteindre ce but. C'était du reste l'avis de Malgaigne, qui conseillait de pratiquer la ponction suspubienne de la vessie et d'y établir une sonde à demeure jusqu'à la guérison de la fistule uréthro-pénienne traitée par l'un des procédés que je viens de rappeler.

Article III. — Fistules uréthro-rectales.

Les fistules uréthro-rectales, d'après l'avis unanime des auteurs, sont beaucoup moins fréquentes que les autres fistules de l'urèthre. Elles sont même relativement rares.

Étiologie. — Les abcès de la prostate sont la cause la plus ordinaire de ce genre de fistules (Thompson), que ces abcès soient simples ou tuberculeux. Dans d'autres cas, beaucoup plus rares, ce sont des abcès stercoraux ou d'origine hémorrhoïdaire qui, en s'ouvrant dans l'urèthre, établissent une communication permanente entre ce canal et le rectum. Les abcès urineux et l'infiltration d'urine ayant leur siège dans la loge médiane de l'étage supérieur du périnée sont également des causes rares de ces fistules.

Les *traumatismes* sont aujourd'hui une cause peu commune de fistules uréthro-rectales. En effet, la taille périnéale est aujourd'hui très peu pratiquée, ce qui élimine presque les *traumatismes chirurgicaux*. Quant aux *traumatismes accidentels*, plaies par armes à feu, blessure causée par une tringle de fer (Ziembicki), etc., ils sont rares. Il est également exceptionnel de voir les fistules en question causées par le passage à travers la paroi uréthro-rectale de corps étrangers introduits dans l'urèthre (aiguilles, épingles, tuyaux de pipe, crayons, etc...) ou introduits dans le rectum. Les fausses routes produites pendant le cathétérisme sont rarement assez étendues pour produire une fistule de ce genre.

Les calculs arrêtés ou développés dans l'urèthre postérieur, dans l'épaisseur même de la prostate, les rétrécissements de l'urèthre sont encore des causes citées par les auteurs.

Les fistules d'origine *diathésique* sont dues à la destruction plus ou moins étendue de la cloison recto-uréthrale par les dégénérescences cancéreuses de la prostate ou du rectum. J'ai déjà cité la tuberculose en indiquant les causes d'origine *inflammatoire*. C'est du reste une cause rare de fistules uréthro-rectales.

Anatomie pathologique. — L'orifice uréthral est habituellement unique et siège le plus souvent dans la région prostatique, où il occupe ordinairement l'un des côtés du verumontanum (Duplay). Il est plus rarement placé dans la région sphinctérienne de l'urèthre. Il est toujours plus élevé que l'orifice rectal, disent certains auteurs, ce qui est inexact. En effet, dans les cas de fistules uréthro-rectales dues à une fausse route, par exemple, c'est l'orifice rectal qui est le plus élevé.

L'orifice uréthral, en général très large et anfractueux à la suite des suppurations, est au contraire presque toujours étroit quand la fistule est consécutive à un traumatisme.

L'orifice rectal est parfois très large, disposition que l'on rencontre surtout dans les cas où la prostate a été détruite par de vastes suppurations, par des calculs ou par la dégénérescence tuberculeuse ou cancéreuse ; mais le plus souvent cet orifice est assez étroit. Parfois il est caché sous un repli muqueux ou consiste en un pertuis très étroit ; mais ordinairement il est très apparent : lorsqu'on l'a mis à découvert au moyen du spéculum, il se présente situé au centre d'une fongosité rougeâtre et entouré de nodosités parfois très dures.

L'orifice rectal est presque toujours sus-sphinctérien.

Le trajet, tantôt assez court et presque rectiligne, tantôt flexueux, présenterait ordinairement un clapier sur un de ses points. Habituellement oblique de haut en bas et d'avant en arrière, il est au contraire parfois oblique de bas en haut et d'avant en arrière (Lavaux). Il peut être assez étroit pour n'admettre que difficilement l'introduction d'un stylet de trousse. Ses parois sont dures, calleuses et donnent souvent, comme au périnée, la sensation d'une sorte de corde étendue d'un orifice à l'autre.

Bien que la prostate soit presque toujours intéressée, le trajet peut la contourner pour s'ouvrir à la partie inférieure de l'intestin. Il n'est point rare de voir même ce trajet se bifurquer, l'une des branches gagnant le rectum et l'autre aboutissant au périnée. Enfin, il peut exister deux fistules indépendantes, l'une due à une lésion prostatique, l'autre produite par une fausse route, les deux aboutissant dans le rectum. J'ai pensé qu'il pouvait en être ainsi dans un cas qu'un confrère a bien voulu me signaler récemment ; malheureusement l'observation était incomplète.

Symptômes. — Une fistule uréthro-rectale peut ne se manifester par aucun symptôme et rester longtemps méconnue (Lavaux). Dans le cas que j'ai publié, l'urine ne pénétrait point dans le rectum et aucun corps solide, liquide ou gazeux ne pénétrait du rectum dans l'urèthre ; mais les voies urinaires inférieures avaient été infectées.

Habituellement, une quantité plus ou moins considérable d'urine pénètre dans le rectum pendant la miction et s'échappe de l'anus soit immédiatement, soit peu de temps après la miction. Parfois même elle s'accumule dans le rectum et y séjourne un temps plus ou moins long. S'il existe un rétrécissement de l'urèthre et si la perte de substance au niveau de la paroi uréthro-rectale est grande, l'urine peut passer presque en totalité par la fistule. Dans ces conditions, on a signalé également (Gosselin, A. Bérard), pendant l'éjaculation, l'émission du sperme en totalité ou en partie par le rectum. Dans d'autres cas, on a vu (thèse de Devin) le sperme sortir au contraire en totalité par l'urèthre, et on en a conclu que dans ces cas le siège de l'orifice uréthral de la fistule devait être en arrière de l'ouverture des conduits éjaculateurs.

Il est plus rare de constater le passage pendant la défécation des matières fécales par l'urèthre, ce qui s'explique, dit-on, par la direction habituelle des fistules uréthro-rectales. Je rappelle que dans le cas que j'ai publié, cette direction était favorable au contraire et cependant on n'observait rien de semblable. Ce passage, disent encore les auteurs, n'a guère lieu que lorsque ces matières sont liquides ou demi-solides; mais ils ajoutent que parfois on a vu cependant des matières fécales solides ou des corps étrangers alimentaires s'engager dans l'urèthre et être expulsés par le méat après des efforts plus ou moins violents accompagnés de douleurs vives et même de rétention d'urine. Les gaz intestinaux peuvent également s'échapper par l'urèthre.

L'exploration permet de constater la plupart des particularités notées en étudiant l'anatomie pathologique de cette affection. Le toucher rectal fait reconnaître facilement l'ouverture correspondante dans les cas de larges fistules. Dans les conditions opposées, les saillies dures et irrégulières qui environnent cet orifice le font soupçonner. Souvent le doigt rencontre du reste au niveau même de cet orifice une sorte de dépression en entonnoir à sommet dirigé du côté de l'urèthre.

Avec un *spéculum ani* ou mieux avec une valve de Sims appliquée contre la paroi postérieure du rectum, on peut voir les lésions correspondantes, découvrir avec un stylet droit ou recourbé l'orifice rectal, explorer le trajet fistuleux et parfois arriver ainsi dans l'urèthre au contact d'une sonde métallique préalablement introduite jusque dans la vessie. Si le malade urine ou si l'on fait une injection intra-vésicale sans sonde, on voit souvent une partie du liquide sortir par l'orifice rectal.

Diagnostic. — Les symptômes fonctionnels et les signes physiques qui viennent d'être énumérés permettent presque toujours de faire facilement un diagnostic précis. Dans les cas de fistules vésico-rectales, il y a ordinairement un écoulement continu de l'urine dans le rectum, tandis que dans les fistules uréthro-rectales cet écoulement ne se produit que pendant la miction. Parfois cependant on l'observe également lorsque le besoin d'uriner est violent ; mais il n'est jamais continu. Du reste s'il y a doute, le diagnostic peut être définitivement établi par des injections de liquides colorés ou par l'exploration du trajet.

Lorsqu'il existe un clapier interposé au trajet, une quantité parfois notable de pus est mélangée à l'urine.

Dans certains cas, une persistance anormale d'une infection des voies urinaires inférieures, les antécédents, feront penser à la possibilité d'une fistule uréthro-rectale et les injections intra-vésicales pratiquées sans sonde pourront permettre de formuler un diagnostic précis. Chez le malade dont j'ai publié l'observation et qui ne présentait aucun symptôme fonctionnel, je pus ainsi reconnaître la fistule uréthro-rectale : pendant les injections, une partie du liquide pénétrait dans le rectum et déterminait un besoin pressant d'aller à la garde-robe. Une bougie introduite avec précaution dans l'urèthre et dans la fistule me permit de reconnaître la direction du trajet, qui était oblique de bas en haut et d'avant en arrière.

Pronostic. — Le pronostic des fistules uréthro-rectales est grave. Le passage de l'urine dans l'intestin produit ordinairement de la rectite avec ulcération, de la recto-colite. La peau des parties voisines de l'anus et des cuisses est elle-même souvent rouge, excoriée, douloureuse. Mais c'est l'infection des voies urinaires inférieures, à peu près constante, qui aggrave surtout le pronostic. Si l'on n'intervient pas, les voies urinaires supérieures ne tardent point en général à être envahies et ces divers accidents du côté de l'intestin et de l'appareil urinaire finissent quelquefois par entraîner la mort du malade (Duplay).

Si un traitement rationnel permet d'atténuer la gravité

du pronostic, il faut bien reconnaître d'un autre côté qu'il est parfois impuissant à obtenir la guérison de la fistule, par exemple lorsque celle-ci complique les dégénérescences cancéreuses du rectum ou de la prostate. Il en est encore ainsi dans presque tous les cas de fistules consécutives à des suppurations diffuses, étendues, tuberculeuses on non et s'accompagnant de cavernes prostatiques. Le pronostic est moins grave dans les cas de fistules traumatiques ou succédant à des abcès chauds et assez circonscrits ; bien que leur durée soit habituellement assez longue, ces fistules ont de grandes chances de guérison s'il n'existe sur leur trajet ni clapiers, ni diverticules.

Après avoir fait encore remarquer que le pronostic est d'autant plus grave que la maladie est plus ancienne et que la fistule est plus large, M. Duplay ajoute : « En somme, si l'on possède quelques exemples de guérisons spontanées de fistules uréthro-rectales, on doit avouer que le plus souvent elles persistent indéfiniment, et nous verrons bientôt que les chances de guérison par l'intervention chirurgicale sont extrêmement faibles. »

Actuellement, il existe néanmoins plusieurs cas de guérison obtenue par l'intervention chirurgicale.

Traitement. — Comme dans les autres variétés de fistules uréthrales qui viennent d'être étudiées, s'il existe un rétrécissement de l'urèthre, un calcul uréthral, un corps étranger, on s'empressera de rétablir la perméabilité du canal. On aura soin également de pratiquer sans sonde de fréquentes injections intra-vésicales, qui permettront de désinfecter les voies urinaires inférieures et les trajets fistuleux. On traitera encore la rectite à l'aide de lavements pratiqués avec de l'eau stérilisée et suivis d'injections rectales boriquées, qui ne devront pas séjourner dans le rectum, pour éviter l'absorption et les troubles gastro-intestinaux qui en seraient la conséquence. On s'efforcera en un mot de mettre la fistule dans les meilleures conditions au point de vue antiseptique. C'est là un fait très important sur lequel les auteurs n'ont pas suffisamment insisté. J'ai déjà montré le rôle important que joue l'infection dans la persistance des fistules urinaires de l'urèthre, qui souvent guérissent très vite dès que l'on pratique l'antisepsie de ces trajets. Si les fistules uréthro-rectales sont dans de moins bonnes conditions à ce point de vue, on peut cependant avec des soins attentifs et des procédés rationnels atteindre le but que l'on se propose.

Nélaton a insisté sur la nécessité d'entretenir la liberté du ventre, de régulariser les garde-robes, de les faciliter à l'aide de lavements, mais c'était pour éviter l'écartement des bords de l'orifice fistuleux par un bol fécal volumineux accumulé dans l'ampoule rectale. D'autres auteurs ont fait observer que l'on doit également éviter la diarrhée, qui favorise le passage des matières fécales dans l'urèthre. Tout ceci est exact ; mais le point le plus important, je le répète, c'est de nettoyer l'urèthre, la fistule et le rectum avec une solution antiseptique, surtout après les garde-robes.

Pour éviter le passage de l'urine dans le rectum, je crois, avec Thompson et Nélaton, que le cathétérisme pratiqué chaque fois que le malade éprouve le besoin d'uriner est ici le procédé de choix.

J'ai tout lieu de croire que ces moyens simples, s'ils sont appliqués surtout dès le début des accidents, permettront souvent d'obtenir la guérison des malades. S'ils échouent, les cautérisations déjà indiquées dans les chapitres précédents pourront réussir, à condition que l'orifice fistuleux soit petit.

Si les dimensions de l'orifice sont moyennes, on a conseillé la suture avec avivement des bords de la plaie, qui échoue souvent, et la réunion immédiate secondaire (Verneuil), qui consiste à faire bourgeonner le pourtour de l'orifice et à suturer ensuite.

Dans les cas graves, il faut recourir à l'autoplastie. « Si l'ouverture était assez large, dit M. Thompson, pour légitimer une restauration autoplastique, je n'hésiterais pas à pratiquer une opération semblable à celle qui est employée pour les fistules vésico-vaginales, c'est-à-dire que j'aviverais les bords de la solution de continuité et les réunirais par une suture métallique. »

M. Duplay a obtenu un succès avec le procédé suivant : « J'ai taillé, dit-il, sur un des côtés du rectum, un large lambeau muqueux qui, disséqué et laissé adhérent sur un des bords de la fistule, a été ensuite renversé et suturé par son bord libre à la demi-circonférence de la fistule préalablement avivée. »

König, M. Péan et quelques autres chirurgiens ont aussi obtenu des guérisons en ayant recours à l'autoplastie.

M. Ziembicki, de Lemberg, a obtenu, à l'aide d'un procédé que je vais résumer, un succès dans un cas très grave, qu'il a communiqué, en 1889, au Congrès français de chirurgie. Après avoir mobilisé le rectum, comme s'il s'agissait de l'extirper, il pratiqua l'avivement et la suture au catgut de chaque orifice fistuleux séparément. « Cela fait, dit-il, j'imprimai au rectum mobilisé un mouvement de rotation sur son axe longitudinal, de telle sorte que ce n'est plus la ligne de suture de l'orifice rectal qui vint se mettre en contact avec la ligne de suture de l'urèthre, mais bien la paroi saine de l'intestin.... Pour finir, je fixai par des sutures le rectum dans sa nouvelle position. »

Malgré le succès qu'il obtint, l'auteur en question s'est excusé d'avoir fait un si gros traumatisme en disant que tous les autres procédés avaient échoué et que le malade parlait de se suicider. Faisant allusion aux cas graves, qui nécessitent l'autoplastie, il a fait encore remarquer qu'il s'agit d'une infirmité dans le traitement de laquelle les revers sont la règle et les succès l'exception. Il faut reconnaître en effet que les succès fournis par l'autoplastie sont rares dans les cas graves. Avant de recourir au procédé décrit par le Dr Ziembicki, on doit cependant employer un autre procédé plus simple. Astley Cooper avait déjà proposé de séparer la face antérieure du rectum d'avec le canal de l'urèthre, de faire cesser l'adhérence des deux muqueuses au niveau de la fistule, de façon à forcer chaque orifice à se cicatriser séparément, et de maintenir béante la plaie, qui se cicatrise de haut en bas. Cet auteur avait même obtenu un succès. Aujourd'hui, on préfère, au moyens d'incisions analogues à celle du premier temps de la taille prérectale de Nélaton, séparer les deux parois rectale et uréthrale jusqu'à ce que l'on ait rencontré et dépassé le trajet fistuleux, fermer séparément avec du catgut l'orifice uréthral et l'orifice rectal, puis restaurer le périnée. On aurait obtenu récemment un succès en suivant ce procédé. Il est vrai que dans ce cas la fistule siégeait immédiatement au-dessus du sphincter et qu'il ne paraissait pas y avoir de difficultés opératoires. Aussi faut-il se garder de trop généraliser et reconnaître avec M. Thompson que souvent « les procédés à mettre en œuvre doivent s'inspirer des caractères propres à chaque cas. »

Lorsqu'il existe au périnée une fistule ouverte à la fois dans l'urèthre et dans le rectum, on peut, disent les auteurs, se servir du trajet périnéal pour inciser sur une sonde cannelée, comme dans l'opération de la fistule anale, toute l'épaisseur des tissus jusqu'au rectum.

Il va sans dire que toutes ces opérations sont contre-indiquées dans les cas de fistules uréthro-rectales dues à une dégénérescence cancéreuse de la prostate ou du rectum.

CHAPITRE VI

POCHES URINEUSES

Sous les noms de *poches urineuses*, de *tumeurs urineuses*, les auteurs ont décrit diverses lésions sensiblement différentes, de sorte qu'il est difficile de donner une définition précise de cette affection. Étudions-la séparément chez l'homme et chez la femme.

Article 1er. — Poches urineuses chez l'homme.

Les poches urineuses, dit Voillemier, sont des cavités formées aux dépens des parois de l'urèthre ; elles contiennent exclusivement de l'urine. Cet auteur en admet ensuite deux variétés : 1° L'urine n'est pas sortie de sa voie naturelle ; le canal n'a éprouvé aucune solution de continuité ; il est seulement dilaté — 2° L'urèthre est perforé et l'urine, sortie de sa voie naturelle, est contenue dans une sorte de sac qui communique avec le canal par une ouverture plus ou moins large.

Or, quand on lit attentivement la description de cette deuxième variété, on voit que l'affection décrite par Voillemier ressemble beaucoup à un abcès urineux chronique avec clapier sous-uréthral volumineux. Il parle en effet de poches urinaires formées par un ancien foyer purulent. Dans les cas où la poche urineuse succède à un traumatisme du périnée, les urines, dit-il, sont colorées en rouge pendant un jour ou deux ; plus tard, elles deviennent brunâtres et entraînent de petits caillots de sang ; « enfin elles sont mélangées d'un pus sanieux. Même après qu'elles ont chassé tout le sang de la tumeur, elles sont mélangées d'une certaine quantité de pus, parce qu'elles sont contenues dans une poche dont les parois sont enflammées et dont elles entretiennent l'inflammation par leur séjour. »

En décrivant la forme de la poche, il dit encore : « Elle est irrégulièrement arrondie, assez mal circonscrite, plus large dans son milieu que dans le point où elle adhère à l'urèthre, dont elle est quelquefois séparée par une sorte de collet. On a quelque peine à la vider complétement en la pressant entre les doigts. Ses parois sont ordinairement épaisses et indurées. Tous ces caractères s'expliquent facilement par l'étroitesse de l'ouverture qui fait communiquer la tumeur avec l'urèthre et par l'inflammation développée dans les tissus autour de l'épanchement sanguin. »

Donc, pour Voillemier, c'est une collection de pus, ou de sang et de pus, voisine de l'urèthre, qui s'ouvre dans ce canal et qui n'est pas suivie de l'oblitération de cette cavité accidentelle. L'urine s'y engage et la transforme en poche urineuse.

On a fait remarquer que presque toujours il se fait tôt ou tard dans ces cas une autre ouverture du côté des téguments et qu'une fistule en est la conséquence. La poche urineuse devient alors un véritable clapier. Elle ne constitue donc pas une affection spéciale. C'est simplement une particularité intéressante de l'évolution de certains abcès urineux chroniques.

J'en dirai autant de ces petites poches ou tumeurs urineuses décrites par quelques auteurs et qui siègent surtout au niveau de la région pénienne.

Je ne m'occuperai donc que de la première variété de poches urineuses indiquée par Voillemier.

Etiologie. — Les vraies poches urineuses sont bien rarement congénitales. Les auteurs n'en citent que deux cas (Voy. *Vices de conformation*). Presque toujours ces poches sont causées par un rétrécissement de l'urèthre.

Un calcul uréthral, un corps étranger sont des causes plus rares de cette affection.

« La condition indispensable à la formation d'une poche urineuse par dilatation, dit Voillemier, c'est qu'il existe dans l'urèthre un obstacle à la miction.... Quand cet obstacle occupe la région bulbeuse ou un autre point plus rapproché du méat urinaire et qu'il est assez grand pour gêner notablement la miction sans l'empêcher complétement, la vessie peut encore se vider, mais elle s'hypertrophie. Alors, douée d'une puissance nouvelle, ce n'est plus elle qui cède, c'est le canal, dont les parois sont violemment écartées par les urines, qui finit par se dilater. »

J'ai déjà insisté sur ce fait en étudiant les rétrécissements de l'urèthre.

Anatomie pathologique. — Dans les cas de calculs, la poche siège en général au périnée, à la racine des bourses, mais on en a vu en avant du scrotum et même tout près du gland (Voillemier). Chez les rétrécis, la poche siège presque toujours dans la région périnéale, même quand la stricture occupe le méat ou une région voisine, mais on peut l'observer dans tous les points de l'urèthre.

Peu volumineuses en général dans les cas de rétrécissements de l'urèthre, ces poches présentent parfois des dimensions assez considérables, surtout au périnée, quand elles sont dues à un calcul uréthral. Voillemier a même vu une poche urineuse commencer en arrière de la fosse naviculaire et mesurer cinq centimètres de long.

Allongée dans la région spongieuse, la poche est souvent sphéroïdale dans la région périnéo-scrotale. Au début, ses parois seraient lisses, souples, sans lésions inflammatoires : la paroi uréthrale serait simplement amincie dans ce point. Plus tard, au contraire, surtout chez les rétrécis, les parois de la poche sont blanchâtres, anfractueuses, présentant un aspect fasciculé ou des brides qui séparent des cavités et des culs-de-sac ; parfois même les éléments des portions membraneuse et prostatique sont méconnaissables (Voillemier).

L'urine contenue dans les poches est normale ; elle ne contient pas de pus, à moins qu'il n'existe une complication.

Symptômes. — Les poches urineuses se présentent sous la forme d'une tumeur ovoïde ou allongée, faisant corps avec l'urèthre, sans changement de couleur à la peau, molle et indolente. Leur volume est parfois considérable. Une pression exercée au niveau de ces poches fait apparaître de l'urine au méat et permet de les vider, au moins en partie. Aussi voit-on le malade, lorsqu'il a fini d'uriner, tendre légèrement sa verge avec la main gauche tandis qu'avec la droite il comprime sa tumeur d'arrière en avant. Il ne la vide ainsi qu'en partie et il se plaint de tacher ses vêtements : la petite quantité d'urine restée dans la poche commence en effet à s'écouler au dehors dès que la verge est pendante.

Quand la poche urineuse est vide, elle revient sur elle-même et pourrait passer inaperçue ; mais elle reparaît dès la miction suivante et ses parois sont alors d'autant plus tendues que les urines ont plus de difficulté à s'échapper au dehors.

Si le malade n'exerce pas de pression sur la poche, le liquide qu'elle contient s'échappe peu à peu au bout d'un temps variable.

Pendant l'éjaculation, le sperme est projeté dans la poche urineuse, d'où il s'échappe en bavant quand la verge est revenue à son état de flaccidité. Dans d'autres cas, il reste dans la poche jusqu'à ce qu'il soit délayé et entraîné par les urines.

La *marche* de cette affection est variable. Chez les rétrécis, elle est ordinairement lente : c'est peu à peu que l'urèthre se dilate en arrière de la stricture. Dans les cas de calculs uréthraux, la marche est souvent rapide au contraire : la poche peut devenir considérable et mesurer 5 centimètres de longueur au bout de quelques jours.

Si l'on n'intervient pas, en général on note tôt ou tard une infection de l'urèthre et de la poche. Les urines deviennent purulentes, surtout les dernières gouttes et l'on constate tous les symptômes d'un abcès urineux. Dans d'autres cas, les parois de la poche se rompent et il se produit une infiltration d'urine.

Diagnostic. — Le *diagnostic* est ordinairement très facile. Au niveau des bourses, le volume de la poche est parfois si considérable que l'on aurait cependant confondu cette affection avec une hydrocèle. Un examen attentif du malade permettra d'éviter cette erreur de diagnostic.

Pronostic. — Le *pronostic* est sérieux, car si l'on n'intervenait pas, l'infiltration d'urine ou un abcès urineux serait à craindre. Il faut encore se rappeler qu'il s'agit là d'une véritable infirmité : à chaque miction l'urine souille les vêtements du malade. Il faut également noter la stérilité.

Traitement. — Le traitement consiste surtout à faire disparaître l'obstacle à l'émission des urines : extraction d'un calcul uréthral, dilatation d'un rétrécissement. Pour rendre à l'urèthre son calibre normal, on ne doit recourir aux procédés de force que si la dilatation est insuffisante. Il ne faut pas employer d'emblée l'uréthrotomie interne, comme le conseillent certains auteurs. C'est du reste à l'électrolyse linéaire ou à la divulsion progressive qu'il faut recourir lorsque la dilatation échoue.

Certains chirurgiens pensent qu'il ne faut pas employer la dilatation permanente chez ces malades. C'est une erreur. Ce procédé peut même donner d'excellents résultats dans ces cas, à condition de faire une antisepsie rigoureuse des voies urinaires inférieures et d'enlever tous les jours la bougie ou la sonde laissée à demeure.

Si la poche est infectée, suppure, on doit pratiquer de fréquents lavages de la vessie sans sonde avec des solutions antiseptiques et agir comme dans le cas précédent.

Lorsque la poche siège en avant du sphincter uréthral, on peut essayer de la nettoyer en ayant recours simplement au lavage continu de l'urèthre antérieur.

Pour favoriser le retrait des parois de la poche, qui sont habituellement peu altérées, surtout au début de l'affection, quand la dilatation est due à un calcul uréthral, et qui reviennent sur elles-mêmes dès que l'obstacle à l'émission de l'urine a disparu, même chez les rétrécis, dont les parois uréthrales sont souvent altérées en arrière du rétrécissement, au niveau de la poche, il est bon d'exercer pendant et après chaque miction une légère compression au moyen de la main ou d'un tampon quelconque sur la tumeur urineuse.

Article II. — Poches urineuses chez la femme (Uréthrocèle vaginale).

C'est surtout la description des poches urineuses chez la femme qui est confuse. Sous le nom d'uréthrocèle vaginale, on a décrit des lésions absolument différentes. Des poches urineuses vraies ont cependant été observées par quelques auteurs (Duplay, Emmet). Elles sont presque toujours consécutives à l'accouchement et dues aux lésions uréthrales produites quelquefois par le passage ou le séjour prolongé en ce point de la tête fœtale. On a cité aussi quelques autres *traumatismes* : chute, coup de pied, etc. Les rétrécissements et les calculs de l'urèthre sont des causes exceptionnelles. Il en existerait de congénitales (L. Tait).

Les lésions anatomiques paraissent être les mêmes que
chez l'homme. Ces poches sont situées à la face inférieure
de l'urèthre ; elles peuvent acquérir le volume d'un demi-
œuf de poule, dit M. Duplay, qui admet deux variétés anatomiques. Tantôt il s'agit d'une véritable dilatation du
canal, dit-il ; tantôt au contraire la poche forme une cavité
plus isolée ne communiquant avec le canal que par un
orifice plus ou moins étroit. Aussi les auteurs se basant
sur cette dernière variété ont-ils décrit comme uréthrocèle
vaginale des kystes du vagin ouvert dans l'urèthre, des
abcès glandulaires dus à une uréthrite et qui se sont fait
jour dans le canal, etc., d'où la description d'une série de
lésions des parois : ulcérations de la muqueuse, fongosités,
granulations, petits foyers hémorrhagiques anciens dans
la paroi, etc., lésions qui ne sont point celles de la vraie
poche urineuse. Comme chez l'homme, en dehors des complications, les parois de l'uréthrocèle vraie sont en effet à
peu près normales, mais amincies.

Au début, les *symptômes fonctionnels* sont presque
nuls ; mais bientôt il se produit après la miction, comme
chez l'homme, un écoulement involontaire d'une petite
quantité d'urine accumulée dans la poche pendant l'émission de ce liquide. Plus tard, on peu constater une *incontinence d'urine* permanente ou qui se produit pendant un
effort ou une secousse, incontinence due à ce que la dilatation de l'urèthre s'est étendue jusqu'au col vésical.

La *rétention d'urine* a été citée par quelques auteurs.
Ce symptôme a été probablement causé par une *complication*. J'en dirai autant de la *douleur*, sur laquelle presque tous les auteurs insistent. Elle est surtout due à
l'infection de la poche et des voies urinaires inférieures.
Du reste les auteurs en question font eux-mêmes remarquer que parfois l'écoulement uréthral est assez abondant pour simuler une leucorrhée. Il n'est donc point

surprenant que la miction et le coït déterminent parfois de la douleur.

Le *toucher vaginal* permet de constater au niveau de la face inférieure de l'urèthre une tumeur de consistance variable, rénitente et fluctuante (Duplay). Par la pression, on fait apparaître au méat une certaine quantité d'urine et la tumeur diminue de volume.

Le *cathétérisme* est ordinairement facile, parce que la paroi supérieure de l'urèthre est normale.

Il est rare de voir l'uréthrocèle former une tumeur globuleuse faisant saillie à la vulve, entre les petites lèvres. Il faut presque toujours écarter les parois vaginales pour apercevoir cette tumeur.

La *marche* est lente, mais l'affection paraît être fatalement progressive.

Si le *début* est ordinairement insidieux, il se produit en général assez rapidement une *complication* qui détermine bientôt de la douleur et souvent une douleur très vive : c'est l'infection spontanée de la poche urineuse et des voies urinaires inférieures.

Le *diagnostic* est habituellement facile, grâce aux symptômes qui viennent d'être indiqués, lesquels permettent de ne pas confondre l'uréthrocèle vaginale avec les tumeurs de l'urèthre, ni avec la cystocèle, ni avec les kystes du vagin.

Le *pronostic* est sérieux, car l'infection des voies urinaires inférieures est très fréquente et souvent précoce. De plus, cette affection ne peut guérir que par une intervention chirurgicale (Duplay).

Le *traitement* consiste à pratiquer sur la ligne médiane une incision antéro-postérieure de la paroi de la poche urineuse, à réséquer un lambeau de cette paroi sur chaque lèvre de la plaie, puis à réunir les deux surfaces cruentées à l'aide de sutures profondes.

Si la poche et les voies urinaires inférieures sont infectées, il faut avoir soin, avant d'opérer la malade, de faire
disparaître cette infection ou tout au moins d'en diminuer
le plus possible l'intensité. On pratiquera donc des lavages de la vessie sans sonde avec des solutions antiseptiques. La sonde uréthrale qui sert à faire chez l'homme
le lavage continu de l'urèthre antérieur pourra également
servir, dans la plupart des cas, à nettoyer directement la
cavité de l'uréthrocèle vaginale.

CHAPITRE VII

CALCULS DE L'URÈTHRE

Les calculs de l'urèthre sont très rares *chez la femme.*
De plus, ils sont presque toujours vésico-uréthraux, ainsi
que l'ont fait remarquer les auteurs (Morgagni, Larrey,
Blache). Quant aux calculs périuréthraux, on n'en connaît
que quelques cas. Il s'agissait de calculs développés soit
dans une fistule uréthro-vaginale, soit dans le vagin même
et leur ablation avait été facile.

Chez la femme, les calculs uréthraux, habituellement
petits, parfois multiples, s'arrêtent en arrière du méat et
ne tardent pas en général à être expulsés spontanément
du canal. Dans les cas exceptionnels où ils s'y accroissent, ils repoussent la paroi inférieure de l'urèthre au niveau de laquelle se forme une véritable poche. On a même
noté l'ulcération et la rupture de la paroi uréthro-vaginale, d'où hémorrhagies, fistules, etc.

La douleur est parfois vive pendant la miction, qui est
plus ou moins gênée.

L'extraction directe est ordinairement possible. Si elle
échoue et que le calcul soit libre, on le repousse dans la

vessie et on fait la lithotritie. S'il est enclavé dans la paroi uréthro-vaginale, on incise cette paroi, on extrait le calcul et l'on suture la plaie, de façon à obtenir la réunion par première intention.

Telles sont les quelques particularités que présente cette affection chez la femme. *Chez l'homme*, elle offre plus d'intérêt.

Calculs de l'urèthre chez l'homme.

Habituellement les calculs de l'urèthre s'observent chez des malades dont les parois du canal ne présentent pas de solution de continuité. Ce sont les *calculs uréthraux proprements dits*. Dans quelques cas, au contraire, il existe ou il a existé antérieurement une solution de continuité et les calculs occupent un trajet fistuleux ou bien ils sont situés dans le tissu cellulaire périuréthral : ce sont des *calculs périuréthraux*. Etudions séparément chacune de ces variétés.

Article Ier. — Calculs uréthraux.

Les calculs uréthraux ont deux origines distinctes : les uns viennent de la vessie *(calculs migrateurs)* et sont arrêtés dans le canal ; les autres se forment dans l'urèthre *(calculs autochthones)*. Les premiers sont des calculs primitifs ou secondaires ; les autres, bien qu'ils puissent présenter exceptionnellement un noyau d'acide urique ou oxalique venu des reins, ou un noyau venu simplement de la vessie, sont en général composés exclusivement de phosphates, qui forment parfois des couches concentriques bien distinctes mais constituent le plus souvent une agglomération uniforme plus ou moins régulière.

La *pathogénie* de cette dernière variété de calculs uréthraux, de beaucoup la plus rare, est la même que celle des calculs vésicaux secondaires. Les voies urinaires inférieures sont infectées, l'urine est alcaline et les phosphates qu'elle contient se précipitent dans les points de l'urèthre où ce liquide stagne après la miction, par exemple dans la partie dilatée du canal située en arrière d'un rétrécissement.

Etiologie. — La cause principale, c'est la lithiase urinaire pour les calculs migrateurs et l'infection, l'inflammation des voies urinaires inférieures pour les calculs autochthones. Parfois le calcul migrateur descend tout formé des voies urinaires supérieures, pénètre dans la vessie et à la première miction s'engage dans l'urèthre, où il est arrêté par un rétrécissement ou par une région du canal normalement plus étroite que la région précédente. Aussi trouve-t-on ces calculs dans l'urèthre rétrosphinctérien, surtout dans le cul-de-sac du bulbe, et dans la fosse naviculaire, en arrière du méat, quand l'urèthre est normal, et dans la partie dilatée du canal située en arrière du rétrécissement dans ces cas pathologiques.

Chez d'autres malades, ce n'est pas après une colique néphrétique que le calcul s'engage dans l'urèthre, c'est après une lithotritie que l'on voit un fragment calculeux pénétrer dans le canal, d'où il ne peut être expulsé spontanément. Ce fait est néanmoins exceptionnel aujourd'hui, parce que l'on pratique presque toujours la lithotritie rapide, en une seule séance.

La forme des graviers a une grande importance : les angles aigus, les petites pointes sont très favorables à leur arrêt dans le canal. Toutes choses égales d'ailleurs, dit M. Reliquet, « un gravier à bords très exigus, offrant des pointes, s'arrêtera toujours plus facilement que le petit calcul arrondi des graveleux. »

Le spasme de l'urèthre joue encore un rôle important dans l'arrêt du calcul. On peut voir, dit M. Reliquet, de petits calculs arrondis gros comme un pois chiche s'arrêter dans le canal même quand il n'y a aucun rétrécissement, parce que leur contact avec l'urèthre détermine la contracture de cet organe.

Les calculs uréthraux autochthones se développent presque toujours dans la partie dilatée du canal située en amont d'un rétrécissement. Parfois cependant le calibre de l'urèthre est normal. C'est un corps étranger qui a servi de noyau à des concrétions phosphatiques.

Les calculs uréthraux, disent les auteurs, sont surtout fréquents chez l'enfant, ce qui est dû au petit calibre de son urèthre et au faible développement de sa prostate; ensuite vient l'âge mûr, qui est l'âge des rétrécissements et celui des manifestations de la diathèse urique. C'est exact; mais il ne faut pas croire que cette affection soit exceptionnelle chez les vieillards. J'en ai observé plusieurs cas chez de vieux rétrécis atteints de cystite chronique. Parfois il s'agissait d'un calcul migrateur, mais ordinairement la pierre uréthrale s'était développée en arrière du rétrécissement.

Anatomie pathologique. — Lorsqu'il s'agit de calculs descendus des reins et arrêtés dans l'urèthre, ils sont habituellement petits, assez réguliers, tantôt arrondis ou aplatis comme une lentille, tantôt allongés et fusiformes comme un noyau d'olive (Voillemier).

Parfois on trouve dans le canal plusieurs de ces calculs, mais le plus souvent il n'y en a qu'un seul.

Quand ce sont des fragments de calculs provenant d'une lithotritie, ils sont habituellement multiples et petits; mais ils sont irréguliers, ils présentent des arêtes et des pointes plus ou moins aiguës.

Si l'on n'intervient pas, le calcul est ordinairement retenu dans l'urèthre, où il peut rester longtemps, même plusieurs années. Il augmente alors de volume et produit diverses lésions. Ce volume peut devenir considérable : J.-L. Petit aurait observé un calcul uréthral du volume d'un œuf. Quelques-uns mesurent 4 et 6 centimètres de longueur. Le calcul s'accroît en effet en longueur dans la région pénienne, surtout à la partie postérieur comme l'indique la situation du noyau à l'extrémité antérieure du calcul. Dans le cas de Landzert (de Saint-Pétersbourg), cité par Voillemier, le calcul s'étendait du méat au collet du bulbe et il était composé de six pierres articulées entre elles. Les calculs péniens ont donc une forme irrégulièrement allongée, tandis que dans la région bulbaire les calculs sont plus arrondis. Il en est surtout ainsi dans les régions prostatique et membraneuse, où un calcul unique forme souvent une masse grosse comme une noix, irrégulièrement arrondie et présentant en général sur sa face supérieure une petite rigole dirigée d'arrière en avant. Cette petite rigole est fréquente dans les cas de calculs uréthraux surtout quand ils sont volumineux.

Les calculs de la région prostatique se prolongent souvent dans la région membraneuse, mais ils ne dépassent jamais l'aponévrose moyenne du périnée (Voillemier), tandis qu'ils franchissent parfois le col de la vessie et s'accroissent ensuite en toute liberté dans la cavité vésicale. Ce sont des calculs *uréthro-vésicaux*. Dans d'autres cas, c'est au contraire un calcul vésical qui a franchi le col et qui a continué à s'accroître dans la région prostatique : c'est un calcul *vésico-uréthral*. Dans ces deux variétés, le calcul est comme étranglé brusquement au niveau du col, ce qui prouve, dit Voillemier, l'influence qu'exerce sur la forme des concrétions calculeuses la résistance des tissus vivants. Ces calculs se composent de deux masses, l'une uréthrale et l'autre vésicale, réunies par un prolongement du volume d'une grosse plume, d'une longueur de 6 à 8 millimètres et très fragile ; sa rupture spontanée serait même assez fréquente.

On voit qu'en général les calculs de l'urèthre se moulent sur ce canal.

Les *calculs uréthraux autochthones* peuvent également acquérir un certain volume. D'après Voillemier, ils sont exclusivement composés de phosphate de chaux, et ils gênent le cours des urines moins fréquemment que les autres.

Au point occupé par les calculs uréthraux, il se produit ordinairement une dépression des parois du canal qui peut aller jusqu'à l'enchatonnement de la pierre.

En amont, l'urèthre est souvent dilaté; il n'est point rare d'y constater même l'existence d'une poche urineuse, surtout chez l'enfant. « Chez les enfants, dont l'urèthre est souple et très dilatable, la présence d'un calcul qui s'oppose à la libre sortie des urines est bientôt suivie, dit Voillemier, de la formation d'une poche urineuse.......... Comme le calcul est en général assez petit et mal enserré dans le canal tantôt il tombe dans cette poche, tantôt il revient à sa première place; de là des alternatives de dysurie et d'urines faciles. »

Chez l'adulte, les poches urineuses sont bien plus rares, parce que les parois du canal opposent une résistance beaucoup plus grande que chez l'enfant; mais elles se laissent néanmoins dilater dans une certaine mesure en arrière de l'obstacle.

L'infection des voies urinaires inférieures est très fréquente. Cette infection peut même s'étendre aux voies urinaires supérieures.

Tôt ou tard, dit Voillemier, le calcul « enflamme les « parois du canal, les ulcère et finit par se faire jour au « dehors. » Ces ulcérations sont en effet à craindre et comme les voies urinaires inférieures sont à peu près toujours infectées dans ces cas, sinon toujours, on observe souvent des abcès urineux chez ces malades. L'infiltration d'urine peut également être la conséquence de ces ulcérations des parois uréthrales. A noter enfin des fistules consécutives plus ou moins rebelles.

Toutes ces *lésions*, qui sont ici des lésions secondaires, ont été déjà décrites. Il est donc inutile d'y insister.

Symptômes. — Au moment où un calcul migrateur pénètre et s'arrête dans l'urèthre, il y a une interruption brusque du jet de l'urine. Quand cet accident arrive chez l'enfant, c'est tout à fait à l'improviste, dit Voillemier, qui ajoute : « C'est le contraire chez l'adulte : ordinairement le malade a souffert des reins ; il a rendu, à plusieurs reprises, de petits graviers. Il raconte qu'étant en train d'uriner, il a senti quelque chose entrer dans son canal et que les urines ne sont plus sorties qu'avec peine ou se sont arrêtées brusquement. Souvent il n'accuse d'autre douleur que celle qui résulte de la rétention d'urine. Mais si le calcul est rugueux ou s'il s'agit d'un fragment de calcul son passage dans l'urèthre est accompagné d'une douleur vive et quelquefois d'un petit écoulement de sang. Plus il est irrégulier, moins il remplit exactement le canal et il détermine très rarement une rétention complète. »

Les symptômes sont surtout accusés si le calcul s'arrête dans l'urèthre postérieur (Reliquet). Il se produit dans ces cas un spasme d'autant plus énergique et douloureux que le gravier y est depuis plus longtemps. Les mictions sont fréquentes et elles se terminent toujours par un spasme très douloureux, plus ou moins long. L'urine s'écoule en petite quantité, par de petits jets successifs, et à la fin, pendant le spasme douloureux, il s'écoule du sang pur par le méat. Parfois la fin de la miction provoque un gonflement de la verge, qui semble être en demi-érection; le gland et le méat surtout sont très douloureux. L'anxiété générale est alors à son comble. Certains malades ont même comme du délire (Reliquet). Du reste il peut y avoir une rétention d'urine complète et même une infiltration d'urine due à une déchirure du canal.

Cette forme grave est rare. En général, les symptômes sont bien moins accusés. Parfois même, surtout si le calcul est petit et siège dans l'urèthre antérieur, il ne manifeste sa présence que par une légère douleur, soit au point où il s'est arrêté, soit au bout de la verge ; il y a rarement un arrêt brusque du jet d'urine.

Si la rétention d'urine complète est rare chez ces malades, il se fait souvent autour du calcul, quand il est volumineux, un suintement sur lequel insistent les auteurs et qui simule une incontinence par regorgement.

La *marche* de l'affection est variable. Quand le calcul est petit, il n'est pas rare qu'après être resté quelques jours dans l'urèthre il soit chassé au dehors par le flot des urines, ce qui est dû à ce qu'il a changé de position, probablement aussi à ce que le spasme du canal s'est peu à peu apaisé (Voillemier).

Dans d'autres cas, le calcul reste dans l'urèthre, mais les symptômes, déjà peu accusés, disparaissent. Il est rare, dit M. Reliquet, que l'arrêt d'un gravier en arrière du méat cause des accidents. Dans le cas de gravier retenu dans une vacuole de l'urèthre ou en arrière d'un rétrécissement antérieur, ajoute cet auteur, les manifestations douloureuses habituelles ne se produisent pas. Il n'y a qu'une légère excitation avec envies un peu fréquentes d'uriner. Le gravier ainsi logé provoque peu les spasmes de l'urèthre. Il séjourne dans le canal exactement comme les calculs uréthraux qui y sont depuis longtemps sans que leur présence soit révélée par aucun symptôme bien accusé.

Un calcul peut en effet séjourner dans l'urèthre un temps parfois très long — 20 ans dans le cas de Fleury — sans donner lieu à des *symptômes appréciables*.

Chez d'autres malades, si le calcul n'est pas expulsé, les accidents ne font que s'accroître. Il survient même des *complications*, graves, surtout si les voies urinaires inférieures sont infectées : fièvre urineuse, abcès urineux, infiltration d'urine. Parfois le calcul s'avance du côté de la peau et sort sans avoir causé de sérieux désordres (Ledran).

Dans les cas de calculs autochthones, le début est insidieux et pendant assez longtemps les symptômes sont habituellement peu accusés. Ils se confondent souvent du reste avec ceux de l'affection primitive, qui est presque toujours un rétrécissement accompagné d'une inflammation des voies urinaires inférieures.

Diagnostic. — Les symptômes fonctionnels qui viennent d'être indiqués ne permettent pas en général d'affirmer qu'il s'agit d'un calcul uréthral. Pour faire un diagnostic précis il faut explorer le canal.

Si l'on pratique le cathétérisme avec un instrument métallique, la main perçoit un choc caractéristique et parfois le cathéter, arrêté par le calcul, fait entendre un son rude encore plus significatif.

Si le calcul est très petit, l'instrument le rejette contre les parois du canal, mais en passant sur lui, il donne une sensation particulière de frottement ou de grattement. S'il y a plusieurs calculs, on peut sentir, a dit Civiale, une espèce de crépitation déterminée par le frottement des calculs les uns contre les autres.

Si le calcul est enchatonné dans une dilatation de l'urèthre, le cathétérisme peut ne fournir aucun renseignement; le cathéter peut en effet passer au-dessus de la pierre sans la rencontrer.

Les auteurs conseillent généralement de se servir d'une sonde métallique pour cette exploration. Certains chirurgiens pensent qu'une bougie en gomme à renflement terminal permet mieux d'apprécier les rugosités, la mobilité, le volume du calcul. L'instrument de choix me semble être la tige souple munie d'olives de volume variable dont se servait parfois Mallez pour faire l'électrolyse circulaire. Cet instrument présente à la fois les avantages des explorateurs en gomme et ceux des instruments métalliques. J'ai eu l'occasion de m'en servir et je m'en suis très bien trouvé.

Si le calcul siège en avant de l'aponévrose moyenne du périnée, la sonde uréthrale qui me sert à faire le lavage continu de l'urèthre antérieur peut encore permettre de faire le diagnostic du calcul.

Enfin un stylet légèrement recourbé peut arriver directement sur un calcul de la région pénienne alors qu'une sonde métallique préalablement introduite ne l'avait pas rencontré (Voillemier).

Lorsqu'il existe à la fois un calcul et un rétrécissement de l'urèthre, le diagnostic est moins facile. Si l'on peut introduire une sonde en argent de petit calibre, un diagnostic précis est encore possible dans la plupart des cas ; mais souvent on ne peut introduire qu'une petite bougie en gomme. Ordinairement les difficultés sont alors considérables. Néanmoins on peut faire le diagnostic dans certains cas : on sent que cette bougie rencontre un obstacle momentané ou que l'on déplace, qu'elle frotte contre un corps solide et rugueux différent du tissu induré des rétrécissements. Chez un malade de l'hôpital Saint-Louis, dont l'observation a été publiée dans les *Leçons cliniques* de mon maître M. Péan, je pus faire, en 1888, le diagnostic avec une bougie en gomme n° 6.

Si l'exploration était négative, l'interruption brusque du jet pendant la miction, que l'on n'observe pas habituellement lorsqu'il s'agit d'un simple rétrécissement, devrait faire penser à un calcul de l'urèthre. Ce symptôme était très net chez un malade du service de M. Péan que j'ai opéré récemment.

La *palpation de l'urèthre* peut également rendre des services au point de vue du diagnostic des calculs uréthraux. Dans la région pénienne, le calcul est généralement senti avec le doigt, à travers les téguments, sous la forme d'un corps dur, plus ou moins mobile, situé dans l'axe du canal. On peut même sentir ainsi de petites concrétions qui étaient passées inaperçues avant l'exploration du canal.

A la région bulbaire, le palper donne des renseignements moins précis que dans la région pénienne.

Lorsque le calcul est arrêté dans les régions membraneuse et prostatique, il faut recourir au toucher rectal, qui permet de sentir un point dur, mal circonscrit et habituellement non mobile.

Dans toutes ces régions, surtout quand le calcul siège dans l'urèthre antérieur, la pression au niveau de la pierre éveille en général une douleur localisée assez caractéristique.

Le diagnostic des calculs uréthraux, grâce aux symptômes fonctionnels et surtout à l'exploration du canal, est donc habituellement facile. Les calculs autochthones peuvent cependant passer assez longtemps inaperçus. En général, ils gênent peu le cours des urines, surtout au début. Une exploration méthodique du canal permettra d'en reconnaître l'existence.

Dans les cas de calculs anciens, si l'exploration avec une sonde métallique est négative, il faudra recourir aux autres modes d'exploration, qui souvent permettront de faire le diagnostic, si le calcul siège en avant de l'aponévrose moyenne du périnée. Suivant certains auteurs (Bourdillat), lorsque la pierre est située dans la région bulbaire on pourrait cependant méconnaître parfois des calculs assez volumineux.

Les erreurs de diagnostic sont surtout possibles quand la pierre occupe l'urèthre postérieur. On l'aurait confondue avec une affection de la prostate : tuberculose, hypertrophie, calculs intra-glandulaires, etc. Il est vrai, dit Voillemier, que la miction est parfois très peu gênée, que la pression exercée sur le calcul détermine souvent de la douleur et qu'une sonde introduite dans l'urèthre peut le parcourir librement. Cependant, ajoute cet auteur, « en interrogeant le malade avec soin, on apprend tantôt qu'il a été pris brusquement d'une difficulté d'uriner qui a été en diminuant peu à peu, tantôt qu'il a rendu de petits calculs ou qu'il a présenté, à une époque plus ou moins éloignée, plusieurs des symptômes habituels de la pierre. Le chirurgien trouvera presque toujours dans les antécédents quelques circonstances qui l'éclaireront et le mettront dans la vraie voie. »

Il faut encore dire que les signes propres aux affections prostatiques dont il s'agit sont ordinairement assez nets pour qu'une erreur de diagnostic soit en général facilement évitée si l'on examine attentivement le malade.

Peut-on hésiter entre un calcul situé dans la région prostatique et une pierre placée dans la vessie tout près du col ? L'examen direct avec une sonde métallique permet habituellement de faire ce diagnostic. « Le gravier non engagé dans le col, dit M. Reliquet, mais fixé tout près de lui dans la vessie, provoque les mêmes symptômes...... Aussi ce n'est que lorsqu'on a conduit jusque dans la vessie la grosse sonde à grande courbure de Gély sans avoir perçu le moindre frottement rugueux que l'idée vient au chirurgien que la cause de tous ces troubles pourrait bien être un gravier fixé tout près du col dans la vessie. »

Le toucher rectal montrera également qu'il n'existe aucun corps étranger dans l'urèthre postérieur. Du reste, il peut, dans certains cas, exister en même temps une pierre dans la vessie et une autre dans l'urèthre. On constate alors les symptômes propres à chacune de ces affections.

J'ai déjà dit comment Civiale était parvenu quelquefois à faire le diagnostic de calculs uréthraux multiples. Je n'y reviens pas.

Quant au diagnostic du *siège*, il sera fait à l'aide de la palpation et de l'exploration de l'urèthre.

Pronostic. — La gravité du pronostic dépend surtout des complications et principalement de l'infection des voies urinaires inférieures. Un petit calcul migrateur, qui est resté peu de temps dans l'urèthre et qui a été chassé par le flot des urines, peut déterminer des accidents de la plus haute gravité si l'urèthre est infecté et si le calcul produit une simple éraillure de la muqueuse uréthrale. J'en ai publié il y a quelques années un cas fort instructif. Chez ce malade, l'expulsion du calcul fut suivie de fièvre urineuse et d'un abcès de la prostate, puis d'un vaste abcès du petit bassin. Il guérit néanmoins, mais l'issue aurait fort bien pu être moins heureuse.

Il faut également remarquer que le traitement de cette affection est assez délicat, surtout quand il existe un rétrécissement de l'urèthre. Tous les auteurs le reconnaissent. Quand les calculs sont engagés derrière un rétrécissement, ils comportent, dit-on, « un pronostic sévère. » On ajoute que cette gravité est en rapport avec l'étroitesse du rétrécissement, le volume du calcul et la gêne de la miction. Il faut citer encore l'infection des voies urinaires. Mais j'ai montré qu'aujourd'hui, grâce à l'antisepsie directe des voies urinaires inférieures et aux progrès réalisés dans le traitement des strictures uréthrales,

le pronostic a cependant beaucoup perdu de sa gravité.
Le malade que j'opérai, en 1888, à l'hôpital Saint-Louis,
était dans un état déplorable. Je pus néanmoins dilater le
rétrécissement et extraire le calcul uréthral sans déterminer d'accident.

Traitement. — Lorsqu'un calcul migrateur est arrêté
dans l'urèthre, il faut intervenir le plus tôt possible, en
raison des troubles de la miction « et de l'intoxication
urineuse, qui se produit vite », dit M. Reliquet. L'infection générale ou fièvre urineuse, des accidents infectieux
locaux graves sont en effet à craindre, je l'ai déjà dit, si
les voies urinaires inférieures sont infectées. Il faut donc
se hâter de faire l'antisepsie de l'urèthre au niveau du
point occupé par le calcul. Si celui-ci siège dans l'urèthre
antérieur, on pratiquera le lavage continu de cette cavité.
J'ai montré il y a déjà plusieurs années que l'on peut
même avec ce lavage débarrasser l'urèthre antérieur des
petits fragments calculeux qui s'y arrêtent parfois après
la lithotritie.

Si le calcul siège dans l'urèthre postérieur, on pratiquera le lavage de la vessie sans sonde, qui permettra de
faire l'antisepsie de la portion rétrosphinctérienne du
canal et parfois refoulera dans la cavité vésicale le calcul
contenu dans cette région. Or, on sait que lorsque le gravier « est dans la région profonde de l'urèthre, entre le
collet du bulbe et la vessie, ou seulement engagé dans le
col, on doit toujours chercher à le refouler dans la vessie. »
M. Reliquet, qui, après Voillemier, a beaucoup insisté sur
ce point, a fait encore remarquer que l'état spasmodique
de l'urèthre empêche parfois le refoulement des calculs
migrateurs dans la vessie à l'aide des instruments introduits dans le canal. « Dans quelques cas, dit-il, ces spasmes sont tels que la sonde, en déplaçant le gravier, les
surexcite et les exaspère au point qu'il n'est plus possi-

ble de pousser le gravier dans la vessie. » Parfois cependant, ajoute cet auteur, le calcul est petit, puisque la grosse sonde le comprime contre la paroi du canal et, frottant sur lui, arrive dans la cavité vésicale. Si l'urèthre est normal, le calcul, chez ces malades, est en effet petit.

Dans tous ces cas, si l'on pratique l'anesthésie directe de la muqueuse uréthrale suivant le procédé que j'ai décrit, anesthésie qui fait cesser le spasme uréthral, et si l'on pratique ensuite une injection intra-vésicale sans sonde, on peut refouler dans la vessie ce petit calcul. Si l'on ne réussit pas, on a mis le malade dans les meilleures conditions pour tenter le refoulement à l'aide d'un instrument. Les auteurs conseillent généralement de se servir de la *grosse sonde de Gély*, qui doit être introduite très doucement. L'instrument de Mallez pour électrolyse circulaire et dont j'ai déjà parlé me paraît préférable, pourvu qu'il soit muni d'une grosse olive. Il est facile à diriger et il suit très bien toutes les sinuosités du canal.

Lorsque le calcul a été refoulé dans la cavité vésicále, on introduit une sonde dans cette cavité, que l'on rend aseptique à l'aide de lavages répétés, puis on fait la lithotritie.

Si le calcul ne peut être refoulé dans la vessie, on a conseillé de mettre une *petite bougie* à demeure : parfois le spasme cesse bientôt et le flot de l'urine entraîne le calcul au-delà du sphincter uréthral et même au dehors (Reliquet). Mais souvent il faut recourir à la pince courbe de Voillemier ou à la pince de Cusco. On a même proposé la *lithotritie uréthrale*, la boutonnière périnéale et la taille prérectale.

Lorsque le calcul siège dans l'urèthre présphinctérien et que le lavage continu de l'urèthre antérieur ne permet pas de le chasser au dehors, s'il est petit, on a conseillé au malade, après avoir serré le méat entre les doigts, d'uriner en poussant de toutes ses forces et l'on aurait vu le calcul sortir ainsi de lui-même.

Pour obtenir ce résultat, on a encore préconisé la dilatation du canal poussée très loin en avant du calcul, même lorsque l'urèthre a son calibre normal. S'il existe un rétrécissement, il va sans dire qu'on doit le dilater le plus complétement possible. Je reviendrai bientôt sur cette question.

Habituellement, on est obligé d'extraire la pierre par le méat à l'aide d'instruments spéciaux : curette articulée de Leroy (d'Etiolles), pince de Hunter, pince uréthrale de Mathieu, de Collin. On a conseillé d'appuyer, au moment de l'extraction, sur la face supérieure du calcul à l'aide d'une bougie de cire pour éviter de blesser les parois de l'urèthre (Guyon).

Parfois il est nécessaire de broyer le calcul avant de l'extraire. Les brise-pierres de Civiale, de Nélaton, de M. Reliquet peuvent alors rendre des services, mais assez souvent une pince suffit.

Enfin, dans certains cas, il faut recourir à la création d'une voie artificielle à travers les téguments. Ce ne sont pas seulement les tentatives d'extraction ou de broiement restées infructueuses qui en sont une indication, c'est surtout l'infiltration d'urine, un abcès urineux, l'infection générale.

Telle est la conduite à tenir dans les cas de calculs migrateurs récents. Voyons maintenant comment il faut intervenir dans les cas de calculs anciens et de calculs autochthones.

Les précautions antiseptiques ne doivent pas être négligées, car les voies urinaires inférieures sont presque toujours sinon toujours infectées chez ces malades. Il faut donc pratiquer le lavage continu de l'urèthre antérieur et le lavage de la vessie sans sonde et répéter ces lavages antiseptiques. Ensuite, quand on a désinfecté le mieux possible l'urèthre et la vessie, on procède à l'extraction du calcul uréthral.

En général, l'extraction simple avec les instruments déjà cités est ici peu réalisable. Presque toujours il faut préalablement broyer le calcul soit avec un lithotriteur uréthral, soit avec une pince, que la pierre siège dans l'urèthre antérieur ou dans l'urèthre postérieur. Malheureusement ces opérations sont souvent impraticables d'emblée, parce que l'urèthre ne possède pas ordinairement son calibre normal chez les malades dont il s'agit. Il faut donc dilater d'abord le rétrécissement uréthral. A moins qu'il n'y ait urgence à extraire le calcul, il faut employer la dilatation permanente, qui est ici le procédé de choix. On ne doit pas recourir à l'uréthrotomie interne, comme le conseillent certains chirurgiens. Si la dilatation est insuffisante, il ne faut même pas pratiquer cette opération. Il vaut mieux recourir à l'électrolyse linéaire et surtout à la divulsion progressive, car il faut donner au canal dans ces cas le plus large calibre possible. Lorsqu'on a obtenu ce résultat, la pierre est parfois expulsée pendant la miction. Ce fait, il est vrai, est bien plus rare que lorsqu'il s'agit de calculs migrateurs récents.

Le broiement est en général facile dans ces cas, car la pierre est surtout formé par des phosphates. Chez le malade de l'hôpital Saint-Louis dont je viens de parler, je pus broyer facilement le calcul, qui avait le volume d'une noisette, avec la pince de Mathieu.

Parfois ces calculs phosphatiques sont tout entiers de véritables calculs migrateurs. J'ai opéré récemment dans le service de mon maître M. Péan un vieux rétréci atteint de cystite et d'urétéro-pyélo-néphrite chroniques qui, quelque temps après le traitement de sa stricture uréthrale, éprouva tout à coup une grande difficulté pour uriner.

L'exploration du canal me permit de constater l'existence d'un calcul en arrière du rétrécissement : c'était un calcul phosphatique, dont le malade fut rapidement débarrassé.

Plus souvent que dans la première variété de calculs uréthraux, on est obligé de recourir ici à la création d'une voie artificielle à travers les téguments. Les indications sont les mêmes que celles déjà citées en étudiant le traitement de cette variété.

Si le calcul siège dans l'urèthre antérieur, l'opération est très simple. Elle consiste à inciser de dehors en dedans et sur la ligne médiane, la paroi inférieure de l'urèthre au niveau du calcul. On est guidé par le cathéter placé dans le canal jusqu'au calcul et par la pierre elle-même (Reliquet). S'il existe une infiltration d'urine ou un abcès urineux, le calcul est extrait par l'ouverture même qui a donné issue au pus ou à l'urine.

Lorsque la pierre occupe l'urèthre postérieur, la *boutonnière* uréthrale, l'incision, doit se rapprocher autant que possible, dit Voillemier, de celle qui constitue le premier temps de la taille latéralisée. Si le calcul est volumineux, ajoute cet auteur, il vaut mieux faire l'incision au-devant de l'anus, sur le raphé. D'autres conseillent d'agir toujours comme si l'on voulait pratiquer le premier temps de la taille prérectale de Nélaton.

Quel que soit le procédé employé, lorsque la portion membraneuse de l'urèthre est ouverte, on va chercher le calcul avec des pinces conduites sur le doigt indicateur dans la plaie, la pulpe sur la pierre.

Dans tous ces cas, il faut faire une antisepsie rigoureuse des voies urinaires inférieures et de la plaie, suturer celle-ci et s'efforcer d'obtenir la réunion par première intention.

Article II. — Calculs périuréthraux.

Je rappelle que ces calculs occupent un trajet fistuleux ou sont situés dans le tissu cellulaire périuréthral. Ils ont donc toujours été précédé d'une solution de continuité de l'urèthre. Il faut ajouter cependant que certains auteurs ont décrit ici les calculs qui existent parfois entre le prépuce et le gland dans des cas de phimosis.

Etiologie. — Comme les calculs uréthraux proprement dits, les calculs périuréthraux peuvent avoir pour origine un gravier ou un fragment de calcul venu de la vessie ; mais ordinairement ce sont des calculs autochthones et leur *pathogénie* est la même que dans cette variété de calculs uréthraux. Je l'ai indiquée ; je n'y reviens pas.

A mesure que ces calculs s'accroissent ils déterminent la formation d'une poche artificielle plus ou moins étendue, que l'on trouve parfois complètement isolée de l'urèthre ; mais habituellement l'orifice qui la fait communiquer avec le canal persiste. Les dimensions de cet orifice sont variables.

Les calculs périuréthraux s'observent principalement chez les rétrécis. Louis a trouvé plusieurs fois une pierre dans l'épaisseur du périnée chez des malades qui avaient subi la taille périnéale quelques années auparavant. On en aurait vu également succéder à un traumatisme de la région scrotale de l'urèthre (Pierceau).

Anatomie pathologique. — Les calculs périuréthraux siègent principalement au niveau de la région scrotale et de la région périnéo-bulbaire. Ils sont rares dans la région pénienne. On peut y ajouter, comme je l'ai dit, les calculs situés entre le gland et le prépuce. Au-dessus de l'aponévrose moyenne du périnée, on n'en connaîtrait qu'un seul cas, celui de Civiale. Ce distingué chirurgien aurait retiré d'une excavation qui s'était formée entre la prostate et le rectum 220 petits calculs. Une partie, il est vrai, était située dans la portion membraneuse de l'urèthre.

Quant aux calculs contenus dans une cavité consécutive à un abcès de la prostate, certains auteurs les considèrent comme des calculs uréthraux proprement dits, d'autres comme des calculs périuréthraux et beaucoup comme de vrais calculs prostatiques. On peut donc ne les étudier qu'avec les maladies de la prostate.

Les calculs périuréthraux sont parfois très volumineux; ils peuvent atteindre un volume beaucoup plus considérable que ceux de l'urèthre. On en aurait rencontré qui pesaient près de 1,500 grammes (Bourdillat).

Leur *nombre* est variable. Le plus souvent on n'en trouve qu'un ; assez fréquemment il en existe plusieurs ; mais le cas de Civiale est encore exceptionnel à ce point de vue. Cependant d'autres auteurs (Blasius, Colot) ont cité des cas dans lesquels on aurait trouvé 80 calculs.

La forme des calculs périuréthraux est irrégulière comme la cavité dans laquelle ils sont contenus. Parfois ils présentent un prolongement qui se développe dans le canal. Dans d'autres cas, ils sont creusés d'une gouttière à leur point de contact avec l'urèthre.

Quant aux lésions du canal et des tissus périuréthraux, ce sont en général celles que j'ai décrites en étudiant les abcès urineux, les fistules, les poches urineuses, etc.... Je n'insisterai que sur un point, c'est que les voies urinaires inférieures sont toujours infectées chez ces malades.

Symptômes. — Les symptômes fonctionnels sont en général peu accusés. La *dysurie* est rare et elle n'est guère due, quand elle existe, qu'à la compression du canal par le calcul sous-jacent. Lorsque celui-ci arrive en contact avec l'urèthre, il se creuse habituellement, ainsi que je viens de le dire, d'une gouttière plus ou moins large, qui permet à l'urine de s'écouler au dehors comme à l'état normal.

Les calculs périuréthraux sont parfois tolérés pendant de longues années : 18, 36 et jusqu'à 50 ans (Vanzetti, Deschamps, Louis). Ils ont cependant une grande tendance à se faire jour du côté de la peau (Voillemier). Cette élimination spontanée a été notée 18 fois sur 50 cas (Bourdillat). Elle est consécutive à un abcès, à l'ulcération des parois ou elle se fait par une fistule préexistante.

Diagnostic. — Le diagnostic est en général facile, car la palpation de l'urèthre et des tissus périuréthraux fait sentir une nodosité qui n'occupe pas l'axe du canal et qui est plus superficielle que dans les cas de calculs uréthraux. D'un autre côté, le cathétérisme permet de constater que l'urèthre est perméable. On peut donc distinguer facilement dans la plupart des cas un calcul périuréthral d'un calcul de l'urèthre ; mais il faut éviter de prendre pour un calcul scrotal une concrétion développée dans une cystocèle de la région.

Quant au diagnostic dans les cas de fistule, il est encore plus facile, car habituellement un stylet introduit dans le trajet fistuleux arrive au contact de la concrétion.

Pronostic. — Ainsi que l'a fait remarquer Voillemier, si le calcul peut sortir sans causer de sérieux accidents, il est bien plus fréquent de constater de grands désordres dus à l'infiltration d'urine, et comme les voies urinaires inférieures sont toujours infectées chez ces malades l'infection générale est fort à craindre. Le pronostic est donc assez grave.

Traitement. — Avant d'intervenir chirurgicalement chez ces malades, il faut désinfecter le mieux possible les voies urinaires inférieures à l'aide des procédés que j'ai rappelés dans l'article précédent. Les solutions faibles de nitrate d'argent rendront encore ici de grands services.

Si le calcul siège dans une fistule, on dilatera ensuite, on débridera même, si cela est nécessaire, les trajets fistuleux et on fera l'extraction de la pierre. Enfin on suturera les parois de la fistule après les avoir désinfectées et avivées.

Quand il n'existe pas de fistule complète, on incise les téguments sur le calcul, on désinfecte la poche, on suture la plaie et on s'efforce d'obtenir la réunion par première intention.

Lorsqu'il s'agit d'un calcul entre le prépuce et le gland, il faut élargir l'orifice préputial et en même temps pratiquer la circoncision (Reliquet). Il suffit ensuite de quelques pansements antiseptiques pour faire disparaître l'inflammation de la région.

S'il existe un rétrécissement de l'urèthre, on le traitera en suivant les règles que j'ai indiquées dans l'article précédent.

CHAPITRE VIII

CORPS ÉTRANGERS DE L'URÈTHRE

L'étude des corps étrangers de l'urèthre, comme l'ont fait remarquer les auteurs, appartient à l'histoire plus générale des corps étrangers des voies urinaires inférieures. En effet, parfois le corps étranger a pénétré d'abord dans la vessie, puis, au moment de la miction, il a pénétré dans l'urèthre, où il s'est trouvé arrêté soit par un rétrécissement soit par l'étroitesse relative et physiologique de la région, comme les calculs migrateurs qui viennent d'être étudiés. Les corps étrangers de cette catégorie sont une esquille, un lambeau de vêtement, etc., qui ont pénétré dans la cavité vésicale à la suite d'un traumatisme, d'une plaie de la vessie, ou bien il s'agit de noyaux de fruits, de débris d'os, etc., tombés dans la vessie à la suite d'une ulcération ou d'une inflammation de ses parois, par exemple lorsqu'il existe une fistule vésico-intestinale. Dans d'autres cas, c'est par une fistule hypogastrique que pénètrent dans la vessie, puis dans l'urèthre, certains corps étrangers : il en est, par exemple, qui proviennent des pansements.

Des débris osseux peuvent encore être dus à un kyste dermoïde qui s'est ouvert dans la vessie. Ce fait, il est vrai, est exceptionnel.

D'autre part, si les corps étrangers de l'urèthre pénètrent habituellement dans cette cavité par le méat, très souvent ils n'y séjournent pas; ils ne font que traverser le canal pour tomber dans la vessie. Cette migration rapide vers la cavité vésicale est du reste un des points les plus curieux de l'histoire de cette variété, de beaucoup la plus fréquente, je le répète, des corps étrangers de l'urèthre. A moins que le corps étranger ne soit très volumineux ou fixé par une de ses extrémités dans les parois du canal, qu'il peut d'ailleurs perforer, une tendance invincible l'attire vers la profondeur et l'engage dans le réservoir urinaire. Il semble, disent les auteurs, que la vessie exerce sur les corps étrangers de l'urèthre qui ont pénétré par le méat une sorte d'attraction ou d'aspiration.

Ce phénomène a été l'objet de nombreuses discussions. Civiale, Ségalas, Denucé, Mercier, Foucher, etc... ont tenté d'expliquer cette progression du corps étranger en sens inverse du courant de l'urine. Les uns ont pensé que cette progression d'avant en arrière peut s'expliquer par une loi physiologique générale qui fait que tous les canaux excréteurs, après l'acte d'émission, jouissent d'une sorte de reprise du mouvement péristaltique excité par les dernières parties de la matière excrétée et qui tend à la ramener violemment vers leurs réservoirs (Denucé). D'autres regardent les fibres musculaires longitudinales de l'urèthre comme les agents de cette progression (Philips). La plupart font jouer un rôle capital à l'érection, qu'elle précède ou qu'elle suive immédiatement l'introduction du corps étranger dans l'urèthre : celui-ci serait entraîné en arrière au moment où l'affaissement de la verge survient (Foucher). Le retrait de la verge après l'érection emportant plus profondément le corps contenu dans l'urèthre a été comparé au deuxième temps de la déglutition, dans lequel le pharynx par son simple mouvement d'abaissement transporte déjà au loin le bol alimentaire. Lorsqu'il s'agit d'un corps étranger à extrémité offensive, tel qu'une épingle, dont la pointe est dirigée en avant, on a fait encore remarquer que l'érection empêche tout mouvement du côté du méat, tandis qu'au moment du retrait de l'organe l'extrémité mousse est repoussée vers la région membraneuse. Les tiraillements que le malade exerce sur sa verge agissent de la même manière (Voillemier). Les parois du canal, disent les auteurs, glissent aisément sur le corps étranger dont la pointe est tournée vers le méat ; mais elles l'entraînent dans leur retrait par un mécanisme absolument analogue à celui que les enfants emploient pour faire monter un épi de graminée dans la manche de leur vêtement.

Lorsque les corps étrangers ont franchi la région bulbeuse, qui représente un lieu d'arrêt temporaire pour un grand nombre d'entre eux et définitif pour quelques-uns, qu'ils ont pénétré dans l'urèthre postérieur, le mécanisme de leur progression paraît être plus complexe. Mercier a invoqué l'action des fibres musculaires du corps de la vessie. D'autres auteurs ont fait remarquer que, pris par la région musculaire, le corps étranger est solidement fixé et que sa progression doit être due en partie aux mouvements du plancher du bassin et en partie à l'action du col, comme le voulait Mercier.

D'après les auteurs, la migration des corps étrangers du méat jusque dans la vessie peut, suivant la nature et la forme de ces corps, s'effectuer en un temps très variable, pouvant s'étendre entre moins de 24 heures et plus de 15 jours. Mais dans la plupart des cas les corps étrangers arrivent très rapidement dans le cul-de-sac du bulbe.

On voit que cette question envisagée à un point de vue un peu général est assez intéressante. Occupons-nous maintenant d'une façon plus spéciale des corps étrangers de l'urèthre, qui ont pénétré par le méat et qui séjournent dans le canal.

Etiologie. — On observe ces corps étrangers chez l'homme et chez la femme. Leur pénétration dans l'urèthre est accidentelle ou volontaire. Dans le premier cas, les malades sont atteints d'une affection des voies urinaires inférieures, le cathétérisme est pratiqué et l'instrument se rompt dans l'urèthre. Dans le second cas, il s'agit d'une perversion du sens génésique ou d'une aberration des facultés mentales. Les auteurs ont fait remarquer que la fréquence des maladies des voies urinaires chez l'homme le prédispose à la pénétration des corps étrangers de l'urèthre dits chirurgicaux, tandis que chez la femme l'introduction de ces corps étrangers, qui du reste se fait presque toujours d'emblée jusqu'à la vessie, a lieu surtout dans un but lubrique.

Quelquefois, dit Voillemier, des enfants s'introduisent dans le canal certains objets qui servent à leurs amusements.

Anatomie pathologique. — Les corps étrangers arrêtés dans l'urèthre après y être entrés par le méat urinaire diffèrent tellement entre eux par le volume, la longueur, la forme, la consistance et la composition, qu'il serait impossible de les classer avec quelque méthode

(Voillemier). On a cependant proposé de les grouper en trois classes basées sur l'étiologie :

1° *Corps étrangers dus à un accident de cathétérisme ;*

2° *Corps étrangers introduits dans un but érotique ;*

3° *Corps étrangers poussés dans l'urèthre sous l'empire de l'ivresse ou de la folie.*

Parmi les corps étrangers d'origine thérapeutique, on a trouvé des sondes, des débris de sonde en gomme et surtout de caoutchouc ; des fragments de lithotriteurs ou de porte-caustique — cas exceptionnels aujourd'hui — des bougies, etc... Lorsqu'on trouve des bouts de sonde en argent, il s'agit habituellement de pièces mal ajustées qui se sont séparées dans le canal.

Les objets introduits dans l'urèthre dans un but érotique sont des plus variés. Ce sont ordinairement, dit Voillemier, des aiguilles, des épingles, des plumes, des crayons, des morceaux de bois ou de baleine, des tuyaux de pipe, des épis de céréales. On a encore cité des morceaux de craie, un cure-oreilles, un cure-dents, une canule à lavement, une alène de cordonnier, des allumettes, des épingles à cheveux, des étuis à aiguilles, une mèche de coton, une clef, une arête de poisson, des vertèbres caudales d'un écureuil, une fourchette de 4 pouces, etc., etc. On a fait remarquer que l'objet introduit est presque toujours un de ceux que l'individu a le plus souvent sous la main. Aussi dans les cas où il est difficile de savoir exactement quel est l'objet introduit doit-on chercher parmi ceux dont l'individu se sert dans son métier (Denucé).

Les corps étrangers introduits dans le canal sous l'empire de l'ivresse ou de la folie sont en général offensifs : cailloux, morceaux de métal, épingles, agrafes, etc...

Les enfants s'introduisent plutôt dans le canal des noyaux de fruits, des graines, de petites boules de verre ou de métal et autres objets semblables servant à leurs jeux (Voillemier).

Les corps étrangers pénètrent habituellement dans le canal par leur extrémité la moins offensive, tandis que l'autre extrémité s'accroche aux parois uréthrales. Parfois c'est leur longueur trop considérable qui les empêche d'entrer tout entiers dans la vessie. On a encore fait remarquer que les corps mous, les sondes, s'accommodent aux courbures de l'urèthre, mais que parfois des tuyaux de pipe, des tubes de verre se fragmentent dans le canal. Il faut ajouter que certains corps étrangers, comme les pois, les haricots, les fèves, peuvent, en raison de leur augmentation de volume due à l'imbibition, remplir tout à fait le calibre du canal.

Toutes les parties de l'urèthre peuvent être le siège de corps étrangers ; mais on a noté qu'ils occupent le plus souvent le cul-de-sac du bulbe, où ils buttent contre le sphincter uréthral. Cette règle, qui présente du reste des exceptions, puisque des corps de petit volume, des haricots, des agrafes (Guyon) peuvent se loger dans la fosse naviculaire, est seulement applicable aux corps étrangers mobiles. Ceux qui présentent des aspérités, une extrémité pointue, restent souvent fixés au point où la violence extérieure les a placés. On sait en effet qu'il n'est pas rare de voir des pointes d'aiguilles traverser les parois de l'urèthre et le gland.

Certains auteurs pensent même que c'est entre le méat et la racine des bourses que les corps étrangers sont le plus souvent arrêtés. Les uns, disent-ils, y sont enclavés par leur volume et la compression qu'ils exercent sur les parois du canal ; d'autres au contraire, les épingles, les aiguilles, les agrafes, sont retenus dans une des lacunes normales que présentent dans cette région la paroi interne de l'urèthre.

On a encore fait remarquer que les bouts de sonde cassés se rencontrent presque exclusivement à la région membraneuse.

Les lésions des parois uréthrales sont variables. Parfois nulles ou consistant en une simple érosion de la muqueuse, elles peuvent au contraire présenter dans certains cas une réelle gravité. Non seulement on peut constater des déchirures profondes, mais les parois peuvent même être complétement perforées.

Lorsqu'un corps étranger est toléré pendant quelque temps, il se creuse dans le canal une loge analogue à celle qui a été décrite en étudiant les calculs de l'urèthre. Les lésions consécutives sont du reste les mêmes que dans cette dernière affection. Je rappelle que l'infection des voies urinaires inférieures y joue un rôle considérable.

Symptômes. — Les symptômes sont à peu près les mêmes que dans les cas de calculs de l'urèthre. Ils comprennent : la *douleur*, les *troubles de la miction* et des *accidents infectieux locaux et généraux*.

La douleur n'est vive que si le corps étranger est offensif. Elle est alors augmentée par les érections et par les mouvements imprimés à la verge. Elle est souvent accompagnée d'un écoulement sanguin plus ou moins abondant.

Le premier effet de la présence d'un corps étranger dans l'urèthre, dit Voillemier, est d'apporter une grande gêne dans la miction. Les urines sortent difficilement et avec douleur; souvent elles sont mélangées de sang. La *dysurie* est néanmoins très variable. S'il s'agit d'un corps tubulé (tuyau de pipe ou tube de verre) dont le canal central livre passage à l'urine, la miction est en général peu gênée. La forme et le volume du corps étranger ont encore une grande importance à ce point de vue. Il est vrai également que le spasme du sphincter uréthral, qui peut causer une rétention complète, est parfois déterminé par un corps étranger offensif d'un très petit volume.

Les mictions sont ordinairement plus fréquentes qu'à l'état normal.

Tous les auteurs insistent sur ce fait que dans presque tous les cas des accidents inflammatoires se manifestent très rapidement. Il survient un écoulement uréthral abondant et parfois un abcès urineux. Il peut y avoir aussi une infiltration d'urine. Dans certains cas, dit Voillemier, une gangrène du pénis serait même à craindre si l'on n'intervenait pas.

En même temps, la fièvre s'allume et l'on a tous les symptômes de la fièvre urineuse.

Ce sont là des accidents infectieux locaux et généraux dus à ce que les corps étrangers introduits dans l'urèthre sont ordinairement septiques, d'où une infection de la muqueuse uréthrale, puis une infection générale si cette muqueuse présente une solution de continuité.

La *marche* est variable. Le corps étranger peut être expulsé sous un effort de miction. Dans d'autres cas, il est entraîné dans la vessie. S'il reste dans le canal et s'il est peu septique, qu'il n'y ait pas d'accidents infectieux ou qu'ils soient peu accusés, il est parfois toléré par l'urèthre pendant des années : 2, 7 et même 16 ans. En général, il s'incruste de matières calcaires et se comporte comme un calcul uréthral.

Lorsque l'infection de l'urèthre est plus grave, si les accidents inflammatoires se localisent, il survient un abcès urineux et le corps étranger peut être éliminé en même temps que la collection purulente. Une fistule, il est vrai, en est souvent la conséquence.

Enfin, dans certains cas, l'infiltration d'urine, les accidents infectieux locaux et généraux sont tellement accusés que le malade peut succomber.

Mais, ainsi que l'a fait remarquer Voillemier, les corps étrangers de l'urèthre sont rarement abandonnés à eux-mêmes, « parce que les malades, en proie à des souffrances aiguës, réclament promptement les secours de la chirurgie. » Or, grâce à l'antisepsie directe des voies urinaires inférieures et à l'extraction des corps étrangers, les accidents qui viennent d'être cités sont aujourd'hui rarement observés.

Diagnostic. — Les antécédents et les troubles fonctionnels ont bien plus de valeur ici, au point de vue du diagnostic, que dans les cas de calculs de l'urèthre. Aussi faut-il les rechercher avec soin, d'autant plus que l'exploration du canal chez ces malades n'est point en général sans inconvénient. Malheureusement « les antécédents, dit M. Reliquet, si utiles au diagnostic précis du corps étranger, sont souvent très difficiles à avoir. Le malheureux, victime de sa honteuse passion, avoue difficilement les détails importants que seul il connaît. Il se présente quelquefois au chirurgien se bornant à dire qu'il souffre en urinant ; il n'ose pas dire la cause de la gêne qu'il éprouve, et ce n'est que lorsqu'on pratique le cathétérisme et l'exploration directe de l'urèthre avec la sonde, lorsque le chirurgien rencontre un obstacle insolite dans le canal, que, poussé par les questions, il finit par dire qu'il s'agit d'un corps étranger. Ce premier point acquis, on est souvent loin de l'aveu complet, indispensable. Alors, pour vaincre les difficultés, en permettant au malade de faire une réponse simple et courte, il faut passer en revue tous les corps étrangers pouvant être introduits, commençant par ceux que le malade a journellement sous la main en raison de son métier ou de ses habitudes, et en se guidant aussi, dans cette énumération sur la sensation fournie par la sonde et sur les résultats donnés par la palpation, le toucher rectal ou le toucher vaginal. »

Les antécédents seuls peuvent donc fournir des renseignements précis sur la forme, le volume et la nature du corps étranger. Il reste à les contrôler par l'examen direct et à déterminer le siège qu'occupe le corps étranger, la position dans laquelle il est par rapport aux parties et l'état du canal.

Les auteurs conseillent de recourir d'abord à la *palpation*, qui permet de très bien sentir, du méat au bulbe, à travers la paroi inférieure de l'urèthre, le corps étranger, de reconnaître si c'est un corps oblong ou une tige. Mais la palpation doit être faite avec de grands ménagements pour ne pas fragmenter des corps cassants ni blesser la muqueuse. Si le malade n'a pas une grosse prostate, le *toucher rectal* permet de sentir le corps étranger dans l'urèthre postérieur, mais les renseignements ne sont pas aussi précis qu'au niveau de la région pénienne. On peut reconnaître cependant si un corps allongé, une sonde par exemple, a encore son extrémité dans le canal uréthral.

Chez la femme le *toucher vaginal* permet d'explorer très bien l'urèthre et d'y sentir le corps étranger.

Le *cathétérisme* explorateur doit être pratiqué avec la plus grande attention, afin de ne pas aggraver l'état du malade. Pour empêcher le corps étranger d'être refoulé par l'instrument, il faut appliquer un doigt sur l'urèthre en arrière du point qu'il occupe. Si le corps est offensif, les manœuvres devront être aussi courtes que possible. Du reste le cathétérisme est ici un moyen bien moins précieux que la palpation.

Quant aux sensations fournies par l'explorateur, elles varient depuis le contact et le choc métallique, s'il s'agit d'un objet de métal, jusqu'au frottement et au choc mal défini que l'on perçoit quand le corps étranger est une sonde de gomme, un haricot, un morceau de cuir ou d'étoffe.

Les lésions de l'urèthre produites par le corps étranger seront diagnostiquées surtout à l'aide des symptômes fonctionnels.

Quant aux *complications* : infection des voies urinaires inférieures, abcès urineux, infiltration d'urine, etc., les symptômes propres à ces affections permettront d'en faire le diagnostic.

Les antécédents, l'exploration de l'urèthre et les divers symptômes qui viennent d'être décrits, permettent en général de ne pas confondre un corps étranger récent avec un calcul de l'urèthre. Mais si le corps étranger séjourne longtemps dans le canal, il devient, comme je l'ai dit, le noyau d'un calcul et le diagnostic peut alors présenter les plus grandes difficultés. Il est vrai que le plus souvent une erreur de diagnostic n'a ici aucune importance, puisque le traitement est le même dans les deux cas.

Pronostic. — Le pronostic ne peut être formulé d'une manière générale; il varie trop avec le volume, la nature et le siège du corps étranger, avec la possibilité de son extraction par les voies naturelles ou la nécessité d'une opération sanglante, avec l'état antérieur des voies urinaires et les complications. C'est surtout l'infection des voies urinaires inférieures qui aggrave le pronostic. Cependant si l'on intervient de bonne heure, les graves accidents locaux et généraux sur lesquels les auteurs ont tant insisté peuvent être aujourd'hui évités, grâce à l'antisepsie directe des voies urinaires inférieures.

Traitement. — Dans tous les cas de corps étrangers de l'urèthre, il faut intervenir le plus vite et le plus simplement possible. *L'expulsion spontanée* est favorisée par les procédés indiqués en étudiant les calculs de l'urèthre. Amussat a surtout conseillé de pincer le méat pendant la miction, puis de l'ouvrir brusquement pour que l'urine, après avoir dilaté le canal, ce qui permet au corps étranger de se dégager, l'entraîne avec elle.

Si l'expulsion spontanée n'est pas obtenue et que le corps étranger ne soit pas offensif, on peut le repousser peu à peu et le faire sortir par le méat en pressant avec les doigts sur l'urèthre d'arrière en avant. Mais le plus souvent il faut recourir à des *manœuvres intra-uréthrales*.

La curette articulée de Leroy (d'Etiolles), et surtout les pinces spéciales de Mathieu et de Collin sont les instruments qui rendent le plus de services. Ils permettent très souvent d'extraire le corps étranger par le méat. J'ai employé plusieurs fois ces pinces avec succès.

Quand on échoue, il faut pratiquer l'extraction par *une voie artificielle*, méthode qui comprend deux procédés : la *ponction* et l'opération de la *boutonnière*. Ce dernier procédé a été déjà décrit en étudiant les calculs de l'urèthre. Je n'y reviens pas.

La *ponction* consiste, au périnée, à pousser l'aiguille ou l'épingle avec un doigt introduit dans le rectum et à refouler les téguments au-devant de la pointe, qui les perfore. Ce procédé réussit rarement dans cette région. Cependant Notta poussa ainsi dans un cas une aiguille de 58 millimètres avec son doigt armé d'un dé et introduit dans le rectum.

Lorsque les téguments sont perforés, on saisit avec des pinces l'aiguille ou l'épingle et on l'extrait facilement, à condition que le renflement qui constitue la tête de l'épingle ne soit pas trop considérable.

Au niveau de la région pénienne, le manuel opératoire consiste à couder la verge à angle droit après avoir fixé avec les doigts l'objet à extraire, dont on fait saillir la pointe à travers les téguments. Lorsqu'il s'agit d'une épingle double à cheveux, on transperce la peau avec les deux pointes, on redresse l'épingle au niveau de la courbure, on coupe une des branches le plus près possible de sa partie courbe et un mouvement de bascule la fait alors / facilement sortir.

Je ne parlerai pas d'un grand nombre de procédés plus ou moins ingénieux et plus ou moins heureux cités par les auteurs, parce qu'ils ont été créés le plus souvent par nécessité et faute de mieux. Je tiens cependant à dire un mot de l'extraction des *épis de blé ou autres graminées*. Avant de recourir à l'opération de la boutonnière, qui paraît être dans ces cas l'opération de choix (Reliquet), certains auteurs conseillent de faire dans le canal une large injection d'huile aseptique pour agglutiner les barbes et les glumes et de tenter ensuite l'extraction avec une pince appropriée. Si l'épi est encore saillant a l'extérieur, on recommande de le lier au ras du méat urinaire avec un fil très solide dont on passe les chefs dans une canule d'argent de moyenne grosseur, ouverte par les deux bouts et qui a été préalablement enduite d'huile en dedans et en dehors. Un aide soutient la verge sans trop la tendre. Alors le chirurgien tire modérément sur le fil avec la main gauche, tandis qu'avec la droite, il enfonce la canule dans l'urèthre de manière à rebrousser les barbes de l'épi. Quand celui-ci est renfermé tout entier dans la canule, on les retire tous les deux en même temps (Voillemier).

Chez la femme, la pince de Leroy (d'Etiolles) père rend de réels services (Reliquet) pour extraire les corps étrangers longs, rigides et assez gros.

Quel que soit le procédé employé pour extraire un corps étranger de l'urèthre, on se rappellera que les voies urinaires inférieures sont presque toujours infectées. Il faudra donc pratiquer l'antisepsie de ces cavités à l'aide des procédés qui ont été rappelés en étudiant le traitement des calculs de l'urèthre.

CHAPITRE IX

TUMEURS DE L'URÈTHRE

Les tumeurs de l'urèthre doivent être étudiées séparément chez l'homme et chez la femme.

Article 1ᵉʳ. — Tumeurs de l'urèthre chez l'homme.

Les vrais tumeurs de l'urèthre sont très rares chez l'homme. Le *cancer* de cet organe n'est pour ainsi dire jamais primitif ; l'urèthre est presque toujours envahi secondairement. Aussi a-t-on l'habitude de décrire cette affection en étudiant le cancer de la verge.

Je dirai ici un mot des *syphilomes* de l'urèthre, sur lesquels Veale a appelé l'attention en 1868. M. le professeur Fournier, en 1875, a cité trois cas de lésions syphilitiques tertiaires développées primitivement dans l'urèthre. Chez l'un de ses malades, l'urèthre présentait, dans la portion pénienne, une induration allongée en forme de cylindre cartilagineux.

En 1892 et en 1893, j'en ai observé deux cas. Chez le premier malade, le syphilome, du volume d'un gros pois, siégeait sur la paroi inférieure de l'urèthre et s'étendait sur la face latérale gauche. A ce niveau, la couronne du gland était un peu envahie. J'envoyai le malade à l'hôpital Saint-Louis, dans le service de M. Fournier. Il me revint avec le diagnostic : gomme de l'urèthre. J'avais déjà prescrit de l'iodure de potassium. J'augmentai notablement la dose et je pus ainsi éviter la perforation de la paroi uréthrale, qui, à un certain moment, avait paru presque inévitable.

Chez le second malade, le syphilome siégeait près du

méat. La guérison fut également obtenue à l'aide du traitement spécifique.

Il n'existerait qu'un seul cas de *polype* pédiculé signalé par M. Thompson entre la portion prostatique et la portion membraneuse du canal ; encore a-t-il été contesté et considéré par Pro et Voillemier comme un simple repli de la muqueuse. D'autres auteurs (Velpeau, Forget) admettent l'existence de polypes au niveau de la fosse naviculaire. Voillemier pense au contraire qu'il s'agit de simples *végétations*.

En étudiant l'anatomie pathologique des rétrécissements de l'urèthre, j'ai dit que les anciens auteurs avaient décrit sous le nom de *carnosités* ou de *caróncules* de petites végétations qui siègent parfois en arrière de la stricture uréthrale et que Mercier a comparées aux bourgeons charnus des plaies. Mais ce ne sont pas là les véritables *végétations* de l'urèthre que l'on observe chez l'homme. Celles-ci sont analogues aux végétations qui se développent sur le gland et le prépuce. On les rencontre habituellement dans la fosse naviculaire et chez des sujets dont le calibre de l'urèthre est normal. Elles se développent lentement dans l'intérieur du canal, où elles conservent une forme plutôt allongée, mais elles s'étalent rapidement dès qu'elles ont franchi le méat.

Le traitement, ajoutent les auteurs, consiste dans l'arrachement ou dans l'incision de la petite tumeur.

Bien que l'on ne décrive ordinairement que cette variété de végétations de l'urèthre chez l'homme, il en existe une seconde variété, beaucoup plus rare il est vrai, que j'ai observée une fois et dont je vais dire quelques mots, car le traitement est loin d'être aussi simple que dans la première variété.

Il s'agit de *végétations granuliformes*, sessiles, constituées par une demi-sphère assez semblable à la moitié d'un grain d'anis, mais souvent moins volumineuses. Leur surface est finement granulée, leur couleur d'un rose clair el leur consistance assez ferme. C'est une forme bien connue, que les auteurs ont signalées sur d'autres muqueuses, mais dont il paraît y avoir peu d'exemples probants au niveau des parties profondes de l'urèthre antérieur. Le cas de Mercier, cité par les auteurs comme un des exemples les plus remarquables de cette variété de végétations, est très discutable. « Il s'agissait d'un vieillard qui, après avoir eu des blennorrhagies suivies de rétention d'urine, était mort d'apoplexie. » Ces végétations, dit-on, avaient l'aspect « de bourgeons charnus d'une plaie régulière. » N'est-il pas probable qu'il s'agissait dans ce cas, de ces plaques granuleuses dont j'ai parlé en étudiant l'anatomie pathologique de l'uréthrite blennorrhagique? lésions bien différentes des végétations dont je m'occupe.

Chez le malade dont j'ai communiqué l'observation à l'Académie de Médecine, le 7 juillet 1891, observation qui a été publiée (1), il existait des végétations au niveau du méat et dans toute l'étendue de l'urèthre. Sur la muqueuse uréthrale, ces végétations, suivant l'expression du malade, avaient l'aspect du frai de poisson. Grâce à l'uréthroscope, on put constater qu'elles présentaient cet aspect dans toute l'étendue du canal. L'examen histologique, pratiqué par mon collègue Nicolle, dont la compétence en histologie est bien connue, avait montré que ces petites tumeurs, au niveau de l'urèthre profond, présentaient la structure d'un adénome.

Chez ce malade, les mictions étaient difficiles, mais la dysurie était un peu différente de celle que l'on observe

(1) *Chirurgie contemporaine des organes génito-urinaires,* février 1892.

dans les cas de rétrécissement de l'urèthre. ¡Elle présentait ces irrégularités parfois très accusées qui ont été notées par les auteurs dans les diverses variétés d'excroissances uréthrales.

Ces végétations saignaient facilement au moindre contact, symptôme qui a été considéré comme presque pathognomonique. Dans ces cas, le cathétérisme provoque souvent en effet une hémorrhagie assez abondante.

Le contact d'un instrument, même d'une sonde en caoutchouc, déterminait une sensation de brûlure très vive.

Les auteurs citent parmi les symptômes des végétations de l'urèthre un écoulement séreux, d'une couleur grise foncée, empesant fortement le linge, très souvent teinté de sang et parfois constitué en grande partie par ce liquide, qui s'extravase à la surface avec la plus grande facilité. Chez mon malade cet écoulement séreux existait, mais il était peu abondant.

Le *diagnostic* est aujourd'hui facile grâce à l'endoscopie uréthrale. C'est avec l'uréthroscope uréthral de Grünfeld que je pus faire chez mon malade un diagnostic complet et précis.

Le *traitement* est délicat. Pour les végétations qui siègent au niveau de la fosse naviculaire, il est le même que dans la première variété; mais il est difficile d'atteindre celles qui sont situées plus profondément. L'observation que je viens de rappeler montre qu'il faut se défier de l'acide chromique. L'électrolyse me paraît le procédé de choix. C'est elle qui permit à Mallez de détruire chez ce malade la plupart des végétations situées dans l'urèthre antérieur. C'est également en ayant recours à l'électrolyse que je pus en débarrasser l'urèthre postérieur ; mais il faut agir avec prudence, car il survient quelquefois pendant le traitement des uréthrorrhagies abondantes, qui cessent rapidement, il est vrai, si l'on emploie des injections très chaudes.

Article II. — Tumeurs de l'urèthre chez la femme.

Les tumeurs de l'urèthre sont assez fréquentes chez la femme. Les auteurs en ont décrit de nombreuses variétés, dont quelques-unes, il est vrai, |sont rares. Les *tumeurs malignes*, en dehors des tumeurs de voisinage qui envahissent l'urèthre par propagation, sont même fort rares. On a cependant observé sur le méat des *épithéliomes* ayant les mêmes caractères cliniques et la même évolution que dans toutes les autres régions et une tumeur *encéphaloïde* de onze livres, lobulée, coïncidant avec une dégénérescence analogue de l'utérus (Bayne de Banburg).

Parmi les tumeurs rares, on a encore signalé des *adénomes*, des *fibro-myomes*, des *kystes*. La variété hypertrophique de *l'esthiomène* de la vulve peut se manifester en premier lieu sur la bride du méat (A. Guérin).

Quant au *prolapsus* de la muqueuse uréthrale, c'est également une affection très rare. Certains auteurs contestent même la possibilité d'un prolapsus de la muqueuse uréthrale de la femme. Ils ne croient pas que l'adhérence de cette muqueuse avec la couche musculeuse sous-jacente en permette le déplacement ; ils pensent que les cas de prolapsus cités par les auteurs se rapportent à des tumeurs hypertrophiques ayant entraîné la muqueuse.

L'*hypertrophie* simple de la muqueuse uréthrale a été au contraire admise est décrite par les auteurs qui se sont occupés des tumeurs de l'urèthre chez la femme. Elle consiste en un épaississement ou une hypergenèse de tous les éléments de cette membrane, sans aucune espèce de dilatation du plexus veineux sous-muqueux. Elle porte principalement sur la paroi postérieure du canal. On en distingue (Garnier-Mouton) trois variétés : 1º l'hypertrophie du méat ; 2º l'hypertrophie du centre du canal ; 3º l'hypertrophie avoisinant le col vésical. Suivant certains auteurs, cette dernière variété serait la plus fréquente. D'autres au contraire ne décrivent guère que l'hypertrophie du méat.

Lorsque le travail hypertrophique s'étend sur toute la longueur du canal, celui-ci fait un relief appréciable à travers la paroi antérieure du vagin. Clarke lui a donné le nom « d'*épaississement du tissu cellulaire péri-uréthral.* » Mais cet envahissement du tissu cellulaire périuréthral, admis par quelques auteurs, est au contraire nié par la plupart, dans cette affection.

Au niveau du méat, il se forme un bourrelet, qui n'est pas toujours régulier. Au début, l'hypertrophie figure assez bien un croissant occupant la demi-circonférence postérieure du méat, mais l'hypertrophie de la muqueuse finit par envahir tout le pourtour de cet orifice. Quelquefois elle atteint sur un ou plusieurs points un développement plus considérable, d'où la formation de mamelons, qui parfois se pédiculisent.

La tumeur, souvent cachée dans l'intervalle des petites lèvres, peut devenir assez volumineuse et faire saillie entre elles sous forme d'un mamelon rouge vif, parfois recouvert de petites papilles. La muqueuse qui recouvre la tumeur est ferme, résistante et se continue sans aucune interruption, sans aucune différence de couleur, avec celle du canal (A. Guérin). Elle est parfois turgescente, surtout au moment des règles et pendant la grossesse. Par suite des frottements, l'épithélium peut se desquamer, la tumeur s'excorie et devient rouge, suintante et sensible.

Cette hypertrophie, loin de produire un rétrécissement de l'urèthre, s'accompagne en général, suivant les auteurs, d'une dilatation du méat telle qu'elle permet dans certains cas l'introduction de l'extrémité du petit doigt. D'autres auteurs ont cependant noté dans quelques cas une gêne de la miction.

Mais les différentes tumeurs qui viennent d'être énumérées ne présentent qu'un intérêt secondaire. Les tumeurs de l'urèthre les plus fréquentes chez la femme, celles qui intéressent tout particulièrement le clinicien, ce sont les tumeurs que Velpeau a réunies sous le nom de *polypes*, que d'autres auteurs ont considérées comme des *végétations* et qui comprennent en réalité trois variétés anatomo-pathologiques : des *tumeurs papillaires*, qui sont de véritables végétations ; des *tumeurs folliculeuses*, des *tumeurs vasculaires*.

Etiologie. — La cause de ces tumeurs est mal connue. Elles se rencontrent aux différents âges, mais surtout à l'âge adulte, pendant la période de la plus grande activité génitale de la femme. Toutes causes déterminant des phénomènes congestifs du côté du petit bassin et de l'urèthre, grossesse, excès de coït, métrite, tumeurs utérines et ovariennes, etc... prédisposent aux tumeurs vasculaires. Quant aux végétations, on a cru remarquer qu'elles se produisaient sous l'influence de toute cause pouvant irriter la muqueuse de l'urèthre, telle que la masturbation, les excès de coït, une vaginite, un chancre du canal (Voillemier).

Anatomie pathologique. — Les *tumeurs papillaires*, comme les végétations ordinaires, sont produites par une hypertrophie des papilles du derme et appartiennent à la classe des *papillomes*. M. Verneuil les range dans la classe des hypertrophies papillaires remarquable par le grand développement des vaisseaux.

Les *tumeurs folliculeuses* sont des tumeurs développées aux dépens des follicules de la muqueuse uréthrale, qui sont surtout abondants à la partie moyenne du canal. Ces follicules, entourés d'un tissu cellulaire assez lâche, refoulent d'abord, en augmentant de volume, les aréoles du tissu cellulaire, puis, à mesure que leur développement fait des progrès, ils repoussent les parois de l'urèthre, formant une tumeur qui tantôt se développe sur place, tantôt s'avance vers le méat offrant l'aspect d'un polype dont le pédicule s'effile et présente le volume d'une plume de corbeau (Dollez).

Giraldès, qui a démontré dans une de ces tumeurs l'hypergenèse des follicules mucipares, a pensé qu'il y avait d'abord rétention du mucus, puis hypergenèse des follicules et production d'une tumeur qui, d'abord logée dans la cavité du canal, finit par irriter la région papillaire.

Les *tumeurs vasculaires*, désignées par Hutchinson, puis par le professeur Alfred Richet sous le nom d'hé-morrhoïdes uréthrales et considérées par les professeurs Trélat et Verneuil comme des hypertrophies papillaires, ont été bien étudiées, en 1888, par mon collègue et ami Jondeau sous le nom de *tumeurs vasculaires polypoïdes du méat urinaire chez la femme*. Cet auteur a montré que la structure de ces tumeurs se rapproche beaucoup de celle des tumeurs érectiles. On avait déjà fait remarquer qu'il s'agit d'un épaississement partiel de la muqueuse accompagné d'un état variqueux des vaisseaux. Wedl, dans un examen microscopique, avait également décrit des ramifications vasculaires analogues aux vasa vorti-cosa de la choroïde. Il avait trouvé du sang épanché par places dans le parenchyme et, çà et là, des mouchetures d'une couleur brunâtre réunies en assez grande abondance. Jondeau a montré que pour bien étudier la structure de ces tumeurs il est nécessaire de les examiner d'abord au début de leur développement, puis lorsqu'elles ont atteint un certain volume (1). « Au début, dit-il, alors que ces tumeurs ont le volume d'un petit pois ou d'un haricot, on les trouve formées par une partie superficielle qui est la muqueuse uréthrale hypertrophiée, épaissie, et par une partie centrale constituée par un tissu semblable au tissu caverneux. Il semble qu'à ce moment, selon l'opinion d'Alphonse Guérin, ce soit une simple hypertrophie en masse du verumontanum et du tissu sous-muqueux. Aussi lorsqu'on enlève une de ces petites tumeurs gonflée, turgescente, elle se vide d'un coup et s'affaisse. Plus tard, lorsque la tumeur a atteint un plus grand volume, l'écoulement sanguin est très abondant et se fait rapidement, mais la tumeur conserve toujours sa forme et une certaine consistance due à la trame fibreuse. J'ai fait l'examen histologique de deux de ces tumeurs, présentant l'une le volume d'un petit œuf et l'autre le volume d'un grain de maïs. Voici le résultat de ces examens :

« Sur une coupe pratiquée à la base de la tumeur, c'est-à-dire au niveau de son point d'implantation, on trouve du tissu conjonctif adulte enchevêtré de fibres élastiques assez abondantes. Entre les mailles de ce tissu, les écartant, les dissociant en quelque sorte, on voit de gros vaisseaux dilatés qui ont conservé une paroi propre. Ils forment par leur réunion en certains points de véritables lacs sanguins. Sur une coupe suivant l'axe de la tumeur, tous ces vaisseaux paraissent coupés plus ou moins obliquement et même longitudinalement, ce qui démontre assez bien leur direction parallèle à l'axe du pédicule. Plus loin, dans le corps de la tumeur, au tissu conjonctif adulte a succédé du tissu embryonnaire caractérisé par de fines travées et des cellules conjonctives. Ici encore et jusqu'à la périphérie de la tumeur on aper-

(1) *Chirurgie contemporaine des organes génito-urinaires*, janvier 1892.

çoit des vaisseaux dilatés, bien que d'un volume moindre que dans le pédicule, et, ce qui prouve bien leur origine embryonnaire, ces vaisseaux n'ont pas de parois. Enfin, tout à fait à la périphérie de la tumeur, on trouve des papilles hypertrophiées et recouvertes d'un épithélium pavimenteux stratifié.

« Par cette description, on remarquera que ces tumeurs ont deux parties distinctes. Une partie superficielle, formée par l'hypertrophie de la muqueuse avec développement exagéré des papilles et une partie profonde, qui constitue la tumeur proprement dite. Cette partie centrale, comme on le voit, offre une vascularité énorme et possède une structure particulière qui la distingue des hémorrhoïdes et des papillomes pour la rapprocher des télangiectasies. Ce sont donc bien de véritables tumeurs vasculaires offrant à leur surface un aspect papillomateux. C'est ce qui nous a déterminé à leur donner le nom de tumeurs vasculaires polypoïdes. »

Les auteurs ont encore insisté sur la coexistence presque constante chez ces malades de bourrelets hémorrhoïdaux à l'anus.

Symptômes. — Ces diverses tumeurs amènent habituellement des troubles de la miction et des symptômes douloureux.

Les *troubles de la miction* sont fréquents; ils sont même constants lorsque la tumeur est volumineuse. Ils sont surtout caractérisés par de la dysurie et quelquefois par du ténesme. L'émission de l'urine n'est pas gênée seulement par une tumeur volumineuse, elle peut en effet l'être encore par une tumeur de petit volume qui détermine un spasme réflexe du sphincter uréthral et du sphincter vésical, d'où des mictions difficiles, fréquentes, une rétention d'urine incomplète et parfois complète.

Les urines sont souvent sanglantes, mais la quantité

de sang qu'elles contiennent est rarement considérable. Parfois cet écoulement sanguin ne se produit qu'après la marche ou après le coït.

Au bout d'un temps variable, les voies urinaires inférieures sont ordinairement infectées et l'on constate alors tous les symptômes de l'uréthro-cystite.

La *douleur* est très variable. Elle est souvent indépendante de la miction ; parfois elle ne semble même pas dépendre d'une affection de l'urèthre : ce sont des douleurs vagues irradiées aux aines, à l'hypogastre et qui surviennent surtout après la marche, les efforts et aux époques menstruelles. Cependant ces douleurs offrent le plus souvent un maximum au niveau de l'urèthre et sont exaspérées par le contact. Réveillées par le coït, elles peuvent rendre celui-ci impossible. Parfois la pression de l'urèthre contre le pubis avec le doigt introduit dans le vagin arrache des cris à la malade (Richet) et le cathétérisme ne peut être pratiqué sans anesthésie chloroformique (A. Guérin).

La *marche* est variable. Le début passe souvent inaperçu et certaines de ces tumeurs ne se traduisent pendant la vie par aucun phénomène particulier. On voit au contraire de petits papillomes causer parfois des douleurs intolérables. M. A. Guérin leur a donné le nom de *polypes douloureux*. En général, ces diverses tumeurs donnent lieu assez rapidement à une série de troubles tout à fait hors de proportion avec leur faible volume et leur bénignité anatomique. Ce sont en effet, au point de vue anatomo-pathologique, des tumeurs essentiellement bénignes. Néanmoins, si l'on n'intervenait pas, certaines de ces tumeurs pourraient très bien causer la mort par les troubles douloureux et fonctionnels qu'elles occasionnent.

Diagnostic. — Le diagnostic est habituellement facile. Les symptômes fonctionnels et un examen attentif de la région permettent en général de reconnaître immédiatement ces tumeurs. Cependant il est bon d'explorer l'urèthre avec un explorateur en gomme à boule un peu volumineuse, qui permet de constater la perméabilité du canal ou la présence d'un obstacle, de recueillir des renseignements sur la sensibilité de l'urèthre, sur son calibre. Du reste, si la tumeur siège près du col vésical c'est le cathétérisme qui fera reconnaître exactement le point qu'elle occupe. Le toucher vaginal donne des renseignements moins précis.

On sait que certains états douloureux de la vessie, de l'utérus ou de l'anus sont d'ordre réflexe, qu'ils sont dus à une petite tumeur de l'urèthre, qui parfois a été méconnue (Velpeau). Voillemier a fait remarquer que l'on peut éviter une erreur de ce genre en examinant attentivement la malade. Cependant quelques auteurs pensent que dans des cas exceptionnels la tumeur uréthrale ne peut être reconnue chez ces malades qu'après avoir pratiqué la dilatation forcée de l'urèthre. Emmet a même conseillé de recourir à une boutonnière uréthro-vaginale. Il me semble que c'est là une exagération. L'uréthroscopie, ajoutée aux procédés ordinaires d'exploration de l'urèthre, suffit aujourd'hui, même dans les cas complexes dont parlent ces auteurs, pour éviter une erreur de diagnostic.

Les tumeurs dont je m'occupe ne seront pas non plus confondues avec l'hypertrophie de la muqueuse uréthrale. Celle-ci ne perd pas alors ses caractères ; elle est lisse, peu sensible au toucher et elle présente une couleur rouge qui tranche sur le reste de la vulve. L'hypertrophie de la muqueuse gêne rarement la miction et elle ne cause ni douleur, ni chaleur, ni démangeaison. On a encore fait remarquer que cette hypertrophie forme habituellement une tumeur cylindrique, irréductible, percée en son centre d'un orifice.

Quant aux chancres et à l'épithélioma du méat, ils se manifestent par des ulcérations assez nettes pour qu'il soit inutile d'insister sur le diagnostic différentiel. Occupons-nous maintenant du *diagnostic des variétés* de tumeurs de l'urèthre réunies sous le nom de *polypes*.

Les *tumeurs papillaires* présentent habituellement au niveau du méat l'aspect ordinaire des végétations. Dans la plupart de ces cas, il existe en général des tumeurs semblables sur les parties voisines. Dans le canal et au début, on a fait remarquer qu'elles ressemblent assez aux granulations de certaines conjonctivites. M. A. Guérin en a décrit deux formes : l'une, indolente ; l'autre, douloureuse.

Dans le premier cas, ces tumeurs s'implantent sur le méat ou sur la partie la plus antérieure de l'urèthre. Ordinairement solitaires ou peu nombreuses, ce sont au début de petites éminences sessiles et rouges implantées sur la moitié inférieure du canal. Elles se généralisent en grossissant et finissent par sortir du canal sous forme d'une petite masse granuleuse, d'un rouge vif, humide, saignant avec la plus grande facilité. Leur volume en général n'atteint même pas celui d'une groseille, mais on en a vu plus volumineuses qu'un œuf de pigeon. Elles ne causent pas de douleur *aiguë*. C'est la forme la plus fréquente.

Dans la forme douloureuse, beaucoup plus rare, les tumeurs n'acquièrent qu'exceptionnellement de grandes dimensions ; leur vascularité est relativement peu prononcée. Leur excessive sensibilité constitue leur caractère pathognomonique. Le moindre contact y cause les douleurs les plus vives.

Il faut ajouter qu'entre ces deux formes existent des

« nuances intermédiaires nombreuses », que les tumeurs papillaires peuvent occuper toutes les parois de l'urèthre, mais qu'elles sont plus fréquentes au niveau du méat et dans la région voisine de cet orifice, que dans ce dernier cas elles apparaissent dès qu'on entr'ouvre les lèvres du méat, que parfois elles font même une légère saillie à l'extérieur, et qu'elles se présentent le plus souvent sous l'aspect de saillies multiples.

Huguier a insisté sur ce fait que dans le canal il n'y a souvent qu'un papillome, qui est implanté plus ou moins près du col de la vessie et presque toujours sur la paroi inférieure de l'urèthre. Il attribue ce siège de prédilection à l'hypertrophie fréquente de la petite crête raphéale dont Jarjavay a signalé la grande vascularité (Voillemier).

Les *tumeurs folliculaires* siègent ordinairement sur la paroi inférieure du canal. Le plus souvent uniques, elles atteignent un volume plus considérable que les tumeurs papillaires. Elles sont molles, rouges, rarement violacées et turgescentes. En général, ces tumeurs sont indolentes et elles ne se traduisent pendant la vie par aucun phénomène particulier. Le plus souvent c'est au hasard qu'on doit leur découverte. Elles diffèrent donc complétement des tumeurs papillaires au point de vue symptomatique, comme au point de vue anatomo-pathologique.

Les *tumeurs vasculaires* « ne se rencontrent qu'au niveau du méat, dit le Dr Jondeau. Elles en occupent toujours au début la partie inférieure et ce n'est qu'en se développant qu'elles envahissent les parties latérales. La partie supérieure est respectée et c'est à ce niveau que l'on retrouve l'orifice de l'urèthre dans les cas de tumeurs volumineuses.

« Ces tumeurs passent quelquefois inaperçues et peuvent ainsi atteindre un certain volume et dans ce cas n'attirer l'attention que par la gêne qu'elles occasionnent.

Mais le plus souvent il n'en est pas ainsi et dès le début elles provoquent des douleurs parfois si vives que la malade n'ose plus uriner, ni bouger. D'autres fois, ce sont des démangeaisons, des cuissons. Ces douleurs viennent parfois spontanément mais en général elles apparaissent et augmentent après la miction, la marche ou un attouchement quelconque. Elles s'irradient alors le plus souvent du côté de la vessie en donnant naissance à du ténesme vésical extrêmement douloureux, quelquefois du côté du rectum, des cuisses, de l'abdomen. Elles peuvent troubler le sommeil et causer ainsi une altération rapide de la santé. Par sa présence, la tumeur peut gêner la miction, mais sans amener pourtant de rétention véritable. Ces tumeurs saignent facilement, surtout lorsqu'elles sont volumineuses.

« A l'examen de la région, il suffit de découvrir le méat urinaire pour les voir. Au début, elles partagent la gouttière inférieure du canal en deux petites gouttières secondaires, mais bientôt elles perdent leur régularité, déforment l'orifice et même le cachent complétement. Leur développement est assez lent, mais elles n'ont aucune tendance à guérir spontanément. »

Ces tumeurs se montrent sous l'aspect de franges ou de végétations irrégulières, aplaties, bosselées, présentant de nombreux sillons. Elles sont tantôt d'un rouge gris, tantôt d'un rouge brun ou violacé, parfois d'un rouge vif. Tendues, rénitentes, elles deviennent turgides à l'époque des règles ou sous l'action d'un effort brusque ou prolongé. Le lacis veineux de la muqueuse uréthrale est fortement distendu et communique une couleur violacée à la couche qui la recouvre. Il en est ainsi parfois jusqu'au col de la vessie ; on sent alors par le toucher vaginal un cylindre spongieux qui du verumontanum remonte vers le cul-de-sac antérieur.

Le spasme du sphincter uréthral et du sphincter vésical serait presque constant (Alfred Richet).

Pronostic. — Toutes ces tumeurs, je le répète, sont des tumeurs bénignes, mais elles n'ont en général aucune tendance à guérir spontanément et elles peuvent causer parfois une altération rapide de la santé par la gêne qu'elles apportent à la miction, par l'infection des voies urinaires inférieures, qui les compliquent fréquemment, et surtout par les douleurs vives que déterminent certains papillomes et certaines tumeurs vasculaires.

Traitement. — L'ablation est le traitement de choix de ces tumeurs. On peut cependant guérir certaines petites tumeurs papillaires siégeant sur le méat à l'aide des moyens simples employés dans les cas de végétations des organes génitaux de l'homme, moyens dont j'ai pu apprécier autrefois toute la valeur pendant l'année que j'ai passée à l'hôpital du Midi, aujourd'hui hôpital Ricord.

L'ablation se fait avec des ciseaux, avec le bistouri ou avec l'anse galvanique. On a conseillé de combiner l'excision avec une dilatation modérée de l'urèthre, de manière à pouvoir explorer cet organe d'une façon complète. Tous les auteurs insistent également sur la nécessité d'éviter les grands délabrements pendant l'excision, parce qu'il pourrait se produire plus tard un rétrécissement cicatriciel du canal.

Le Dr Jondeau conseille de faire l'excision des tumeurs vasculaires profondément et de la faire suivre d'une cautérisation au fer rouge pour éviter plus sûrement la récidive.

Si l'on pratique l'hémostasie suivant les préceptes formulés par mon maître M. Péan, l'hémorrhagie, si redoutée par les anciens chirurgiens, Guersant entre autres, n'est aujourd'hui nullement à craindre pendant ou après l'ablation de ces tumeurs de l'urèthre.

Comme il y a fréquemment de la rétention d'urine après ces opérations, il faut avoir soin de pratiquer le cathétérisme aussi souvent qu'il est nécessaire, mais en prenant les précautions antiseptiques les plus rigoureuses. Du reste, les voies urinaires inférieures doivent être désinfectées avant l'intervention s'il existe de l'uréthro-cystite.

Enfin, il est bon de surveiller la cicatrisation, pour éviter tout rétrécissement du méat, surtout après l'ablation des tumeurs vasculaires.

CHAPITRE X

VICES DE CONFORMATION DE L'URÈTHRE

Les vices de conformation de l'urèthre doivent être étudiés séparément chez l'homme et chez la femme.

Article Ier. — Vices de conformation de l'urèthre chez l'homme.

Les vices de conformation de l'urèthre présentent chez l'homme de nombreuses variétés, la plupart fort intéressantes au point de vue de la tératologie, quelques-unes très intéressantes également au point de vue chirurgicale.

L'*étiologie* en est fort obscure ; cependant l'hérédité parait jouer un certain rôle. Elle a été notée dans plusieurs observations.

Les principales malformations de l'urèthre reconnaissent pour *cause* des arrêts de développements. Pour en comprendre la *pathogénie*, il est donc indispensable de se rappeler le développement normal de cet organe. Malheu-

reusement il existe encore quelques lacunes dans ce chapitre de l'embryologie. Néanmoins on peut dire qu'aujourd'hui les faits principaux sont bien connus. On sait
que l'urèthre postérieur et la région sphinctérienne, c'est-
à-dire les portions prostatique et membraneuse du canal,
sont représentées chez l'embryon par le *sinus uro-génital*,
qui lui-même constitue d'abord la partie la plus antérieure
du cloaque. Plus tard, un *cloisonnement* divise le cloaque
en deux et isole ainsi le tube intestinal du sinus uro-génital.

L'urèthre antérieur au contraire est une dépendance de
l'ectoderme. Vers la sixième semaine, apparaît, au-dessus de l'orifice uro-génital et le surplombant, le tubercule
génital, rudiment ectodermique du pénis. Ce tubercule se
creuse ensuite sur la face inférieure d'une gouttière, la
gouttière génitale, dont les lèvres s'écartent en arrière, de
manière à circonscrire l'orifice uro-génital. Les bords de
cette gouttière tendent plus tard à se rapprocher et à se
souder sur la ligne médiane, en commençant par la partie
la plus éloignée du gland, de sorte que le sinus uro-génital
(portion sphinctérienne et portion prostatique) vient se
continuer directement avec le canal pénien, dérivé de la
gouttière génitale.

Quant à la formation du méat, du gland et de la fosse
naviculaire, voici comment elle aurait lieu (Tourneux,
Voituriez). Suivant ces auteurs, au niveau de la portion
balanique, l'urèthre est primitivement représenté par un
bourgeon lamellaire plein, médian et vertical, qui s'étend
sur toute la face inférieure du gland. Cette lame épithéliale, s'enfonçant comme un coin dans le tissu mésodermique du gland, ne résulterait pas d'un prolongement
antérieur de la gouttière uréthrale (portion spongieuse),
bien qu'elle se trouve en continuité, par son extrémité inférieure ou postérieure, avec les parois de cette gouttière;

elle se développerait à la fois dans toute la hauteur du gland et dériverait manifestement de l'épithélium qui en tapisse la surface.

En même temps que l'épithélium qui recouvre la face inférieure du gland donne naissance profondément à cette *lame épithéliale*, il bourgeonne au dehors et ne tarde pas à constituer une sorte de crête longitudinale répondant exactement au trajet de la lame. C'est à la surface de cette saillie épithéliale que la gouttière uréthrale se creuse progressivement un sillon, de la base jusqu'au sommet du gland. Ce sillon se convertit ensuite en un canal par soudure de ses deux bords sur la ligne médiane. Ce n'est que plus tard que les deux crêtes mésodermiques, qui bordent la *lame épithéliale*, se prolongent en bas et viennent circonscrire le canal de l'urèthre, qui se trouve ainsi enveloppé de toutes parts par le tissu mésodermique avec la lame épithéliale attenant à sa paroi supérieure. Plus tard encore, la cavité du canal de l'urèthre (portion balanique) envahira la lame épithéliale et prendra sa forme caractéristique de fissure verticale.

Au point de vue de l'embryologie, l'urèthre se divise donc en trois segments (Voituriez) :

1° La portion prostato-membraneuse (sinus uro-génital);

2° La portion bulbo-spongieuse (gouttière génitale);

3° La portion balanique, résultant d'une formation épithéliale distincte.

Ces auteurs ont fait remarquer que c'est là une particularité importante au point de vue tératologique. Puisque le développement de la lame épithéliale balanique n'est pas forcément rattaché à celui de la gouttière uréthrale, ces deux formations peuvent rester distinctes. Dans ce cas le gland sera traversé par un canal ouvert ou non à son sommet, mais séparé de la portion spongieuse par une cloison, d'épaisseur variable. La lame balanique pourra même ne se constituer qu'à l'extrémité du gland, qui présentera alors une dépression plus ou moins profonde, mais ne communiquant pas avec l'extrémité antérieure du canal uréthral proprement dit.

Quoi qu'il en soit, on rencontre bien plus souvent des anomalies de la région balanique du canal que de l'urèthre postérieur, ce qui vérifie la loi de Coste, que l'on a ainsi formulée : *Les organes sont d'autant plus frappés d'arrêt de développement que leur formation est plus tardive.*

Etudions maintenant les diverses malformations de l'urèthre chez l'homme. Occupons-nous d'abord des *imperforations*, qui peuvent être *complètes* ou *incomplètes*.

Dans le groupe des imperforations complètes, on a placé les occlusions, les cloisonnements et l'absence de l'urèthre.

Les *occlusions* ont pour siège de prédilection le méat urinaire. Le méat est bien dessiné, mais ses lèvres sont accolées, ou bien un stylet peut y être introduit, mais celui-ci est brusquement arrêté à la distance de quelques millimètres et tombe dans un cul-de-sac. Dans un cas publié par Voillemier, la muqueuse du gland se continuait avec le méat sans présenter « ni cicatrice, ni dépression, rien, en un mot, qui ne pût indiquer l'orifice de l'urèthre.... Cette membrane était si mince et si peu tendue que chaque effort de l'enfant pour uriner la faisait bomber et semblait prêt à la rompre. »

Parfois il n'existe pas trace de canal dans toute l'étendue du gland (Witehead), mais le reste de l'urèthre est normal. C'est une imperforation du gland.

Dans ce dernier cas, la malformation est due à ce que le bourgeon épithélial lamellaire qui pénètre dans l'intérieur du gland ne s'est pas creusé intérieurement, de façon à constituer le premier segment du canal (Voituriez). Dans le premier cas, l'urèthre balanique s'est creusé intérieurement, mais le travail est resté inachevé, d'où l'imperforation du méat.

Les *cloisonnements* de l'urèthre peuvent exister au niveau de la base du gland, de la région membraneuse et de l'urèthre postérieur. Dans le cas de Zohrer, il y avait une triple occlusion au niveau du méat, à la base du gland et à la région membraneuse de l'urèthre, et perméabilité de l'ouraque. Les arrêts de développement étaient donc multiples dans ce cas. Pour expliquer la cloison de la région membraneuse, on a fait remarquer que l'on pouvait admettre que le cloaque ne s'était ouvert à l'extérieur que dans la portion anale, qu'il était demeuré imperforé dans sa partie génitale.

Ces cloisons sont habituellement constituées par des diaphragmes muqueux ; mais on a trouvé l'urèthre postérieur transformé en un cordon plein. Dans le cas de Fearn, il y avait en même temps imperforation de l'anus. L'arrêt de développement avait porté ici sur toute l'étendue du cloaque, qui était fermé. Néanmoins le cloisonnement normal transversal s'était effectué et avait isolé le rectum de l'urèthre, comme chez les individus bien conformés.

Ces cas de cloisonnement de l'urèthre, uniques ou multiples, sont peu nombreux. On n'en connaîtrait que cinq ou six.

L'absence de l'urèthre, qui est très rare, peut être complète ou incomplète. Parfois c'est l'urèthre antérieur qui manque. Le pénis est formé de tissu compact. Dans ces cas, il n'y a pas eu de gouttière génitale.

Dans d'autres cas, l'urèthre antérieur est transformé en un cordon plein. Enfin l'urèthre et le pénis peuvent manquer. Dans le cas de Goschler, on voyait au-devant de l'anus un orifice qui livrait passage à l'urine et au-devant de lui un bourgeon charnu, vestige du pénis. Ici l'arrêt de développement est manifeste.

L'absence complète de l'urèthre est excessivement rare. Dans le cas de Richardson, cité par Chopart, peut-être le seul que l'on connaisse, il n'y avait pas de pénis, le sujet urinait par l'anus, les orifices des uretères et des spermiductes se trouvaient dans le rectum. Il s'agissait d'une véritable persistance du cloaque.

Voilà pour les *imperforations complètes*. Les *imperforations incomplètes* constituent de véritables *rétrécissements congénitaux*. Elles ont également pour siège de prédilection le méat urinaire.

L'étroitesse congénitale du méat est un vice de conformation assez commun. Chez les enfants nouveau-nés, le méat est parfois réduit à un orifice si étroit qu'il ne permet pas l'introduction d'un stylet très petit.

Civiale a cité plusieurs cas dans lesquels l'orifice extérieur de l'urèthre était partagé en deux par une bride horizontale très mince. Parfois l'urine coule par les deux ouvertures, l'une supérieure et l'autre inférieure, dit-il, mais « dans le plus grand nombre des cas, cette espèce d'éperon adhère à la face supérieure du canal, à quelques millimètres du méat, et c'est par l'orifice inférieur que l'urine coule, tandis que le supérieur se termine en cul-de-sac. Cette disposition est congénitale dans beaucoup de cas. »

J'ai observé deux cas analogues. Dans l'un, la malformation était congénitale : l'orifice supérieur se terminait en cul-de-sac ; dans l'autre, les deux orifices donnaient passage à l'urine et la bride horizontale s'était formée pendant l'évolution d'une blennorrhagie intense traitée par les moyens médicaux.

On a vu encore d'autres anomalies : méat en 8 de chiffre (Jarjavay) ; méat à 4 lèvres (Malgaigne); duplicité du méat. Toutes ces malformations peuvent s'expliquer par le double processus formatif de la région balanique du canal sur lequel a insisté le Dr Voituriez.

Les *rétrécissements congénitaux proprement dits*, c'est-à-dire ceux qui siègent plus ou moins loin du méat, sont très rares. M. Guyon en a admis deux variétés : les rétrécissements cylindriques et annulaires (Philips et Syme) et les rétrécissements valvulaires (Velpeau, Jarjavay, Godard).

Voillemier au contraire en nie presque l'existence : « Si l'analogie, dit-il, permet de les admettre comme un degré des oblitérations complétes, si quelques faits d'anatomie pathologique viennent encore à l'appui de cette opinion, il faut convenir que leur existence n'a pas été parfaitement démontrée. » Il montre en effet que les cas de Philips et de Syme, cités par M. Guyon, ne prouvent rien. Quant aux rétrécissements valvulaires congénitaux cités par le chirurgien de Necker, Voillemier fait remarquer que dans ces cas la miction n'était pas gênée. « Dire, par l'examen de la disposition de la valvule, que celle-ci *devait* empêcher l'urine de sortir de la vessie, ce n'est pas apporter une preuve bien concluante, ajoute-t-il. M. Guyon, après avoir cité plusieurs auteurs qui, en faisant des autopsies, ont rencontré des valvules de l'urèthre, a soin d'ajouter que ces observateurs n'ont noté aucun trouble dans les fonctions ou dans la forme du canal. Le même fait s'est présenté pour un malade sur lequel M. Jarjavay a trouvé une valvule circulaire. tout à fait semblable à un iris, quoique sa petite circonférence n'eut que trois millimètres. »

Voillemier explique cette particularité en faisant remarquer que ces valvules n'occupent qu'une portion de la circonférence de l'urèthre, que leur bord libre concave est presque toujours dirigé en avant et il ajoute. « Alors même qu'elles affectent une disposition inverse, elles sont si mobiles et si extensibles qu'elles doivent céder devant le flot des urines. Il ne faut pas oublier combien les parois du canal sont dilatables quand son tissu spongieux n'est pas enflammé. Je possède plusieurs urèthres sur lesquels on voit des replis muqueux très développés; j'ai trouvé ces pièces en faisant l'autopsie de malades qui n'avaient jamais accusé la moindre difficulté dans l'émission des urines. »

Les *fistules congénitales de l'urèthre* sont très rares. Dans certains cas observés (Marjolin, Tarnier, Duret), l'urèthre était normal et la fistule faisait communiquer l'urèthre postérieur avec le rectum. Il y avait en même temps imperforation de l'anus.

Cette variété d'anomalies s'explique de la façon suivante. Le cloisonnement transversal du cloaque était resté incomplet; de plus, le cloaque ne s'était ouvert qu'en avant, il était demeuré fermé dans sa partie anale.

Certains auteurs ont désigné cette malformation sous le nom *d'embouchure anormale du rectum dans l'urèthre*.

Dans d'autres cas, très rares, il s'agit d'une fistule congénitale uréthro-cutanée; le canal existe en avant de cette fistule comme en arrière. Voillemier raconte que chez un malade observé par Marestin il existait au périnée une fistule congénitale par laquelle sortaient l'urine et le sperme; l'urèthre était normal jusqu'à l'extrémité du gland, mais le méat « était fermé par une membrane épaisse comme une pièce de *vingt-quatre sous*. » Cette fistule périnéale était due à ce que la gouttière génitale ne s'était pas fermée dans ce point, à ce que les deux portions de l'urèthre ne s'étaient pas soudées complétement.

Voillemier cite encore le fait suivant, qu'il a emprunté à Blandin. L'urèthre était normal jusqu'à la base du gland. Le pénis et le gland avaient « les dimensions et la forme normales, le méat urinaire existait au bout du gland et laissait passer librement une sonde jusque dans la vessie, mais au-delà de la base du gland existait une fente de la largeur d'un centime environ. Cette lésion congénitale s'offrait, par conséquent, dans les conditions d'une fistule pénienne accidentelle. »

Ici la malformation était due à ce que la plus grande partie de la gouttière génitale correspondant au gland était demeurée ouverte.

Les auteurs décrivent habituellement, à tort, cette forme de fistules congénitales de l'urèthre avec l'hypospadias.

L'*hypospadias* et l'*épispadias* constituent le groupe des anomalies de l'urèthre désigné sous le nom de *fissures*. Ce sont les deux gros vices de conformation du canal, ceux qui intéressent tout particulièrement le chirurgien.

L'*hypospadias* est un vice de conformation caractérisé, disent les auteurs, par l'absence ou la division de la paroi inférieure de l'urèthre, de telle sorte que ce canal s'ouvre à la face inférieure du pénis, à une distance variable de l'extrémité du gland.

Il faut ajouter qu'en avant de cet orifice, tantôt l'urèthre est oblitéré dans une étendue plus ou moins grande, tantôt il n'existe pas, ou plutôt il n'en reste que la paroi supérieure, qui s'étend sous la forme d'une rigole jusqu'à l'extrémité du gland (Voillemier). Si l'urèthre présentait ses caractères normaux en avant de la solution de continuité, il s'agirait simplement d'une fistule congénitale.

L'hypospadias est fréquent. On le rencontrerait une fois sur trois cents individus (Bouisson).

L'urèthre n'est jamais divisé en arrière de la portion membraneuse ; cette région du canal est toujours intacte, dit M. Reliquet. C'est une erreur. Je viens d'en rappeler une observation ; mais l'anomalie, il est vrai, n'est pas désignée sous le nom d'hypospadias, comme on l'a vu. Cette dénomination est réservée à l'absence ou à la division de la paroi inférieure du canal au niveau de l'urèthre antérieur, d'où la division en *hypospadias périnéo-scrotal, péno-scrotal, pénien, balanique*, suivant le siège précis de la fissure.

L'hypospadias est dû à ce que la gouttière génitale ne s'est pas fermée dans toute son étendue, mais persiste partiellement.

Dans l'*hypospadias balanique*, la portion de la gouttière correspondant au gland est demeurée ouverte. Il en existe plusieurs formes. Le pénis et le scrotum sont habituellement bien développés, mais il existe d'ordinaire une courbure légère de la verge, à sa partie antérieure, et le prépuce, épais, comme ramassé en arrière, ne recouvre que la face dorsale du gland, à la manière du prépuce du clitoris ; parfois même il manque complétement. Le gland est aplati, étalé, recourbé à sa pointe (Duplay). Le canal de l'urèthre s'ouvre à la base même du gland ; à ce canal fait suite une fissure verticale s'étendant de la base au sommet du gland et ouverte inférieurement. Il n'existe pas de frein. Quant à l'ouverture de l'urèthre, elle est souvent masquée par la peau de la verge, qui forme à ce niveau une sorte de valvule. Cette ouverture, arrondie ou transversale, est parfois si petite qu'elle se laisse à peine traverser par le plus fin stylet.

Dans d'autres cas, le méat existe, le gland est normalement conformé, mais l'urèthre balanique manque, le canal s'arrête à la base même du gland, où il se termine en cul-de-sac. Seulement sa face inférieure est percée à la base du gland, au niveau du frein, d'un orifice puncti-forme par lequel se fait la miction (Duret).

Il y a ici un arrêt de développement qui a porté sur le segment le plus antérieur du canal. L'invagination ecto-dermique qui lui donne naissance sous forme d'un bour-geon lamellaire vertical s'est produite, puisque le méat existe, mais il ne s'est pas creusé intérieurement et ne s'est pas abouché avec l'urèthre spongieux. En outre, la gouttière génitale est restée ouverte en un point; de là, l'orifice anormal (Voituriez).

On a encore observé la forme suivante. L'extrémité du gland est percée d'un orifice représentant le méat et dans lequel on peut introduire une bougie n° 12, qui pénètre de six millimètres seulement. A quelques millimètres au-dessous du méat, au point où existe normalement le frein, se trouve l'ouverture anormale de l'urèthre. Le canal, à ce niveau, est taillé en biseau aux dépens de sa face inférieure. Le calibre du canal est normal et permet l'introduction de sondes volumineuses.

Dans ce cas, la gouttière génitale est restée largement ouverte à son extrémité antérieure, d'où un hypospadias type ; mais le méat existe à sa place normale et se continue par un canal relativement long. Le Dr Voituriez considère ce fait comme démontrant l'indépendance de la formation de l'urèthre spongieux et de l'urèthre balanique.

Parfois il existe à la face supérieure de la fissure un diverticule, qui a été considéré comme n'étant autre que la valvule de A. Guérin, qui serait déjà représentée chez l'embryon par une dépression remarquable de la muqueuse de la paroi supérieure du canal balanique.

Comme complications de l'hypospadias balanique, on a cité la *torsion de la verge*, qui est telle parfois que le trajet uréthral est absolument spiroïde (Verneuil) ; la *verge palmée*, malformation constituée par un prolongement du scrotum sous forme de repli triangulaire qui vient se terminer près du gland et qui tient la verge coudée en arrière ; la *bifidité* du gland, du prépuce ou du scrotum, qui prend l'apparence *vulviforme* (Duplay).

Dans l'*hypospadias pénien*, la gouttière génitale s'est

refermée dans une certaine étendue du pénis, mais non dans sa totalité. L'ouverture anormale peut occuper tous les points de la face inférieure de la verge compris entre l'angle péno-scrotal et la base du gland, mais elle siège surtout à une petite distance de la base du gland et à la partie moyenne de la verge. Cet orifice, tantôt normal, tantôt très étroit, de forme généralement oblongue, avec un grand diamètre antéro-postérieur, est entouré par un rebord cutanéo-muqueux ordinairement très mince. En avant, le canal fait presque toujours défaut; parfois la paroi supérieure seule persiste sous forme d'une gouttière limitée par deux lèvres érectiles plus ou moins saillantes; dans d'autres cas, cette paroi est transformée en une sorte de bride courte, résistante, tendue entre la base du gland et l'ouverture hypospadienne. La verge présente en même temps une courbure surtout prononcée pendant l'érection et qui ne tient pas seulement à la bride qui vient d'être citée, mais encore, comme l'ont montré J.-L. Petit et Bouisson, à un arrêt de développement des tissus fibreux qui entrent dans la composition des corps caverneux et à une rétraction de ces tissus (Duplay).

Dans l'*hypospadias péno-scrotal*, les bourses sont réunies, la portion périnéale de la gouttière génitale s'est fermée, mais la portion pénienne est restée ouverte et l'orifice uréthral occupe *l'angle péno-scrotal*. Les autres particularités sont les mêmes que dans la variété précédente. La verge est toujours fortement incurvée par en bas, comme coudée (Bouisson).

Dans l'*hypospadias périnéo-scrotal*, le sinus uro-génital s'ouvre directement au périnée; les deux bourses sont séparées et situées de chaque côté de l'orifice; le pénis imperforé surplombe; il est généralement très peu développé et fortement courbé en bas; le tout ressemble beaucoup aux organes génitaux femelles.

L'urèthre s'ouvre au fond de l'infundibulum que représente la fente scrotale et s'y présente sous la forme d'une
petite fente allongée verticalement et bordée par deux
replis cutanéo-muqueux qui se prolongent et se réunissent en arrière en circonscrivant une dépression plus ou
moins profonde, qui rappelle jusqu'à un certain point l'entrée du vagin. Les testicules sont parfois bien conformés,
mais souvent ils restent plus petits, plus mous qu'à l'état
normal. Dans certains cas, leur migration à travers le
canal inguinal est incomplète ou tout à fait nulle et les
deux poches restées vides présentent avec les grandes
lèvres de la femme une similitude presque parfaite. Dans
certains de ces cas, la conformation de l'appareil sexuel
présente avec celle du type féminin une ressemblance
telle que l'on s'explique les erreurs commises sur le sexe
des individus observés (Duplay).

L'*épispadias* est un vice de conformation de l'urèthre
caractérisé par la division ou l'absence de la paroi supérieure de ce canal dans une plus ou moins grande étendue.

L'épispadias est beaucoup plus rare que l'hypospadias.

La paroi supérieure du canal est toujours divisée à
partir de l'extrémité du gland, mais la fissure se prolonge plus ou moins loin en arrière. Presque toujours elle
s'étend jusqu'au devant du pubis. Cependant on en admet
trois variétés : 1° l'*épispadias balanique* ; 2° l'*épispadias
spongo-balanique* ; 3° l'*épispadias complet*.

Dans l'*épispadias balanique*, variété fort rare, la face
supérieure ou dorsale du gland est divisée sur la plus
grande partie de sa longueur. On y observe une gouttière
médiane, large et profonde, qui se continue en arrière,
par une sorte d'infundibulum, avec la portion spongieuse
de ce canal. Au fond de cette gouttière existent un sillon
médian et deux sillons latéraux. Sur le prolongement du
sillon médian, se trouve le filet, dont l'insertion se fait
beaucoup plus en avant qu'à l'état normal.　　　20

Le pénis est court, volumineux, comme étalé.

Dans l'*épispadias spongo-balanique*, la division occupe le gland tout entier et une portion plus ou moins étendue de la région spongieuse.

Dans l'*épispadias complet*, la division s'étend à la portion spongieuse tout entière, depuis l'extrémité du gland jusqu'au pubis. La verge présente alors une malformation des plus prononcées. Elle est courte, recourbée et rétractée en haut et en arrière, de telle sorte que la face supérieure se trouve en contact avec la paroi abdominale. Il existe presque toujours une certaine torsion de la verge. Le prépuce est triangulaire ; bien que réduit à sa moitié inférieure, il est épais, exubérant.

Lorsqu'on abaisse fortement la verge, on aperçoit une gouttière plus ou moins profonde qui commence au gland et se termine profondément sous l'arcade pubienne. Il existe à ce niveau une sorte d'infundibulum formé en haut par la peau de la paroi abdominale, qui s'enfonce sous le pubis en prenant peu à peu les apparences d'une muqueuse, et par la gouttière uréthrale en bas. Cet infundibulum conduit à l'orifice de sortie des urines, limité inférieurement par la portion la plus reculée de la gouttière uréthrale et en haut par un repli cutanéo-muqueux, en forme de croissant à concavité inférieure, se continuant par ses extrémités avec la peau qui revêt les parties latérales de la verge et la muqueuse de la portion membraneuse de l'urèthre.

Les corps caverneux, parfois écartés à leur partie supérieure et souvent atrophiés, sont réunis sur la ligne médiane, surtout à leur face inférieure, lorsqu'ils sont bien conformés. On ne trouve aucune trace d'urèthre à leur face inférieure.

Parmi les *complications*, qui sont fréquentes, il faut citer : une hernie, l'atrophie d'un ou des deux testicules, la cryptorchidie, l'exstrophie de la vessie. On sait d'autre part que cette dernière malformation s'accompagne toujours d'épispadias, tandis que l'épispadias peut exister avec un état normal du réservoir urinaire.

L'écartement du pubis est assez fréquent dans l'épispadias. Dans ces cas, le sphincter uréthral fonctionne mal et l'incontinence d'urine est presque constante et incurable (Duplay).

Diverses opinions ont été émises par les auteurs au sujet de la pathogénie de l'épispadias. Ce vice de conformation ne paraît pas uniquement dû à un arrêt de développement et se rattache à un inversion de l'urèthre (Voituriez). Pour Dolbeau, les bourgeons génitaux externes supérieurs de Coste, au lieu de se réunir par en haut, pour former la gouttière génitale, se soudent par en bas. Si les bords de la gouttière qu'ils forment ainsi se réunissent, il y a inversion de l'urèthre ; s'ils restent écartés, il y a épispadias.

Passavant, disséquant des verges d'épispades, a constaté que les rapports des organes érectiles étaient en effet changés, que la gouttière uréthrale supérieure, doublée de tissus spongieux, était en rapport *en bas* avec les deux corps caverneux séparés par une simple masse fibreuse.

Les *poches urineuses congénitales* sont très rares. On n'en connaît que deux cas, l'un du Dr Anger, l'autre du Dr Hendriksz (d'Amsterdam), communiqués à M. Guyon. Dans ces deux cas, la poche siégeait au-dessous de la verge et dans sa partie antérieure. Il n'y avait pas d'obstacle au cours de l'urine. Rien ne s'opposait à la sortie des urines, dit Voillemier, qui ne croit pas qu'il s'agisse là d'une dilatation de l'urèthre. « Ces prétendues dilatation du canal, dit-il, ne sont qu'un vice de conformation très rapproché de l'hypospadias. L'arrêt de développement a porté sur la paroi inférieure de l'urèthre, mais les téguments ont été épargnés, autrement on aurait eu un hypospadias complet. »

L'embouchure anormale du méat offre quelques variétés intéressantes. Guillon a présenté, en 1843, à l'Académie des sciences un sujet sur lequel le méat urinaire s'ouvrait à l'extrémité d'une sorte de poche, à parois assez minces, placée sur le côté droit du gland. Le jet d'urine décrivait un angle presque droit avec le pénis et se divisait comme l'eau qui sort d'une pomme d'arrosoir.

L'urèthre peut encore s'ouvrir à la partie supérieure du gland (Malgaigne) ou sur les côtés de cet organe.

L'embouchure anormale des uretères dans l'urèthre, extrêmement rare, s'accompagnerait toujours d'une absence plus ou moins complète de la vessie.

La *duplicité de l'urèthre*, c'est-à-dire la division par bifurcation ou cloisonnement d'un organe unique et médian n'aurait jamais été observée. Cette malformation paraît du reste contraire aux données embryologiques les mieux établies (Voituriez).

Les *canaux accessoires de l'urèthre* sont au contraire admis par tous les auteurs qui se sont occupés de cette question de tératologie. Les cas d'urèthre double que certains auteurs auraient observés ne sont que des exemples de canal accessoire, canal longitudinal parallèle à la portion spongieuse de l'urèthre, ordinairement sous-cutané, se terminant en cul-de-sac ou représentant l'ectopie d'un canal excréteur. Le Dr Lejars, chirurgien des hôpitaux, professeur agrégé à la Faculté, les a classés de la façon suivante :

1° Canal accessoire proprement dit ;

2° Ectopie de l'extrémité inférieure du rectum ;

3° Ectopie des canaux éjaculateurs ;

4° Ectopie des conduits excréteurs de la prostate.

Le vrai canal accessoire, variété d'épispadias constituée par l'adossement incomplet des deux bourgeons caverneux (Lejars), part du gland (Perkowsky) ou près de
la couronne, sur le milieu de la face dorsale (Lejars) et se
termine en cul-de-sac au niveau du ligament suspenseur
de la verge ou en arrière de l'arcade pubienne. Il n'a aucune communication avec l'urèthre.

L'ectopie rectale n'est qu'un cas particulier des abouchements anormaux de l'intestin. On a vu le canal anormal, très superficiel, sous-jacent à l'urèthre vrai, parallèle
au raphé de la verge et des bourses, traverser le périnée
pour s'aboucher dans le rectum, qui n'avait pas d'ouverture anale (Monod).

Le cas *d'ectopie des conduits éjaculateurs* le plus célèbre est celui cité par Cruveilhier. L'orifice anormal était
situé près de la couronne du gland. Cet orifice « conduisait dans un canal à parois fort minces qui parcourait la
face dorsale de la verge jusqu'au ligament suspenseur.
Là, il s'introduisait entre les corps caverneux et l'arcade
du pubis, pour pénétrer dans la cavité pelvienne, où il se
bifurquait immédiatement, chaque branche de bifurcation
entourant les côtés de la prostate. »

Dans *l'ectopie des conduits excréteurs de la prostate*,
dont M. Verneuil a étudié plusieurs cas, l'orifice est situé
tantôt à la racine de la verge, tantôt au-dessus du méat
normal (Picardat). Il laisse écouler un liquide filant, limpide, après l'éjaculation.

Enfin il existe des cas de *verge double*, avec *deux
urèthres*. Le musée de Mallez contient une pièce qui en
représente un exemple remarquable. Les deux pénis, parfaitement conformés, ne sont réunis qu'à leur base, au
niveau du ligament suspenseur. Chez cet individu, les
deux urèthres fonctionnaient simultanément.

Symptômes. — Dans les cas *d'imperforations com*-

plètes, il y a rétention d'urine et l'enfant succombe rapidement si l'on n'intervient pas. Mais il peut exister en même temps des orifices de dérivation : fistule congénitale uréthro-rectale ou vésico-rectale; ou bien l'ouraque est resté perméable. La vie est alors possible; mais l'anus doit être perforé dans les premiers cas.

Lorsque *l'imperforation* est *incomplète*, on constate les symptômes ordinaires des rétrécissements de l'urèthre. Suivant M. Thompson, *l'étroitesse du méat* peut aggraver ou prolonger la blennorrhagie et donner lieu à des phénomènes bizarres d'un caractère très obscur.

Pour Otis, elle peut donner lieu à de nombreux troubles : douleurs dans l'éjaculation, névralgies testiculaires, sus-pubiennes, crurales, s'irradiant jusqu'à la plante des pieds, à du spasme du sphincter uréthral avec ou sans rétention d'urine, à de l'incontinence d'urine, etc.... Il me paraît y avoir là un peu d'exagération. Le spasme du sphincter uréthral ne peut cependant être nié; mais il n'est point constant.

Dans les cas de *fistules congénitales*, l'issue de l'urine par la solution de continuité est parfois masquée par un autre vice de conformation, l'imperforation de l'anus.

Dans les deux cas connus de *poches urineuses congénitales*, l'urine s'épanchait d'abord dans la poche, qui formait alors à l'extrémité de la verge une tumeur transparente, puis elle s'échappait par le méat spontanément en formant un jet unique et de volume ordinaire, chez l'un des malades, tandis que dans l'autre cas l'enfant était obligé de comprimer la poche avec les deux mains, de la serrer assez fortement pour la vider.

Les *canaux accessoires de l'urèthre* ne laissent jamais passer d'urine ; parfois l'orifice anormal laisse sourdre quelques gouttes d'un liquide filant, limpide (Picardat).. Mais presque toujours c'est à l'occasion d'une blennorrhagie que la malformation est découverte. Le canal est seul atteint ou bien il est pris avec l'urèthre.

Dans l'*hypospadias*, les troubles fonctionnels sont relatifs à la miction, à la copulation et à la fécondation.

Dans la variété pénienne et surtout dans la variété balanique, toutes ces fonctions s'accomplissent en général à peu près normalement, pourvu que la courbure de la verge ne soit pas trop prononcée. Cependant la fécondation est souvent douteuse dans la forme pénienne (Duplay) et dans les deux variétés les malades présentent une facilité plus grande à contracter la blennorrhagie.

Dans la variété péno-scrotale et surtout dans la variété périnéo-scrotale, au contraire, les troubles fonctionnels sont très accusés. La miction est gênée surtout à cause de l'incurvation de la verge, sur laquelle le jet d'urine vient se briser et s'éparpille de tous côtés; aussi les malades sont-ils obligés pour uriner de s'accroupir comme les femmes sous peine d'inonder leurs vêtements.

Les érections sont parfois douloureuses, ce qui est dû aux tiraillements exercés sur la bride fibreuse. La copulation est en général impossible, parce que la verge s'incurve à sa partie inférieure pendant l'érection, de telle sorte que le gland se porte de plus en plus en arrière et s'enfonce entre l'écartement du scrotum.

L'éjaculation a lieu, mais elle demeure inféconde.

Dans l'*épispadias* incomplet, il y a en général peu de troubles fonctionnels. L'incontinence d'urine est au contraire très fréquente lorsque l'épispadias est complet. Elle consiste en un suintement continu; mais si l'on écarte la verge de la paroi abdominale, l'urine sort par un jet comme s'il y avait accumulation de ce liquide dans la vessie.

Parfois l'incontinence cesse dès que les malades prennent la position horizontale.

Lorsqu'il n'existe pas d'incontinence d'urine, les malades ont un jet imparfait, divisé ou éparpillé, qui souille leurs vêtements et inonde les parties voisines. Aussi la plupart urinent-ils accroupis.

Les érections se produisent, quoique faibles, chez les épispades même complets; mais la conformation de la verge rend la copulation imparfaite et la fécondation impossible (Duplay).

Diagnostic. — L'examen de l'urèthre, les signes physiques et les symptômes fonctionnels permettent en général de reconnaître facilement les différents vices de conformation qui viennent d'être étudiés. Mais il en est, les canaux accessoires par exemple, qui restent longtemps ignorés du sujet. C'est à l'occasion d'une blennorrhagie que ces canaux se révèlent et que l'on peut en faire le diagnostic.

Dans certains cas d'hypospadias pénien, l'ouverture anormale est parfois si étroite, si difficile à découvrir que l'on pourrait croire à une occlusion de l'urèthre; mais il suffit de voir uriner le malade pour éviter une erreur de diagnostic. On ne constate pas du reste cette agitation, ces efforts infructueux de l'enfant atteint d'une imperforation de l'urèthre.

Le diagnostic du sexe chez l'enfant affecté d'hypospadias périnéo-scrotal est parfois très délicat. Des erreurs ont été commises lorsque les testicules ne sont pas descendus dans le scrotum. Pour éviter ces erreurs de diagnostic, il faut rechercher les testicules dans les trajets inguinaux et examiner par le rectum s'il existe une prostate ou un utérus. Dans l'hypospadias périnéo-scrotal, la prostate n'est ni atrophiée, ni déformée.

Pronostic. — Les imperforations complètes de l'urèthre peuvent s'accompagner d'une rétention d'urine intra-utérine capable d'opposer un obstacle à l'accouchement par le développement de la vessie (Depaul). Après la naissance, la mort ne peut être évitée que par une intervention chirurgicale ; mais parfois il existe un ensemble de malformations qui rendent toute intervention impossible ou tout au moins inefficace. Dans d'autres cas, une fistule congénitale rend la vie possible et le pronostic immédiat moins grave.

Le pronostic des autres malformations de l'urèthre est variable et dépend des particularités qui ont été signalées. Il est donc inutile d'y insister ; mais il est bon de rappeler que l'*hypospadias* n'est plus au-dessus des ressources de l'art. On peut aujourd'hui rendre aux individus qui en sont atteints, en même temps que la régularité des formes extérieures, la faculté d'accomplir normalement les fonctions génitales et urinaires (Duplay).

Traitement. — L'*occlusion du méat urinaire* ne réclame qu'une opération très simple, dit Voillemier.« Avec une lancette ou un bistouri étroit, on divise la muqueuse dans le sens de l'ouverture normale et le cours des urines se trouve rétabli. »

M. le professeur Le Fort a fait remarquer que parfois il existe au niveau du frein une fente étroite dont les lèvres agglutinées peuvent être facilement écartées, ce qui permet à l'urine de s'écouler librement.

Dans les cas d'*imperforation du gland*, Voillemier conseille, lorsque la dilatation de l'urèthre par l'urine en arrière de l'obstacle est bien marquée, de pratiquer le cathétérisme forcé avec une petite sonde. D'autres auteurs ont pensé qu'il était préférable d'établir une fistule en arrière du gland, puis de perforer le gland d'arrière en avant.

Lorsqu'il s'agit d'un *cloisonnement* profond de l'urèthre, Voillemier conseille encore le cathétérisme forcé pratiqué avec une petite sonde d'enfant. La ponction de la vessie à l'aide des appareils aspirateurs pourra rendre des services dans certains cas, mais ce n'est qu'un moyen palliatif.

L'étroitesse congénitale du méat sera traitée comme les rétrécissements organiques de cet orifice. Je rappelle que le *débridement* du méat se fait à l'aide d'un bistouri boutonné ou mieux d'un bistouri à bascule dit méatotome de Civiale, avec lequel on sectionne la commissure inférieure, si la paroi inférieure de l'urèthre a une épaisseur suffisante, et la commissure supérieure dans le cas contraire.

M. Reliquet a fait remarquer que dans les cas d'atrésie congénitale, il faut, après l'opération, maintenir les lèvres muqueuse et cutanée en contact avec des serre-fines pour éviter l'infiltration d'urine. J'ai montré que l'électrolyse linéaire peut donner dans ces cas d'excellents résultats et qu'elle n'expose pas l'opéré à l'infiltration d'urine, comme l'uréthrotomie interne.

Les *fistules congénitales* nécessitent le même traitement que les fistules acquises.

Dans les cas de *poches urineuses congénitales*, Voillemier conseille de pratiquer, comme le fit Hendriksz, une résection d'une partie des parois de la poche et de réunir ensuite les bords de la plaie par des points de suture.

La *position anormale du méat sur le gland*, dit M. Reliquet, exige le débridement, « pour faire cesser la rétention d'une petite quantité d'urine dans la fosse naviculaire et la suppuration qui souvent en résulte. »

Les vrais *canaux accessoires de l'urèthre* n'exigent une intervention active que s'ils sont atteints de blennorrhagie : c'est alors aux injections, à l'endo-cautérisation, au galvano-cautère qu'il faut recourir, et, si la blennorrhagie résiste, à l'incision du canal sur toute sa longueur, au grattage et à la suture, suivant le procédé de Perkowsky.

Si, par exception, l'anomalie était découverte en dehors de toute atteinte blennorrhagique, l'expectative serait sans doute le meilleur parti à garder, le canal accessoire n'ayant en somme d'autre inconvénient que de créer une prédisposition aux inoculations blennorrhagiques (Lejars).

Si l'*hypospadias* est balanique et que la verge soit bien conformée, il est peu utile de faire une opération ; les fonctions, la miction et l'acte génital, se faisant sans aucune gêne (Reliquet).

D'autres chirurgiens pensent au contraire que l'on doit intervenir même dans cette forme bénigne. Il est incontestable que ces malades présentent une facilité plus grande à contracter une uréthrite.

Dans les autres variétés d'hypospadias, presque tous les chirurgiens conseillent aujourd'hui d'intervenir. On sait que depuis les opérations proposées par Bouisson, Thiersh, Th. Anger et surtout depuis les travaux de M. le professeur Duplay, la chirurgie peut lutter avec succès contre cette infirmité, même dans les cas d'hypospadias périnéo-scrotal. M. Th. Anger paraît être le premier chirurgien qui ait réellement guéri un hypospadias péno-scrotal, mais c'est à M. Duplay que revient l'honneur d'avoir prouvé le premier par une guérison complète que l'hypospadias périnéo-scrotal n'est plus au-dessus des ressources de l'art. Voici le procédé de M. Duplay, qui comprend trois temps successifs :

1° Redressement de la verge ;

2° Création d'un nouveau canal uréthral, à partir de l'extrémité du gland jusqu'au voisinage de l'ouverture hypospadienne, qui doit rester libre pour donner issue à l'urine jusqu'à l'époque de la constitution définitive du nouveau canal ;

3° Abouchement des deux portions du canal uréthral.

Le *premier temps* consiste à inciser transversalement

et à ciel ouvert la bride qui unit le gland à l'ouverture hypospadienne et à prolonger cette incision aussi profondément qu'il est nécessaire pour obtenir le redressement complet de la verge. On incise d'abord couche par couche jusqu'à l'enveloppe fibreuse des corps caverneux. Si cela ne suffit pas, on sectionne cette enveloppe ; l'expérience a prouvé que l'on peut même entamer impunément, s'il est nécessaire, une assez grande épaisseur des corps caverneux (Duplay). Le redressement de la verge rend cette plaie lozangique ; on rapproche les bords de l'incision cutanée à l'aide de sutures et l'on attend *6 à 8 mois* avant de commencer le second temps.

Le *deuxième temps* comprend d'abord la reconstitution du méat, puis la création d'un nouveau canal. On commence par aviver à leur partie inférieure les deux lèvres de l'échancrure qui représente le méat, puis on place entre ces deux lèvres un petit bout de sonde et l'on réunit par dessus les parties avivées à l'aide d'un ou deux points de suture.

Si l'échancrure est trop peu profonde pour obtenir la création d'un méat et d'un canal balanique suffisants, une incision médiane ou deux petites incisions latérales pratiquées dans l'épaisseur du gland permettent de loger un bout de sonde d'un volume convenable et de faire la suture au-dessous.

M. Duplay insiste avec raison sur cette restauration de l'urèthre balanique. Avec les autres procédés, celui de M. Th. Anger, par exemple, l'ouverture du nouvel urèthre est située au-dessous du gland et formée par un simple bourrelet cutané. C'est un résultat imparfait au point de vue de la régularité des formes extérieures et des fonctions. Enfin, le malade présente encore après cette opération une facilité plus grande à contracter la blennorrhagie qu'à l'état normal. J'ai vu mon maître M. Péan opérer plusieurs malades en employant divers procédés et j'ai constaté que c'est le procédé de M. Duplay qui donne les meilleurs résultats. Parfois, on a voulu utiliser le prépuce et donner à l'extrémité de la verge un aspect normal. Quand on réussit complétement, c'est bien au point de vue de la régularité des formes extérieures mais on a encore augmenté les chances d'infection de l'urèthre, parce que dans ces cas l'ouverture du canal est également située au-dessous du gland.

Je reviens au procédé de M. Duplay, qui a fait remarquer que cette restauration du méat et de l'urèthre balanique peut être pratiquée en même temps que l'incision destinée à redresser la verge, qu'il y a même avantage à comprendre cette restauration dans le premier temps de l'opération.

La *confection du nouveau canal* s'exécute de la façon suivante. On pratique de chaque côté de la gouttière hypospadienne une incision longitudinale étendue de la base du gland jusqu'à un demi-centimètre de l'orifice de l'urèthre. Ces incisions doivent être assez éloignées de la ligne médiane pour que les lambeaux disséqués puissent être renversés en dedans et soient assez larges pour recouvrir une sonde d'un calibre convenable ou la plus grande partie seulement de sa surface. Ces petits lambeaux doivent être à peine disséqués. On dissèque au contraire largement la lèvre externe de chaque incision, de manière à amener vers la ligne médiane la peau des parties latérales de la verge. La face cutanée des lambeaux internes est ainsi tournée vers la cavité du canal, tandis que leur face cruentée se trouve exposée à l'extérieur et recouverte par la face cruentée des deux lambeaux externes. On termine par une suture enchevillée à l'aide de fils d'argent très fins et simples assujettis par des tubes de Galli au niveau de deux petits tubes de plomb.

S'il reste quelques points où la réunion ait échoué, ce qui est fréquent, on y remédie par une ou plusieurs opérations complémentaires.

L'abouchement des deux portions de l'urèthre est simple. Lorsqu'on s'est assuré que le nouveau canal n'offre aucune tendance à la rétraction, on avive largement le pourtour de l'ouverture anormale dans une étendue d'un centimètre environ, on introduit une sonde jusque dans la vessie et on applique le même mode de suture que dans le temps précédent.

On enlève la sonde laissée à demeure au bout de deux ou trois jours.

Tel est le procédé de M. Duplay. Je ferai quelques remarques. Dans les cas d'hypospadias pénien, le plus souvent on peut simplifier l'opération. Celle-ci peut-être pratiquée aujourd'hui avec succès en une seule séance. D'autre part, une simple suture avec du crin de Florence donne de bons résultats. Enfin, je crois qu'il est préférable de ne pas laisser de sonde à demeure, afin de pouvoir faire des lavages antiseptiques de l'urèthre antérieur. La plaie se trouve ainsi dans les meilleures conditions au point de vue de l'antisepsie, et l'on a bien plus de chances d'obtenir la réunion par première intention dans toute l'étendue de la suture, d'éviter par conséquent ces opérations complémentaires si fréquentes, sur lesquelles tous les auteurs ont insisté.

Le *traitement* de l'*épispadias* comprend le traitement *palliatif* et le traitement curatif.

Le *traitement palliatif* consiste à remédier à l'incontinence d'urine, si fréquente dans ce vice de conformation de l'urèthre, à l'aide d'appareils sur lesquels je n'insisterai pas, car ils ne remplissent que d'une façon imparfaite l'indication capitale de recueillir les urines au fur et à mesure qu'elles s'écoulent par l'ouverture épispadienne.

Le *traitement curatif* comprend plusieurs procédés opératoires dus à Dieffenbach, Nélaton, Dolbeau, Thiersch, Duplay, etc... Je ne décrirai que celui de M. Duplay, qui seul paraît avoir donné des résultats complets. Il comprend trois temps, qui sont les mêmes que dans le traitement de l'hypospadias.

Pour obtenir le *redressement de la verge*, on pratique au voisinage du pubis des sections simples ou multiples pénétrant plus ou moins profondément dans les corps caverneux. Le redressement complet est néanmoins difficile et parfois impossible à obtenir immédiatement ; mais en général il s'effectue plus tard par suite du développement des organes génitaux.

Le *deuxième temps*, qui comprend la *création d'un nouveau canal*, s'exécute de la façon suivante. On pratique de chaque côté de la gouttière épispadienne, à une distance suffisante de la ligne médiane, un avivement de forme quadrilatère, large d'un demi-centimètre environ, s'étendant de l'extrémité du gland jusqu'au voisinage de l'ouverture épispadienne. On adosse ensuite les deux surfaces avivées et on les réunit à l'aide de la suture enchevillée décrite à propos du traitement de l'hypospadias.

Si l'écartement des deux lèvres de la gouttière épispadienne n'était pas suffisant pour y loger une sonde, il faudrait pratiquer sur la ligne médiane, avant l'avivement, une incision qui augmente la profondeur de cette gouttière.

Pour empêcher l'urine de venir baigner la plaie, M. Duplay conseille de faire usage d'une sonde à demeure passant à travers l'ouverture épispadienne.

Le *troisième temps*, c'est-à-dire *l'abouchement des deux portions du canal* consiste à aviver largement le pourtour de la fistule infundibuliforme qui reste et à faire la réunion au moyen d'une suture enchevillée. Si la réunion n'est pas complète du premier coup, ce qui est fréquent, on recommence autant de fois qu'il est nécessaire, jusqu'à l'occlusion définitive de la fistule.

Comme pour l'hypospadias, M. Duplay conseille de laisser un intervalle de plusieurs mois entre chacun des temps de l'opération.

Avant de procéder au troisième temps, M. Duplay pratique souvent une petite opération complémentaire, qui avait déjà été conseillée par Thiersch. Elle consiste à faire dans l'épaisseur du prépuce, qui présente habituellement des dimensions exagérées, et à la base du gland, une large boutonnière à travers laquelle il fait passer ce dernier. Il sépare ensuite à l'aide de la dissection les deux lames du prépuce et les applique sur la face dorsale de la verge. Il suffit de quelques points de suture sur la couronne du gland pour fixer le prépuce dans cette nouvelle situation. On obtient ainsi un meilleur résultat au point de vue de la régularité des formes et des fonctions génitales.

Des résultats définitifs excellents ont été obtenus au moyen de ce procédé. Les fonctions urinaires et génitales s'accomplissaient d'une façon absolument normales.

Article II. — Vices de conformation de l'urèthre chez la femme.

Les vices de conformation de l'urèthre sont infiniment moins fréquents chez la femme que chez l'homme et la plupart n'ont guère d'intérêt qu'au point de vue de la tératologie.

Chez la femme, dit Nélaton, *l'absence de l'urèthre* est, « sinon moins rare que chez l'homme, du moins plus complète. » Ce vice de conformation est le plus souvent compliqué d'autres anomalies qui sont au-dessus des ressources de l'art (Voillemier). Parfois le cloaque existe en entier, dans d'autres cas, la persistance partielle du canal uro-génital se traduit de la façon suivante : il existe un urèthre rudimentaire s'ouvrant dans un canal commun avec le vagin ; au-dessous du clitoris, dans la région du vestibule, en avant du canal uro-génital, existe un orifice étroit. Si le clitoris est volumineux, ce qui est fréquent, on peut croire à un hypospadias masculin et commettre une erreur sur le sexe du sujet. Pour éviter cette erreur, Curling a conseillé d'introduire avec soin une sonde dans la fente qui se trouve à la racine du clitoris hypertrophié : on constate ainsi que le canal placé en arrière de cette fente se divise en deux, ce qui est une preuve certaine du sexe féminin de l'enfant.

Dans les cas d'absence ou d'atrésie du vagin, le méat est voisin de l'anus et l'urèthre peut être appliqué contre la paroi antérieure du rectum.

Lorsque le vagin est normal, le méat peut être situé *au-dessus* du clitoris et non *au-dessous*, comme à l'habitude (Gosselin).

Malgaigne a trouvé une fois le méat en avant et au niveau de la symphyse, qui était inscrite dans la concavité de l'urèthre, de sorte que le jet d'urine, au lieu de se porter en bas et en avant, se portait au contraire en avant et en haut.

La *duplicité de l'urèthre* existe chez la femme. Nunez en a cité deux cas dans sa thèse. Le canal, chez ces sujets, commençait au col de la vessie par une portion commune, puis les deux conduits secondaires se croisaient en s'enroulant.

Le Dr Bois vient de citer un cas *d'abouchement anormal de l'uretère* gauche dans l'épaisseur du bord gauche du *méat urinaire* (1). En introduisant dans ce conduit un fin ténotome, il put facilement sectionner la paroi urétéro-vésicale sur un cathéter cannelé introduit dans la vessie et rétablir ainsi un abouchement normal de l'uretère.

L'étroitesse du méat est plus rare que chez l'homme. Son symptôme ordinaire serait la fréquence de la miction. Chez quelques sujets prédisposés, elle aurait donné lieu à des phénomènes hystériques.

L'imperforation du méat urinaire est rare et facile à reconnaître peu de temps après la naissance. Les cris, l'agitation de l'enfant et l'absence de l'urine sur les langes attirent l'attention du côté des voies urinaires et amènent à constater l'imperforation. Celle-ci est due le plus souvent, d'après les auteurs, à la présence d'une membrane très mince à l'orifice de l'urèthre, membrane qu'il suffit d'inciser pour rétablir le cours de l'urine ; mais il faut avoir soin de maintenir l'ouverture dilatée à l'aide d'une petite bougie en gomme jusqu'à ce que la cicatrisation soit complète.

Dans un cas, Voillemier pratiqua le cathétérisme forcé. « En une seconde, dit-il, j'arrivai dans la vessie et il s'écoula à peine une goutte de sang. »

Il existerait deux cas d'*hypospadias* chez la femme (Heppner, Lebedeff). L'urèthre était réprésenté par une simple gouttière à concavité inférieure commençant au vestibule, pour finir au col de la vessie et limitée latéralement par un repli antéro-postérieur résultant de l'adossement des muqueuses uréthrale et vaginale. Dans un cas, il y avait une incontinence d'urine presque constante ; dans l'autre, l'incontinence ne s'était manifestée que quatre ans après les rapports conjugaux.

Il ne paraît pas y avoir eu dans ces deux cas d'inter-

(1) *Semaine Médicale*, 1893, n° 35.

vention chirurgicale. On peut cependant, il me semble, être utile aux malades dans ces cas. Pourquoi ne pas pratiquer la restauration de l'urèthre, comme l'a fait mon maître M. Péan dans des cas où le canal avait été détruit par un traumatisme (accouchement)? L'opération me paraît même plus facile chez les sujets atteints d'hypospadias. Quoi qu'il en soit, cette opération, que j'ai vue pratiquer par M. Péan et qui lui a donné de bons résultats, est assez simple. Elle est analogue aux deux derniers temps de l'opération pratiquée chez l'homme, mais on l'exécute en un seul temps. De plus, il faut avoir soin de tailler les deux petits lambeaux assez larges pour qu'on puisse les suturer avec du catgut en les adossant. Dans les cas de traumatisme, la rétraction des tissus est considérable. Si l'on n'est pas prévenu, on taillera certainement des lambeaux trop petits et l'on aura un échec. Les lambeaux externes sont suturés sur la ligne médiane avec du crin de Florence.

On connaît deux observations d'*épispadias* chez la femme. Dans ces deux cas, il existait diverses malformations : absence de clitoris, écartement des nymphes à la partie supérieure ; à la place du méat et du vestibule, on trouvait un orifice considérable donnant issue à une hernie de la muqueuse vésicale (Guyon) ; — absence de clitoris ; écartement en haut des petites lèvres, qui sont à l'état de replis flottants ; par l'orifice ovale de l'hymen, très dilaté, sort l'utérus (Auffret). Dans ces deux cas, on reconnaissait une paroi inférieure du canal, qui fut considérée comme la paroi inférieure de l'urèthre, mais la paroi supérieure de cet organe faisait défaut. Chez ces deux sujets, il y avait une incontinence d'urine. « Malgré un écoulement incessant, dit le Dr Auffret (1), elle urine

____

(1) *Congrès français de chirurgie,* Paris 1892.

dans un vase 4 à 5 fois dans la journée et elle émet chaque fois un demi-quart de verre. Après avoir accompli la miction, il y a un temps de repos plus ou moins long (une demi-heure à une heure) pendant lequel elle ne perd rien, puis l'écoulement involontaire recommence, puis enfin le besoin redevient impérieux, elle doit le satisfaire à tout prix sous peine de s'inonder complétement. Elle ne se réveille jamais la nuit... Elle perd ses urines dans toutes les positions. »

Le D<r> Auffret intervint et obtint une amélioration de l'état de sa malade.

Une troisième observation, à laquelle cet auteur fait allusion, paraît moins probante.

CHAPITRE XI

Du lavage continu de l'urèthre antérieur et du lavage de la vessie sans sonde à l'aide de la pression atmosphérique.

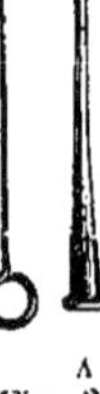

Fig. 3

J'ai décrit longuement ces procédés dans ma *thèse* et dans mes *Leçons pratiques sur les maladies des voies urinaires*. Je n'en résumerai ici que le manuel opératoire.

Je fais le *lavage continu de l'urèthre antérieur* avec une véritable sonde à double courant (voy. Fig. 3. A) munie d'un petit tube en caoutchouc de dix centimètres de longueur que l'on adapte au mandrin tubulé de l'appareil qui sert à faire le lavage de la vessie sans sonde ou bien au mandrin de l'appareil pour l'emploi de la cocaïne. J'introduis l'extrémité de cette sonde dans le cul-de-sac du bulbe, à quelques millimètres du sphincter uréthral : le liquide tombe sur ce sphincter et revient sortir au méat en lavant les parois de l'urèthre d'arrière en avant. Lorsqu'on se sert d'un liquide non irritant, la solution saturée d'acide borique par exemple, on peut employer la quantité de liquide que l'on veut; l'appareil fonctionne seul : c'est un véritable *lavage continu*. Mais je répète qu'il suffit en général de 50 grammes d'une solution antiseptique un peu plus forte, les solutions de nitrate d'argent par exemple, pour faire un traitement aux malades atteints d'uréthrite. Ainsi le *traitement abortif de la blennorrhagie*, tel que je l'ai décrit, avec trois lavages successifs, dure *sept minutes*, montre en main. On peut presque dire que dans ces cas on guérit la blennorrhagie en *cinq minutes*.

Je fais le *lavage de la vessie sans sonde* avec des man-

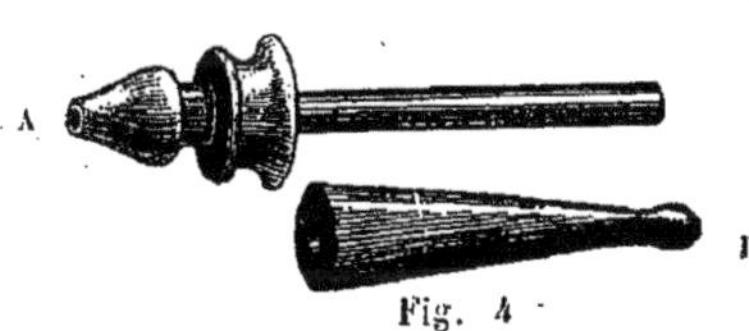

Fig. 4

drins tubulés (A. Fig. 4) dont une partie est emboitée dans un petit appareil en caoutchouc désigné sous le nom d'obturateur du méat (B). (Voy. Fig. 4). Ces mandrins sont adaptés à un tube en caoutchouc de 1 mètre 50 à 2 mètres de longueur qui aboutit à un réservoir quelconque, pourvu que le liquide qu'il contient puisse être soumis à la pression atmosphérique et qu'il soit placé à 1 mètre 30 au-dessus du malade. L'appareil ci-contre (Fig. 5) est facile à transporter.

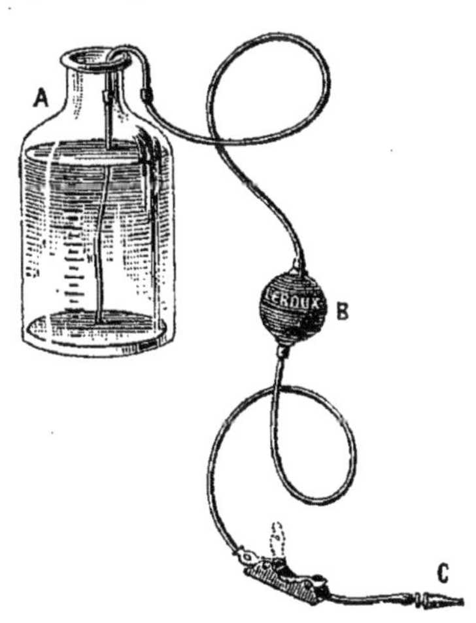

Fig. 5

Pour faire le lavage, j'introduis le mandrin dans le méat urinaire de façon à l'obturer complétement. Le liquide pénètre d'abord dans l'urèthre antérieur, qu'il remplit; puis il presse sur le sphincter, l'entr'ouvre et pénètre dans la vessie. Assez souvent, il faut anesthésier préalablement le canal pour obtenir ce résultat. Lorsque le malade éprouve le besoin d'uriner, on cesse l'injection et on le laisse uriner naturellement. On recommence ensuite autant de fois qu'on le désire.

Chez la femme, le manuel opératoire est le même que chez l'homme ; mais chez elle on est bien rarement obligé de recourir à l'anesthésie préalable de l'urèthre pour faire passer le liquide dans la vessie.

CHAPITRE XII

Anesthésie directe de la muqueuse uréthro-vésicale.

Pour obtenir cette anesthésie, je me sers d'une solution de chlorhydrate ou de nitrate de cocaïne au centième, parfois au cinquantième, très rarement à 4 p. 0/0 et je l'injecte *sans sonde* dans la cavité uréthro-vésicale. J'en emploie ordinairement 20 à 30 grammes ; 15 grammes suffisent pour l'urèthre entier et 10 grammes environ pour l'urèthre antérieur seul. Au bout de 3 à 5 minutes, l'anesthésie est en général suffisante pour que l'on puisse intervenir sur les voies urinaires inférieures sans déterminer de douleur, à condition de ne pas introduire d'instruments dans la cavité uréthro-vésicale. Lorsqu'on introduit un instrument dans cette cavité, on constate que l'anesthésie est incomplète, mais parfois suffisante cependant pour pratiquer dans de bonnes conditious même la lithotritie.

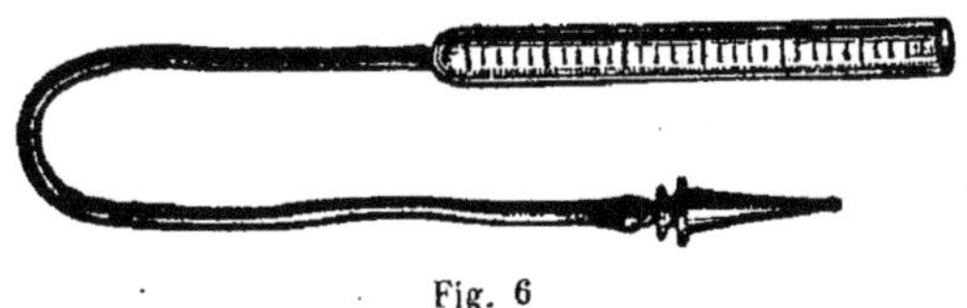

Fig. 6

Voici l'appareil que j'emploie pour faire cette anesthésie (Fig. 6).

Il faut surveiller le malade pendant l'anesthésie et vider immédiatement la vessie s'il se produit le moindre symptôme d'absorption.

Comment se prépare le nitrate de cocaïne ? D'une façon très simple. « Le nitrate de cocaïne, m'a dit M. Maincent, ancien interne en pharmacie de M. Péan, peut se préparer en versant une solution de chlorhydrate de cocaïne dans une solution de nitrate d'argent : par double décomposition, il se forme un précipité de chlorure d'argent, tout à fait insoluble, et du nitrate de cocaïne qui reste dissous :

$$C^{34} H^{21} AzO^8 Hcl + AgO, AzO^5 = Agcl +$$
$$C^{34} H^{21} AzO^8 , AzO^5 HO.$$

On filtre aussitôt pour séparer le précipité de chlorure d'argent.

L'équivalent du nitrate d'argent étant 170, celui du chlorhydrate de cocaïne 339,50, c'est-à-dire à très peu près le double du premier, pour obtenir le nitrate de cocaïne, il faut employer une solution de nitrate d'argent contenant 1 gram. de sel, et une solution de chlorhydrate de cocaïne contenant 2 gram. de sel.

Mais le chlorhydrate de cocaïne du commerce renfermant assez souvent, à l'état de chlorhydrate, de petites quantités d'autres alcaloïdes que la cocaïne également retirés de la coca, mais à équivalents moins élevés, la quantité théorique de nitrate d'argent indiquée ci-dessus est un peu trop forte. On obtient une solution de nitrate de cocaïne neutre en employant les deux solutions aux titres suivants:

Nitrate d'argent.......... 0 gr. 95 pour 10 gr. d'eau distillée.
Chlorhydrate de cocaïne... 2 gr. pour 10 gr. d'eau distillée.

L'équation ci-dessus montre également que 1 gram. 24 de nitrate de cocaïne correspond à 1 gram. de chlorhydrate de cocaïne. »

La solution de nitrate de cocaïne doit être *neutre*. C'est un point important.

Le nitrate d'argent et le nitrate de cocaïne peuvent agir simultanément. J'ai employé quelquefois dans le traitement abortif de la blennorrhagie le mélange suivant :

Eau distillée..................... 50 grammes.
Nitrate de cocaïne
Nitrate d'argent }ã ã..........:.. 1 gramme.

CHAPITRE XIII

Antisepsie directe des voies urinaires inférieures.

Je fais l'antisepsie directe de la cavité uréthro-vésicale chez les malades atteints d'un rétrécissement de l'urèthre comme chez ceux dont le calibre du canal est normal et de la façon suivante. J'emploie une solution saturée et bouillie ou sursaturée d'acide borique et assez souvent une solution de nitrate d'argent qui varie de 1/1000 à 1/250. Je n'emploie jamais les solutions de sublimé ni d'acide phénique, qui, à doses nécessaires, sont mal supportées et parfois causent des accidents. Je pratique avec la solution choisie d'abord le lavage de l'urèthre antérieur, puis le lavage de la vessie sans sonde, que je répète autant de fois qu'il est nécessaire et qui permet de faire pénétrer le liquide antiseptique dans toutes les dépressions que peut présenter la cavité uréthro-vésicale. Grâce au lavage de la vessie sans sonde, aucun point de la muqueuse uréthro-vésicale n'échappe au contact du liquide antiseptique.

Lorsque je dois me servir d'une solution irritante, je fais préalablement l'anesthésie directe de la muqueuse uréthro-vésicale avec une solution de chlorhydrate ou de nitrate de cocaïne.

En ajoutant 5 grammes de borate de soude à 50 grammes d'acide borique, il n'y a pas de précipité. On a ainsi un litre d'une solution d'acide borique à 5 %, dont les propriétés ne paraissent guère supérieures à la solution ordinaire.

Des recherches faites, en 1887 et 1888, à l'hôpital de la Pitié, dans le laboratoire de mon maître M. Troisier, me permirent d'obtenir une solution sursaturée d'acide borique à 15 %. J'avais lu qu'il était possible d'augmenter la solubilité de l'acide borique en y ajoutant de la magnésie calcinée; mais l'auteur n'indiquait pas les détails de l'expérience, détails qui ont une grande importance. Ainsi, il me fut impossible d'obtenir cette solution à froid en employant les proportions qui avaient été indiquées.

Je remarquais en outre que la solution à 15 %, une fois préparée donnait lieu à un précipité si la température venait à s'abaisser, mais qu'il suffisait cependant de laisser cette solution dans la salle des malades pour éviter le précipité.

Quant à la solution à 16 %, qui avait été indiquée, elle ne se maintenait qu'à une température assez élevée.

Ces solutions sont acides; il se formerait un polyborate de magnésium acide.

Au point de vue pratique, la solution que l'on peut obtenir et conserver à la température ordinaire se formule de la façon suivante :

Eau distillée........................... Un litre.
Acide borique.......................... 150 gram.
Magnésie calcinée .... 13 gram.

On porte l'eau distillée à l'ébullition ; on y ajoute le mélange d'acide borique et de magnésie calcinée et l'on agite avec une tige de verre. Au bout d'un quart d'heure, on laisse refroidir, puis on filtre et l'on conserve la solution dans un vase rendu aseptique, que l'on bouche hermétiquement.

La solution sursaturée d'acide borique à 15 % présente une action antiseptique de beaucoup supérieure à celle de la solution ordinaire à 4 %, mais elle est douloureuse. La solution à 12 % est moins douloureuse et la solution à 8 % est ordinairement bien tolérée.

CHAPITRE XIV

Cathétérisme

Le cathétérisme est une opération qui consiste à *introduire* dans l'urèthre et ordinairement jusque dans la vessie une sonde, un explorateur, une bougie ou un instrument destiné à pratiquer une opération spéciale sur les voies urinaires.

Le cathétérisme exige de la part du chirurgien beaucoup d'attention et de soin. C'est toujours une opération délicate, mais surtout dans les cas où l'instrument doit traverser un urèthre pathologique. D'où une première division :

1° Cathétérisme pratiqué dans l'urèthre sain ;

2° Cathétérisme pratiqué à travers l'urèthre pathologique.

Lorsque *l'urèthre est sain*, le cathétérisme peut avoir pour but *d'évacuer le réservoir urinaire*, *d'explorer l'urèthre* ou la *vessie*, ou bien de *pratiquer une opération spéciale sur les voies urinaires*.

Occupons-nous d'abord du *cathétérisme* dit *évacuateur*.

Fig. 7

L'instrument de choix à employer dans cette variété de cathétérisme est la sonde molle en caoutchouc vulcanisé ou sonde de Nélaton (voy. Fig. 7, A). C'est l'instrument le plus inoffensif et il suffit dans la plupart des cas.

Lorsque la résistance du sphincter uréthral est trop considérable, qu'elle s'oppose à l'introduction de cette variété d'algalies, il faut recourir aux sondes en gomme à bout cylindrique, qui franchissent ordinairement la région sphinctérienne de l'urèthre avec la plus grande facilité. Parfois il arrive cependant que les sondes en gomme elles-mêmes ne peuvent pas triompher de la résistance du sphincter uréthral. Que faire dans ces cas? On doit anesthésier l'urèthre avec une solution de chlorhydrate de cocaïne employée comme je viens de l'indiquer. Au bout de trois à cinq minutes, la sonde en gomme franchit sans difficulté la région sphinctérienne de l'urèthre. J'en ai publié plusieurs observations. Dans un cas, il s'agissait d'un typhique de l'hôpital de la Pitié atteint de rétention d'urine.

Quant à la sonde en argent, on pourrait presque dire qu'elle n'a plus aujourd'hui d'indications lorsque l'urèthre est normal.

Quelles précautions doit-on prendre avant de pratiquer le cathétérisme évacuateur? Si l'urèthre, la vessie et l'urine sont aseptiques, il suffit de rendre aseptique la sonde dont on va se servir. Pour obtenir ce résultat, on peut employer divers procédés, que je classerai de la façon suivante :

1° Procédés de laboratoire ;

2° Procédés applicables à l'hôpital ;

3° Procédés pratiques.

Je ne m'occuperai que de ces derniers, lesquels varient suivant qu'il s'agit d'un instrument métallique, d'une sonde en caoutchouc ou d'un instrument en gomme.

Les instruments métalliques sont rendus aseptiques en suivant les règles de l'antisepsie chirurgicale ordinaire. On peut, par exemple, les plonger pendant quelques heures dans une solution d'acide phénique à 5 p. 0/0 ou bien les faire bouillir pendant une demi-heure, puis les plonger quelques instants dans la solution d'acide phénique que je viens d'indiquer. Il est bien entendu qu'avant d'agir ainsi on doit avoir soin, aussitôt que l'on s'est servi de ces cathéters chez des malades dont les voies urinaires contiennent des microbes pathogènes, de les soumettre à une large irrigation intérieure et de soigneusement les laver extérieurement avec du coton hydrophile et une solution saturée d'acide borique.

Les instruments une fois désinfectés et séchés sont conservés dans des boîtes aseptiques bien fermées. Lorsqu'on veut s'en servir, il est bon de les laver avec une solution de sublimé au millième, puis de les plonger immédiatement dans une solution saturée d'acide borique. Ce dernier liquide seul est inoffensif pour les voies urinaires. C'est donc une règle générale que l'on ne doit pas oublier : tout cathéter, quel qu'il soit, doit être plongé dans une solution saturée d'acide borique avant d'être introduit dans les voies urinaires.

Les sondes de Nélaton, en caoutchouc rouge, sont également faciles à rendre aseptiques. Elles peuvent en effet être plongées sans inconvénients sérieux dans des solutions antiseptiques.

Passons maintenant aux instruments en gomme. L'asepsie de cette dernière variété de cathéters est plus difficile à réaliser par les procédés pratiques, parce qu'ils sont altérés par les solutions antiseptiques. Parmi les moyens pratiques cités par les auteurs comme réalisant une asepsie absolue des sondes en gomme, le suivant me paraît être celui que l'on doit préférer. On injecte dans l'intérieur de la sonde de l'alcool à 70 degrés, puis une solution de sublimé au millième, ensuite on fait bouillir pendant vingt minutes l'instrument dans l'eau. On a soin de veiller à ce qu'il plonge bien dans ce liquide. Je dois ajouter que l'ébullition seule pendant une demi-heure suffit dans la plupart des cas.

Lorsque les voies urinaires inférieures contiennent des microbes pathogènes, il ne suffit plus d'employer une sonde aseptique, il faut également débarrasser l'urèthre des bactéries et des poisons bactériens qui y sont contenus. On aura donc soin de laver tout le canal uréthral, d'en faire l'antisepsie directe avant de sonder le malade, ce qui est facile aujourd'hui grâce aux procédés que j'ai décrits il y a déjà plusieurs années et que je viens de rappeler.

La verge, l'urèthre et la sonde étant rendus aseptiques, on enduit le cathéter de vaseline ou mieux du mélange suivant :

Vaseline .... 30 gram.

Acide borique bien pulvérisé... 1 id.

L'huile phéniquée irrite souvent le canal.

Il est bien entendu que les mains de l'opérateur doivent être d'une propreté chirurgicale.

Avant de pratiquer le cathétérisme, il est bon de prendre encore quelques autres précautions. Le malade doit être couché horizontalement sur le dos, la tête relevée et soutenue par un oreiller, les cuisses légèrement fléchies, écartées et reposant sur leur face postérieure. Un vase plat destiné à recevoir l'urine est placé entre les cuisses du malade.

Après avoir découvert le gland et saisi la verge au-dessous de cet organe avec la main gauche, qui doit bien tendre la verge, le chirurgien, placé à droite du malade, et tenant la sonde en caoutchouc de la main droite, l'introduit doucement dans le canal. Il la fait ensuite glisser lentement, graduellement, en ayant soin de toujours la tenir presque au contact du méat, n'écartant guère les doigts de cet orifice que d'un ou deux centimètres pour avancer et continuer la propulsion. Lorsque l'extrémité de la sonde arrive dans le cul-de-sac du bulbe, il faut redoubler de précautions, bien tendre la verge, afin de réduire au minimum la dépressibilité de la paroi inférieure et l'empêcher de coiffer l'extrémité de la sonde. Celle-ci va alors buter contre le sphincter uréthral, dont la résistance est bientôt vaincue dans la plupart des cas, et désormais la sonde chemine facilement jusque dans le réservoir urinaire. On est averti que la sonde est arrivée dans la vessie par l'issue de l'urine, qui s'écoule aussitôt au dehors.

Les sondes en gomme s'introduisent comme les sondes en caoutchouc, c'est-à-dire par propulsion lente avec la verge bien tendue. Comme les sondes en caoutchouc, elles doivent également être toujours introduites sans mandrin.

Les auteurs décrivent habituellement trois temps dans le cathétérisme pratiqué avec les sondes métalliques courbes.

Premier temps. — Il consiste à faire parcourir à la sonde métallique courbe tout l'urèthre antérieur. Ce temps ne présente en général aucune difficulté. Le chirurgien se place habituellement à la gauche du malade. La verge est saisie de la main gauche, comme dans les cas précédents, et l'instrument tenu de la main droite comme une plume à écrire, suivant l'expression consacrée, est présenté au méat parallèlement à l'aine gauche. On l'introduit dans l'urèthre et on le pousse doucement dans la région pénienne, en tendant la verge. A mesure que la sonde pénètre, on la ramène doucement vers l'abdomen, de façon à ce qu'elle soit parallèle à la ligne médiane au moment où elle plonge dans la portion périnéale. La verge suit bien entendu le même mouvement et à la fin du premier temps elle doit être tendue au maximum et plus ou moins couchée sur l'abdomen. On est avertit que l'on est à la fin du premier temps par la résistance du sphincter uréthral et par la sensibilité que l'on détermine.

Deuxième temps. — Le deuxième temps consiste à franchir le sphincter uréthral. Ce temps exige beaucoup de douceur ; il est inutile d'agir avec force ; il suffit, dans la plupart des cas, d'une légère pression un peu soutenue pour triompher de la résistance qu'oppose le sphincter uréthral à la progression de la sonde. Du reste, ce deuxième temps du cathétérisme est absolument théorique ; le mouvement lent et graduel de propulsion de la sonde ne doit pas être interrompu, il doit au contraire être continu. C'est pendant que la verge est tendue et ramenée sur l'abdomen que doit s'effectuer l'introduction de la sonde dans la région sphinctérienne de l'urèthre, que l'on doit éprouver une sensation particulière qui indique que l'extrémité de la sonde est libre et que l'instrument peut être abaissé.

Troisième temps. — Il consiste à faire parcourir à la

sonde l'urèthre postérieur. Ce temps ne présente aucune difficulté lorsque l'urèthre est sain. La main gauche abandonne alors la verge et la main droite abaisse doucement le pavillon de la sonde ; il faut agir avec beaucoup de lenteur et pousser à peine l'instrument, qui arrive de suite dans la vessie. Du reste la main gauche placée au-devant du périnée pourrait aider à la propulsion de la sonde si cela était nécessaire ; mais en général cette intervention est inutile dans les cas où l'urèthre est normal.

Le cathétérisme dans l'urèthre sain avec les sondes métalliques courbes ne présentent donc certaines difficultés qu'au second temps. Ces difficultés sont surtout appréciables lorsqu'on se sert des sondes à grandes courbures ; aussi doivent-elles être réservées pour les cas pathologiques.

Si l'on n'a pas soin de bien tendre la verge contre la paroi abdominale, on pourra accrocher la paroi uréthrale inférieure au niveau du cul-de-sac du bulbe avec l'extrémité de la sonde. Il faut dans ces cas retirer l'instrument de quelques centimètres, bien tendre l'urèthre et l'on aura chance alors de présenter ainsi le bec de la sonde à l'entrée de la région sphinctérienne et de franchir cette région.

Quant à la résistance du sphincter uréthral, si elle était trop considérable, il ne faudrait point insister, mais anesthésier l'urèthre avec une solution de chlorhydrate de cocaïne, anesthésie qui ferait cesser immédiatement le spasme de ce sphincter.

Occupons-nous maintenant du *cathétérisme explorateur*. Pour pratiquer *l'exploration de l'urèthre*, on se sert d'explorateurs à boule en gomme (voy. Fig. 7, B). Lorsque le canal présente un calibre normal, un explorateur dont la boule correspond au n° 20 doit pénétrer facilement jusque dans la vessie.

L'exploration de l'urèthre exige les mêmes soins préalables que le cathétérisme évacuateur. Si les voies urinaires contiennent des microbes pathogènes, il faut faire l'antisepsie directe de l'urèthre et de la vessie, afin d'éviter la fièvre urineuse.

Lorsque les. voies urinaires sont aseptiques, il suffit d'employer un explorateur également aseptique. Cet instrument et les bougies en gomme sont rarement infectés aujourd'hui, parce que l'on a soin de faire précéder leur introduction de l'antisepsie directe des voies urinaires inférieures. On se contente donc en général de plonger un instant ces divers instruments dans une solution de sublimé au millième après les avoir bien essuyés. On les lave ensuite avec une solution saturée d'acide borique et un peu de coton hydrophile. Ce procédé, que j'emploie depuis sept ans, m'a toujours donné de bons résultats.

L'explorateur, enduit de vaseline boriquée, est introduit comme les sondes flexibles. On le pousse doucement dans le canal. Lorsque la boule de l'explorateur arrive au niveau du sphincter uréthral, on sent qu'elle bute contre un obstacle. En même temps le malade éprouve une sensation pénible qu'il compare souvent à une piqûre. En général, il suffit de presser quelque peu pour que la boule de l'instrument s'engage dans la région sphinctérienne de l'urèthre. On sent alors que cette boule est saisie par les parois uréthrales, que le frottement est plus prononcé. Le malade se plaint aussi d'éprouver une sensation plus vive, qui disparaît aussitôt que l'extrémité de l'instrument est arrivée dans la région prostatique.

Lorsque la boule a pénétré dans la vessie, on en est averti par une sensation de liberté absolue de l'instrument, par l'absence complète d'une sensation de résistance quelconque.

En retirant l'instrument, on perçoit encore plus nettement les sensations que je viens d'indiquer au niveau de la région sphinctérienne. Le talon de l'explorateur est en effet embrassé par le sphincter uréthral et, grâce à son volume, il ne l'entr'ouvre qu'avec une certaine difficulté, variable du reste suivant la résistance que présente ce sphincter.

Telles sont les particularités que présente l'introduction d'un explorateur volumineux dans l'urèthre normal, particularités importantes à retenir. On ne doit pas oublier en effet qu'il existe toujours dans l'urèthre normal un obstacle physiologique reconnu par l'explorateur et que cet obstacle correspond à la région sphinctérienne.

Le cathétérisme pratiqué dans le but *d'explorer la vessie* nécessite l'usage d'instruments métalliques coudés. Je ne reviens pas sur les précautions antiseptiques préalables, qui sont ici les mêmes qu'avant l'exploration de l'urèthre. Quant à la position que l'on donne habituellement au malade, c'est la suivante. Il est couché sur le bord droit du lit et bien à plat ; la tête seule est soutenue par le traversin ou par un oreiller. Un coussin est placé sous le siège afin de le soulever. On recommande au malade de fléchir modérément les genoux, puis de les écarter en les laissant complétement retomber en dehors. Cette position est choisie non pas au point de vue du cathétérisme proprement dit, mais bien pour faciliter l'exploration vésicale.

Le chirurgien, placé à la droite du malade, pratique ordinairement le cathétérisme de la façon suivante. Il introduit l'explorateur dans l'urèthre de telle sorte que la concavité de sa courbure regarde la face interne de la cuisse droite vers sa partie moyenne. Le talon de l'instrument se trouve donc appuyé sur la paroi latérale gauche de l'urèthre et le bec sur la paroi latérale droite. Si l'on veut, on peut donner à l'instrument une disposition

inverse, qui est même plus avantageuse chez quelques
sujets. L'instrument est ainsi conduit, dans l'un et l'autre
cas, avec douceur et lenteur, jusque dans le cul-de-sac du
bulbe, où il se trouve placé transversalement. A ce moment, l'opérateur sent qu'il est arrêté; il est ainsi averti
qu'il est à la fin du premier temps du cathétérisme.

Pour exécuter le second temps, on procède de la façon
suivante. On tend davantage la verge et on la place sur la
ligne médiane le plus près possible de la paroi du ventre;
pendant ce temps, la main droite se borne à maintenir
l'instrument sans appuyer sur lui. On sent alors l'explorateur qui tourne de lui-même et il suffit à ce moment de
la pression la plus légère pour déterminer sa pénétration
dans la région sphinctérienne et même dans la première
portion de la région prostatique. On en est averti en
voyant le manche de l'explorateur s'abaisser de lui-même
ou bien en constatant que cet abaissement est maintenant
facile.

Si ces manœuvres échouent par suite de l'accroche-
ment de la paroi inférieure de l'urèthre, il faut reculer
quelque peu et recommencer les mêmes manœuvres.

Lorsque l'échec est dû à la résistance du sphincter uréthral, il faut attendre en pressant très légèrement; mais
il ne faut jamais forcer. Si l'explorateur ne parvient pas
à pénétrer dans la région sphinctérienne, on doit le retirer et anesthésier le canal avec une solution de chlorhydrate de cocaïne. Au bout de trois à cinq minutes, le
second temps du cathétérisme peut être facilement exécuté.

Le troisième temps est à peu près le même que pour
l'introduction des sondes métalliques courbes. L'opérateur lâche complétement la verge et il applique largement sur la région pubienne sa main gauche devenue
libre. Il déprime ainsi et abaisse en masse les parties

molles qui recouvrent le pubis. Il abaisse également la racine de la verge jusqu'au-dessous de l'arcade pubienne. La résistance du ligament suspenseur et principalement la surcharge graisseuse que subit parfois la région sus-pubienne et péri-pubienne constituent en effet dans certains cas un obstacle sérieux à l'abaissement de l'explorateur. Mais il faut bien reconnaître que lorsque l'urèthre est normal et que la prostate a son volume physiologique, ce troisième temps du cathétérisme ne présente en général aucune difficulté ; il se confond avec le deuxième temps : l'extrémité de l'explorateur arrive immédiatement dans la vessie, ce que l'on reconnaît aisément. On constate en effet une sensation de liberté absolue de l'extrémité de l'instrument, à laquelle on peut faire exécuter un mouvement de rotation plus ou moins étendu.

Tel est le procédé employé aujourd'hui par un grand nombre de chirurgiens, entre autres par M. Guyon. Mais son application n'est point indispensable ; on peut également introduire les instruments métalliques coudés comme les sondes métalliques courbes.

Le *cathétérisme pratiqué dans le but d'exécuter une opération spéciale* se trouve décrit dans divers chapitres de cet ouvrage.

Passons à la deuxième partie du sujet, au *cathétérisme pratiqué à travers l'urèthre pathologique*. Je serai bref, car ce genre de cathétérisme prête beaucoup moins aux considérations générales que le cathétérisme pratiqué dans l'urèthre sain.

On peut admettre la même division que dans le cas précédent :

1° Cathétérisme évacuateur ;

2°   —   explorateur ;

3°   —   pratiqué dans le but d'exécuter une opération spéciale sur les voies urinaires inférieures.

Les soins préliminaires sont les mêmes que dans le premier cas. Je n'y reviens pas ; je me borne à rappeler que l'antisepsie directe des voies urinaires inférieures doit être faite avec un soin scrupuleux si la cavité uréthro-vésicale est infectée, autrement on s'exposerait à voir le cathétérisme être suivi d'infection urineuse.

L'évacuation de la vessie lorsque l'urèthre présente des altérations dans son calibre, dans sa direction, dans sa structure, nécessite non seulement l'usage des instruments évacuateurs que je viens d'indiquer, mais encore l'emploi d'autres instruments. Ainsi, dans certains cas d'hypertrophie de la prostate, le canal uréthral est tellement dévié que l'on est obligé de recourir aux sondes coudées et bicoudées. Dans les cas de rétrécissements très étroits de l'urèthre, l'évacuation du réservoir urinaire ne peut être obtenue qu'à l'aide d'une très petite bougie que l'on fixe à demeure. Lorsque le rétrécissement est moins accusé, on peut employer les sondes en gomme à bout olivaire. Il en existe d'un assez petit calibre (voy. Fig. 7, C et D).

Je ne parlerai pas de l'introduction de ces divers instruments, parce qu'elle nécessite la connaissance des lésions anatomo-pathologiques qui en rendent l'usage indispensable. Ces variétés de cathétérisme doivent être décrites en étudiant les affections de l'urèthre et de la prostate. Mais je vais décrire ici le *cathétérisme sur conducteur et le cathétérisme à la suite.*

Le *cathétérisme sur conducteur* consiste à introduire préalablement jusque dans la vessie un instrument de petites dimensions qui permet de passer par-dessus lui un instrument de calibre suffisant pour évacuer l'urine contenue dans la vessie. On fait ordinairement usage pour ce cathétérisme des trois instruments suivants :

1° Une petite bougie conductrice armée ;

2° Une tige métallique pouvant se visser sur la bougie et plus longue qu'une sonde en gomme ordinaire;

3° Des sondes en gomme à bouts coupés de numéros différents.

On commence par introduire la bougie conductrice jusque dans la vessie; ensuite on visse la tige métallique à son extrémité et l'on pousse la bougie avec la tige pour s'assurer que la première plonge bien dans le réservoir urinaire. Après avoir constaté ce fait, on attire doucement la bougie jusqu'à ce que son armature paraisse au méat ou qu'elle soit à son voisinage et l'on confie la tige métallique à un aide, qui doit la tenir bien perpendiculairement et sur la ligne médiane. Le chirurgien prend alors la sonde à bout coupé, que l'on a eu soin de rendre aseptique, puis d'assouplir en la trempant dans une solution saturée d'acide borique tiède, et enfin que l'on a enduite de vaseline boriquée. Il l'introduit le long de la tige, puis il tend la verge de la main gauche tandis qu'il pousse la sonde de la main droite. Le mouvement de propulsion doit être exécuté sans effort, avec beaucoup de lenteur. Si l'on éprouve un peu de résistance, il faut presser d'une façon continue mais sans brusquerie : la sonde, conduite par la bougie, arrive ainsi facilement dans la vessie.

La tige métallique peut être remplacée par un fil très fort, que l'on attache solidement à l'extrémité de la bougie conductrice et dont on a soin de maintenir bien fixe l'extrémité libre.

Cette variété de cathétérisme peut rendre de grands services dans certains cas pathologiques, soit pour introduire une sonde après avoir réussi à introduire simplement une bougie, soit pour placer ou remplacer une sonde à demeure après une opération sur l'urèthre. Autrefois, c'était le procédé employé pour placer une sonde à demeure après l'uréthrotomie interne, opération qui aujourd'hui n'a pour ainsi dire plus d'indications.

Cette variété de cathétérisme peut rendre également des services dans des cas de fausses routes et dans les cas où le cul-de-sac du bulbe a été simplement déprimé.

Le *cathéthérisme à la suite* diffère du *cathétérisme sur conducteur* en ce que la bougie conductrice précède la sonde et s'enroule dans la vessie pendant que celle-ci la suit. Pour pratiquer ce cathétérisme, il suffit donc d'avoir deux instruments :

1° Une petite bougie conductrice armée ;

2° Une sonde armée, conique de préférence, pouvant être vissée sur la bougie.

Ce mode de cathétérisme serait dû à Maisonneuve. Ce n'est pas seulement une sonde que l'on peut visser sur la bougie armée imaginée par ce chirurgien, mais encore des bougies métalliques et des instruments spéciaux.

Pour terminer ce chapitre du cathétérisme évacuateur dans les cas où l'urèthre est anormal, je dirai un mot du procédé préconisé par un ancien interne des hôpitaux de Paris, le Dʳ Julliard, pour placer une sonde en gomme à demeure dans certains cas difficiles.

Cet ingénieux confrère se sert d'une sonde métallique de dimensions et de courbures variables fermée par un mandrin qui glisse dans l'intérieur et qui peut s'enlever et se replacer à volonté. Lorsque cette sonde a été introduite dans la vessie, on retire le mandrin et on le remplace par un long conducteur métallique fin, boutonné à son extrémité inférieure et présentant sur son trajet un renflement qui sert de point de repère. Lorsque ce point arrive au niveau du pavillon de la sonde, on sait que l'extrémité boutonnée est dans la vessie. Maintenant alors le conducteur bien fixe, on retire la sonde métallique. Il ne reste plus ensuite qu'à passer sur le conducteur resté en place une sonde en gomme à bout coupé, à la faire pénétrer dans la vessie, puis à retirer le conducteur.

Je ne dirai qu'un mot du cathétérisme explorateur chez les sujets atteints d'une lésion de l'urèthre. C'est en effet une question complexe qui a été déjà en partie traitée lorsque j'ai décrit les affections de l'urèthre, et qui sera complétée dans les chapitres suivants. Je me bornerai à rappeler que l'introduction des explorateurs coudés ne peut se faire que par le procédé employé pour les sondes courbes, lorsque l'urèthe est rétréci, qu'il n'a plus par suite son élasticité physiologique. Je dois aussi rappeler que ce n'est pas avec un explorateur à boule olivaire que l'on peut apprécier le degré d'élasticité des parois uréthrales, mais avec une bougie en gomme conique.

Ces remarques sont également applicables au cathétérisme pratiqué à travers l'urèthre pathologique *en vue d'une opération spéciale*. Les lithotriteurs, par exemple, ne pourront plus être introduits comme dans l'urèthre normal, c'est-à-dire transversalement. Avant de les introduire, même comme les sondes métalliques courbes ordinaires, il sera bon de s'assurer que l'élasticité des parois uréthrales est suffisante pour permettre l'introduction de grosses bougies coniques.

Telles sont les principales considérations générales que présente le cathétérisme *chez l'homme*. Je dois faire encore une remarque cependant. Lorsque les malades sont obligés de se sonder pour vider leur vessie d'une façon complète ou bien pour maintenir la dilatation d'un rétrécissement de l'urèthre, c'est la position debout qu'ils doivent choisir. C'est en effet dans cette position que le cathétérisme est le plus facilement exécuté par les patients. Ils doivent seulement avoir soin de s'appuyer contre un objet résistant et de tenir les jambes un peu écartées.

Chez la femme, le cathétérisme est en général extrêmement simple. L'urèthre de la femme est en effet très court, et ordinairement régulier.

Les précautions antiseptiques que l'on doit prendre sont bien faciles à réaliser. Elles consistent simplement à bien laver la vulve et l'orifice externe de l'urèthre avec la solution saturée d'acide borique tiède. Quant aux instruments, ils seront rendus aseptiques par les moyens déjà indiqués.

La malade est couchée sur le côté droit du lit ; les cuisses sont légèrement écartées et un peu fléchies sur le bassin. Le chirurgien, placé du côté droit, écarte les petites lèvres avec le pouce et le doigt médius de la main gauche et de la main droite il introduit dans le méat urinaire la sonde métallique spéciale, dont la concavité est tournée en haut. Lorsque la sonde a franchi la symphyse du pubis, il abaisse légèrement son pavillon et l'instrument pénètre dans la vessie.

On conseillait autrefois de pratiquer le cathétérisme chez la femme sous les draps. C'est là une mauvaise pratique. En agissant ainsi, on a bien des chances d'introduire des microbes pathogènes dans la vessie et bon nombre de cystites consécutives à l'accouchement, par exemple, ne reconnaissent pas d'autres causes que le cathétérisme pratiqué avec des précautions antiseptiques insuffisantes. Il faut donc rendre aseptiques non seulement l'instrument dont on se sert, mais aussi la vulve et l'orifice externe de l'urèthre, ce que l'on ne peut bien faire qu'en découvrant la malade. Quelque respectable que puisse être la pudeur des femmes, elle doit céder aux légitimes exigences de l'antisepsie.

Parfois l'orifice externe de l'urèthre est assez difficile à trouver chez les femmes âgées, surtout chez celles qui ont eu beaucoup d'enfants ; il en est de même aussi quelquefois dans les derniers temps de la grossesse, ou bien chez les malades atteintes d'un kyste de l'ovaire, d'une volumineuse tumeur fibreuse de l'utérus. Cela tient à ce que cet orifice se trouve enfoncé sous le pubis, de sorte que le canal est très oblique. Pour pratiquer le cathétérisme dans ces cas, il faut porter en haut le vestibule et le clitoris pendant que les petites lèvres sont entraînées en dehors. Lorsque la sonde est introduite, il faut abaisser davantage le pavillon que dans les cas où l'urèthre est normal. On a conseillé même de recourir parfois chez ces malades à la sonde métallique d'homme. Il vaut mieux suivre l'exemple des chirurgiens qui recommandent d'employer au contraire des sondes en gomme. Ces dernières doivent être surtout employées quand il y a compression de l'urèthre et de la partie inférieure de la vessie, pendant le travail de l'accouchement par exemple. Il faut savoir aussi que dans ces cas on doit parfois enfoncer profondément la sonde pour donner issue à l'urine, qui se trouve n'occuper que la partie supérieure du réservoir urinaire, la partie inférieure de cet organe étant complétement aplatie contre le corps du pubis.

Enfin, parfois le cathétérisme est impossible. J'en ai publié une observation dans mes *leçons*. La malade, qui était atteinte d'une cystite grave consécutive à un abcès péri-utérin ouvert dans la vessie, et d'un volumineux fibrome utérin, ne put être soulagée que par le *lavage de la vessie sans sonde*.

Je terminerai en disant un mot des bougies et des sondes à demeure et des moyens de les fixer. Je ne traiterai point la question des indications des instruments à demeure, ce serait sortir de mon sujet ; mais je dois indiquer quelques règles générales qu'il est bon de suivre dans tous les cas. Qu'il s'agisse d'une sonde ou surtout d'une bougie, l'instrument doit toujours jouer librement dans le canal où il va séjourner. Les bougies doivent être assez profondément enfoncées dans la vessie pour ne pas être expulsées au moment de la miction. Pour les sondes, voici comment les auteurs conseillent de procéder : on introduit l'algalie dans la vessie et, pendant que l'urine s'échappe, on l'attire doucement jusqu'au moment où le liquide cesse de couler. On l'enfonce de nouveau jusqu'à ce que l'urine recommence à s'écouler. On sait que l'extrémité de l'instrument se trouve alors au niveau de l'orifice interne de l'urèthre. On ne peut la laisser en ce point, car le moindre mouvement la ferait glisser dans la région prostatique et le malade serait obligé de la repousser dans la vessie pour uriner. Habituellement on l'enfonce encore d'un à deux travers de doigt quand elle est arrivée au niveau du col de la vessie, et on la fixe dans cette position.

Une sonde métallique ne doit être laissée à demeure que dans des cas de force majeure. En général on emploie des sondes en gomme. J'en ai fait construire une spécialement pour cet usage. Son extrémité est souple ; aussi est-elle mieux tolérée que les sondes en gomme ordinaires.

Les bougies et les sondes se fixent à l'aide des mêmes moyens. Les uns les fixent au pénis, d'autres les fixent aux poils du pubis. Voici un ancien procédé, encore employé par un grand nombre de chirurgiens. Deux liens sont attachés par leur centre au même point de l'instrument, près du méat, les quatre chefs qui en résultent sont symétriquement disposés autour de la verge et saisis dans les tours d'une bandelette de diachylon. Cette bandelette, large de deux centimètres environ, doit faire trois ou quatre tours ; elle ne doit pas exercer de striction.

Voici le procédé que je préfère. Il permet de fixer solidement les sondes et les bougies, ainsi que l'ont montré depuis longtemps les auteurs (Monod). Il consiste à relier les quatre chefs dont je viens de parler à une première anse que l'on fait autour de la verge, au niveau de la base du gland. De cette anse partent deux chefs qui vont aboutir à une seconde anse que l'on place à la racine de la verge. De cette deuxième anse partent deux nouveaux chefs, que l'on fixe sur la paroi abdominale, à droite et à gauche de la ligne médiane à l'aide d'un peu de coton hydrophilé imbibé de collodion. On a soin également de bien maintenir les deux chefs latéraux à la verge à l'aide d'une petite bandelette de diachylon que l'on enroule autour de cet organe, sans exercer de striction, bien entendu.

Je dois ajouter qu'il existe aussi de petits appareils spéciaux pour cet usage. Ces appareils peuvent rendre des services dans certains cas.

Tels sont les moyens habituellement employés *chez l'homme. Chez la femme*, il est plus difficile d'obtenir cette fixation des sondes à demeure. On décrit en général les deux procédés suivants. On attache des rubans à l'extrémité de la sonde, et ceux-ci sont fixés sur un bandage en T double. Cet appareil se dérange facilement.

M. le professeur Bouisson, de Montpellier, a imaginé l'appareil suivant, très simple et qui maintient plus solidement la sonde. On attache au pavillon de la sonde par une de leurs extrémités deux longs rubans de coton ; l'un embrasse d'avant en arrière la cuisse du côté droit, l'autre la cuisse gauche ; les deux autres extrémités sont ramenées sur le pavillon de la sonde. On peut également attacher la partie moyenne des rubans au pavillon de la sonde, et porter un des chefs en avant, l'autre en arrière, et les nouer ensemble sur le côté externe de l'une et de l'autre cuisse.

Dans les deux cas, ces rubans de coton sont fixés par deux bandes de toile qui les embrassent par leur partie moyenne et qui sont réunies sur le milieu d'une ceinture passant au-dessus des hanches. Pour que l'appareil soit bien fixé, cette disposition existe en avant et en arrière.

Au bout de combien de jours faut-il remplacer les sondes ou les bougies ainsi fixées ? Certains auteurs pensent qu'une sonde en gomme de bonne qualité peut en général demeurer huit jours en place sans inconvénient. Je trouve que c'est beaucoup trop. Quels que soient les soins antiseptiques que l'on prenne, il survient presque toujours de la suppuration de l'urèthre au bout de très peu de temps et cette suppuration est souvent le point de départ de complications plus ou moins graves. A moins de circonstances exceptionnelles, il faut renouveler la sonde tous les jours ou tous les deux jours, afin de pouvoir faire un large lavage de l'urèthre avec une solution saturée ou sursaturée d'acide borique.

Quant aux bougies, j'ai montré qu'elles doivent en général être changées toutes les 24 heures. Exceptionnellement on peut attendre 48 heures.

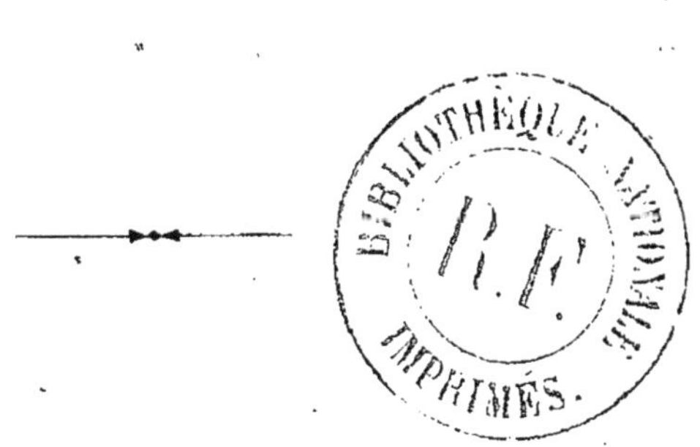

TABLE DES MATIÈRES

DU TOME PREMIER.

Civray (Vienne). — Imp. Eug. Moreau

Civray (Vienne). — Imp. Eug. MOREAU